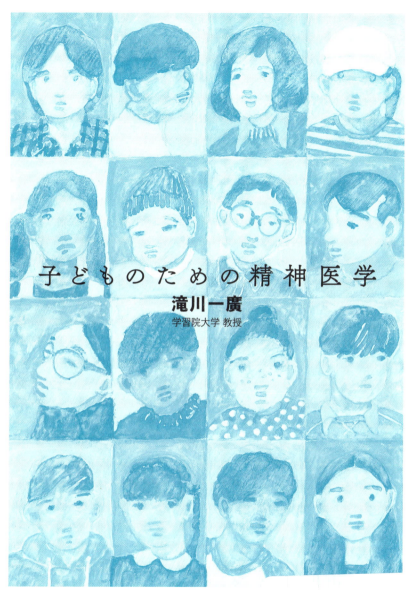

子どものための精神医学

滝川一廣
学習院大学 教授

医学書院

子どものための精神医学

発　行	2017年4月1日　第1版第1刷Ⓒ
	2023年4月1日　第1版第13刷

著　者　滝川一廣
　　　　たきかわかずひろ

発行者　株式会社　医学書院
　　　　代表取締役　金原　俊
　　　　〒113-8719　東京都文京区本郷1-28-23
　　　　電話　03-3817-5600（社内案内）

印刷・製本　アイワード

本書の複製権・翻訳権・上映権・譲渡権・貸与権・公衆送信権（送信可能化権を含む）は株式会社医学書院が保有します．

ISBN978-4-260-03037-3

本書を無断で複製する行為（複写，スキャン，デジタルデータ化など）は，「私的使用のための複製」など著作権法上の限られた例外を除き禁じられています．大学，病院，診療所，企業などにおいて，業務上使用する目的（診療，研究活動を含む）で上記の行為を行うことは，その使用範囲が内部的であっても，私的使用には該当せず，違法です．また私的使用に該当する場合であっても，代行業者等の第三者に依頼して上記の行為を行うことは違法となります．

|JCOPY|〈出版者著作権管理機構　委託出版物〉
本書の無断複製は著作権法上での例外を除き禁じられています．複製される場合は，そのつど事前に，出版者著作権管理機構（電話　03-5244-5088，FAX　03-5244-5089，info@jcopy.or.jp）の許諾を得てください．

子どものための精神医学
目次

第I部 はじめに知っておきたいこと

第1章 〈こころ〉をどうとらえるか ……… 015
1. 哲学にとっての〈こころ〉、科学にとっての〈こころ〉 ……… 015
2. 精神医学にとっての〈こころ〉 ……… 016
3. 日常生活にとっての〈こころ〉 ……… 017
4. 〈こころ〉は共同の世界 ……… 018
5. 「精神障害」という〈こころ〉のあり方 ……… 019

第2章 「精神医学」とはどんな学問か ……… 025
1. 精神医学の誕生 ……… 025
2. 精神医学の黎明期 ……… 028
3. 精神医学は「理系」か「文系」か ……… 029
4. 正統精神医学 ……… 030
5. 力動精神医学 ……… 033
6. 児童精神医学のはじまり ……… 038

第3章 精神障害の分類と診断 ……… 043
1. 分類とはどういうものか ……… 043
2. 伝統的な診断分類 ……… 045
3. 操作的診断分類 ……… 049
4. 児童精神医学における診断分類 ……… 053
5. 精神医学での「診断」とは何か ……… 055
6. 「診断」のもつ意味 ……… 061

第4章 「精神発達」をどうとらえるか ……… 065
1. なぜ決定版がないのか ……… 065
2. 認識の発達、関係の発達 ……… 067
3. 「認識」と「認知」の区別 ……… 069
4. 精神発達の基本構造 ……… 070

第 5 章　ピアジェの発達論 ……073
1　同化と調節 ……073
2　知性の発達 ……075
3　シェマ ……075
4　発達の4段階 ……078
5　精神発達の最終段階 ……084

第 6 章　フロイトの発達論 ……085
1　小児性愛 ……086
2　リビドー ……088
3　発達の5段階 ……090

第 7 章　精神発達の道筋 ……099
1　精神発達の歩み ……100
2　精神発達を推し進める力 ……103
3　なぜ個人差が生じるのか ……107

第 8 章　「共有」の発達としての精神発達 ……111
1　まどろみとほほえみ ……112
2　啼泣とマザリング ……113
3　マザリングとアタッチメント ……115
4　感覚の共有（分化） ……117
5　首のすわりと探索行動 ……119
6　安心の共有と探索 ……121
7　バブリングと情動の共有 ……123
8　関心の共有 ……126
9　模倣の行為（しぐさ）の共有 ……128
10　しつけと意志の発達 ……130
11　言葉のはじまり ……132
12　認識の社会化 ……140
13　関係の社会化 ……142

第Ⅱ部 育つ側のむずかしさ
発達障害をもつ子どもたち

第9章 発達障害とは何か……151
1 この本での定義……151
2 全般的な発達のおくれ——知的障害と自閉症スペクトラム……154
3 発達の分布図……166
4 外因・内因・心因……173
5 必要条件・負荷条件・決定条件……174
6 発達障害と外因……175
7 発達障害と内因……178
8 発達障害と環境因（心因）……180

第10章 発達障害における体験世界……185
1 発達の領域分け……186
2 不安・緊張・孤独……187
3 発達のおくれと言葉のおくれ……190
4 認識発達のおくれと孤独……193
5 関係発達のおくれと孤独……195
6 高い感覚性の世界……198
7 感覚世界の混乱性……208
8 感覚の混乱性への対処努力……209
9 高い衝動性の世界……213
10 情動的混乱と対処努力……216
11 自閉症スペクトラムと知的能力……220
12 発達の歩みのスペクトラム……225
13 アタッチメントと自閉症スペクトラム……227
14 ひとへの関心、ものへの関心……230
15 C領域における体験世界……233

第11章　関係発達のおくれにどう支援するか　245

1. 乳児期における支援　246
2. 幼児期における支援　248
3. 学童期における支援　254
4. 思春期における支援　260
5. 現代社会と自閉症スペクトラムの増加　263

第12章　部分的な発達のおくれ　271

1. 学習障害とはどういうものか　271
2. 学業不振のとらえと支援　275
3. ADHDとはどういうものか　280
4. 落ち着きのない子どもたち　282
5. ADHDへの支援　284

第Ⅲ部　育てる側のむずかしさ
親や支援者はどうかかわるか

第13章　子育てをめぐる問題　291

1. 親が育てるわけ　291
2. 子育ての歴史　293
3. 現代日本の子育て　296

第14章　子育て困難の第一グループ　305

1. 家庭内暴力〜ひきこもり　306
2. 摂食障害　307
3. 問題の背景　309
4. 問題への対処と支援　311

第15章　子育て困難の第二グループ……315

1. 不備な子育てはなぜ生じるか……315
2. 「児童虐待」という概念の誕生……321
3. 虐待防止法制定後……328
4. 子育ての失調への家族支援……332
5. 子どもへの支援──3つの困難……335
6. 心理的な問題がもたらすもの……337
7. PTSD的な問題がもたらすもの……346
8. PTSDの症状にどうかかわるか……356
9. 発達的な問題がもたらすもの……358
10. 子育ての失調の予防……369

第Ⅳ部　社会に出てゆくむずかしさ

第16章　児童期〜思春期をめぐる問題……375

1. 児童期とその発達課題……376
2. 思春期とその発達課題……379
3. 思春期の〈性〉の問題……381
4. 不登校現象のはじまり……387
5. 不登校現象の増加……391
6. 学校へ行く意味……393
7. 現代社会の不登校……397
8. 不登校への具体的対応……400
9. 子ども同士の関係の失調（いじめ）……407
10. 伝統的な「いじめ」と80年代からの「いじめ」……409
11. 「いじめ」の変化とその社会的背景……415
12. 規範意識と「いじめ」……419
13. 学校ストレスと「いじめ」……421
14. 「いじめ」への対処……423

第17章　その他の精神医学的な問題……………………………………*435*
　　1　子どものうつ病 ………*435*
　　2　子どもの「神経症性」の障害 ………*439*

文献 ………*449*

読書案内 ………*450*

索引 ………*454*

あとがき ………*460*

著者紹介 ………*464*

カバーイラスト………原けい
ブックデザイン………加藤愛子（オフィスキントン）

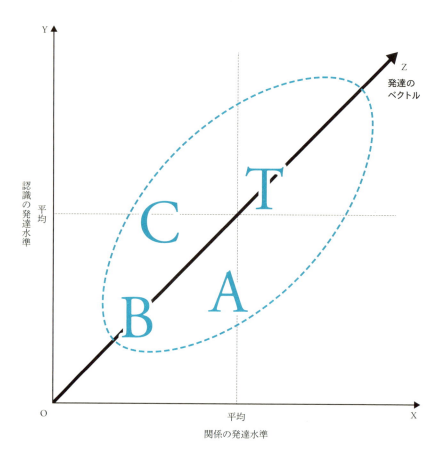

あえて「診断名」を当てはめれば次のようになる。
　　A領域→知的障害
　　B領域→自閉症
　　C領域→アスペルガー症候群
　　T領域→定型発達

第Ⅰ部

はじめに
知っておきたいこと

この本では、子どもの精神障害を扱う。

　とはいっても、「児童精神医学」の網羅的な教科書や啓蒙的な解説書をめざす本ではない。日々の暮らしのなかで子どもたちと直接かかわる人たち——教員、保育士、看護師、心理士などをはじめ、さまざまな子どもにかかわる職域にある人びと、そしてもちろん親たち——にとって、子どものこころの病気や失調、障害を理解したりケアしたりするために役だつことをめざす本である。子どもの診療にあずかる医師にも役にたてばと願っている。

　その目的のため、この本は次の3つの観点を基本にしている。

(1) 子どもとは育ちつつあるもの、成長途上の存在である。

　子どもはそだちのさなかにある、身体的にも精神的にも。だから、子どもの精神障害に対しては、いまある状態を横断的にとらえるだけでなく「精神発達」の流れをたどって縦断的にとらえないかぎり、十分に理解することもケアの道を探ることもできない。それに加え、本書は、狭い意味での「医療」にあずかる人たちばかりでなく、先に述べたような人びと、なんらかのかたちで子どもたちの「そだち」「育み(はぐくみ)」にかかわる人たちを頭においている。

　そこでこの本では、こころの成長、精神発達という軸のなかで子どもの精神障害を考えていきたい。これが、この本の縦軸となる。

(2) 子どもとは社会のなかを生きている存在である。

　子どもは「社会の鏡」「時代の鏡」といわれる。その社会のあり方や時代の変化を鋭敏に映しだしながら、子どもは生きている。だから、子どもの精神障害を、その子個人のなかにある問題としてばかりとらえるのでな

く、社会的・文化的な視野のなかでとらえることが不可欠である。実際、私たちの社会では、子どもの精神的な問題は、しばしば「社会問題」としてクローズアップされてくる。

それに加え、(1)にあげた精神発達というプロセス自体、一個の生物体（個体）として生まれ落ちた子どもが社会的・文化的な共同存在へと育まれていくプロセスなのである。その観点からも社会・文化の問題ははずせない。

そこでこの本では、社会・文化という軸のなかで子どもの精神障害を考えていきたい。これが、この本の横軸となる。

(3) 子どもの育みもケアも、マニュアルどおりにはいかない。

人生とは一人ひとりに個別的であり、しかも一回かぎりのものである。子育てとは、そうしたとりかえのきかぬ人生でのかかわりである。こうすればかならずOKという模範解答はない。太郎くんでこうだったから次郎くんでもこう、とはかぎらない。

この本では、できるだけ具体的・実践的に考えていくけれども、ハウツー的な「マニュアル」やマスターキーのような「公式」を示すものではない。それよりも、子どもというもの、子どもの精神障害というものへの「基本的な考え方」や「基本的なかかわりの姿勢」を、一回かぎりの人生を歩みはじめている子どもたちとのかかわりに生かせるかたちで伝えられたらと願う。

「基本」とは要点やさわりではない。基本的に考えるとは、基や本から考えること、土台から考えを積むことである。実践に役にたつ土台を提供するのがこの本の大きな目的で、しっかりした土台さえあれば、臨機応変

や応用が可能。マニュアルやハウツーは、そこに書かれたことしかできず、臨機応変や応用が効かない。急ぐ読者にはもどかしいかもしれないけれども、ていねいに土台から積んでいきたい。

第1章
〈こころ〉をどうとらえるか

　この本では子どものこころ（精神）とその障害（失調）がテーマである。
　〈こころ〉あるいは〈精神〉とは、いったい何だろうか。土台から考えるため、遠回りでもそこからはじめたい。

1　哲学にとっての〈こころ〉、科学にとっての〈こころ〉

なぜ「やっかい」な問題なのか
　〈こころ〉とは何か。この問いに哲学者が哲学的に答えようとすれば、とてもややこしい問題となる。科学者が科学的に答えようとすれば、なかなか扱いきれない問題となる。いずれにせよ、やっかいである。

> 哲学と科学とはもとから別々だったわけでなく、ルーツは同じで、古代ギリシアではPhilosophia、すなわち「知を愛し求めること」というひとつのことがらだった。それが近代に入って、知の対象が自分たちの内（主体）に向かうものが哲学へと、自分たちの外（客体）に向かうものが自然科学へと分かれてきたと考えられる。前者は倫理につながり、後者は技術につながる。もちろん、そんなふうに単純に「内（主体）」と「外（客体）」に分けられるのか、という問題も出てくるけれども。

　なぜやっかいかといえば、〈こころ〉とは何かと問い、答えを探すこと自体、ほかならぬ〈こころ〉のはたらきだからである。すなわち、問う主体と問われる対象とが同じで、この問いとその答えとは、いわば向き合った二枚の鏡みたいに無限の奥行きをつくっていく。
　このため、哲学にとってこの問いは「汝みずからを知れ」というソクラ

テス以来の永遠のテーマ、つまり、終わりなき問いであり続けている。

　一方、科学（とりわけ自然科学）は、ものごとを客体的な対象としてとらえ、問いを発する主体から切り離して研究するのがルールになっている。だから、それ自体が問いを発する主体である〈こころ〉そのものをじかに研究対象とすることは、そのルールからいって無理が大きい。

> 　〈こころ〉のはたらきを究明しようとすること自体が〈こころ〉のはたらきであること、〈脳〉の機能を解明する手段である知覚や思考自体が〈脳〉の機能によっていること。この循環的なあり方が「人間はみずからの〈こころ〉ないし〈脳〉をどこまで知り尽くしうるのか？」という哲学的ないし脳科学的な問題をもたらす。そして、このあたりからだんだん、いったん大きく分かれた「哲学」と「科学」とがルーツへ戻るかのように近接してくる。たとえば脳研究の先端を切り拓いている自然科学者の思考はどこかで哲学的な思弁性・思索性を帯びている。

2　精神医学にとっての〈こころ〉

〈精神〉を扱わぬ科学として

　近代以降の医学は「自然科学」を名のっている。精神医学も医学の一分枝として自然科学たろうとしている。このため、精神医学における学術研究では〈こころ〉という客体的な対象とはなしえないものへの直接的な追究は、用心ぶかく避けられている。現代のオーソドックスな精神医学は、〈精神〉そのものは扱わないやり方で〈精神の障害〉へアプローチする科学をめざすことになる（意外に思われるかもしれないが……）。それにはどうしたらよいだろうか。

　まず、精神障害を私たちのもつ通常の〈こころ〉のあり方とは切り離された「特殊（異質）」なあり方とみなして距離をとることによって、できるだけ客体的な対象として扱うことにする。つまり、突き放してとらえ、正常と異常との間にはっきり線を引いて精神障害を「異常（異質）」なあり方としてとらえる。

　そして、その「異常性」をできるかぎり脳の生物的な（つまり物質的な）異変とみなす視点を選ぶ。すなわち、精神障害を脳のなんらかの異変（故

障）と考える道を選ぶ。脳ならば、〈精神〉とちがって、客体的な物質だから自然科学の対象として扱えるからである。

このような研究の立場は、精神障害を脳の生物的な異常性としてとらえんとするという意味から「生物主義」と呼ばれる。純自然科学的な方法（だけ）で精神障害を扱うには、この道しかないだろう。

果たしてどこまで見えるのか
これを裏からみれば、現代精神医学における学術研究は、もっぱら「自然科学」という方法の光のとどく範囲内に絞られているという見方ができる。

> 夜道で落し物をした紳士が街灯の下を熱心に探している。「そのあたりに落としたの？」と尋ねたら、「いや、明かりのないところを探しても見えないからね」と答えたという小噺に似ているかもしれない。

もちろん、自然科学の光はかつて見えなかったものの多くを照らしだして、夜道をずいぶん歩きやすくしてきた。精神医学もその恩恵に浴している。自然科学の光によって得られたものを、この本のなかでも、そこここでとりあげることになると思う。

問題は、その光の下にすべてが落ちているとはかぎらないことである。この本では、そのことも忘れないように心掛けていきたい。

3　日常生活にとっての〈こころ〉

すれちがい、重なりあうものとして
この本では、〈こころ〉とか〈精神〉と呼ばれるものについて、哲学ほどむずかしくなく、自然科学ほどあたらずさわらずではなく、考えておきたい。何にせよ、「精神」の医学なのだから。

哲学者や自然科学者はともかく、私たちは日常の生活のなかで自分たちが〈こころ〉ないし〈精神〉をもっていることをごく自然に信じている。

私たちは、自分が考えたり、感じたり、意志しながら生きているこの素朴な体験事実を疑えないからである。いや、あえて疑うことはできても、その「疑う」ということ自体、考えや感じや意志のはたらきとしか思われない。

　それとともに、その「思考」や「感情」や「意志」が自分という一個体の内側で生起している〈自分の体験〉であることにも疑いをはさめない。これは自分自身の内側で起きていて、私が何もしないかぎり、私が何を考え、何を感じているか、何を意志しているか、ほかの人にはわからない。私が目の前にしている赤いバラを、ほかの人もまったく私と同じ色彩に感覚しているかどうか、これもけっしてわからない。

　このように、一人ひとりのまったく独立した個体の内側で体験される考えや感じや意志のはたらきをひっくるめて、私たちは〈こころ〉ないし〈精神〉と呼びならわしている。

　この意味で、私たちの身体が一人ひとりに分かたれているように〈こころ〉も一人ひとりに分かたれたもので、個別的でまったく主観的な体験世界といわねばならない。だから私たちは、自分にとってはまぎれもないことがほかの人にはどうしても通じない、わかりあえないというもどかしさの経験をかならずやもつ。〈こころ〉は、すれちがう。

　ところがその一方で、私が考えたこと感じたことを口にすれば、その内容はほかの人にも伝わる。ほかの人の言葉をわがことのように聴いたり読んだりすることもある。私が「赤い」と見るバラは、ほかの人たちもまずまちがいなく「赤い」という。〈こころ〉は、重なりあう。

4 〈こころ〉は共同の世界

主観の世界でありながら共同の世界

　このように〈こころ〉と呼ばれる体験世界は、一人ひとりの別々の脳のなかで起きている主観の世界でありながら、ほかの人たちの主観との間で共有可能な共同の世界であるという性質をもっている。私たちの「思考」

や「感情」や「意志」は、めいめいの脳内で自立して（あるいは孤立して）、はたらいているのではなく、まわりの人たちとの関係のなかでたえず相互的・共同的にはたらいている。

あくまで個体の内側、個々の脳内部の体験世界でありながら、その個体の外側、脳の外部に深いつながりとひろがりをもった共同の世界であることが、〈こころ〉と呼ばれるもののしくみで、これは矛盾したといえば矛盾した構造である。哲学ではこれを「間主観性」と呼んでいる。この矛盾した構造に〈こころ〉という現象の急所がひそんでいるのかもしれない。

> この矛盾したしくみゆえに、私たちはほかの動物にはみない高度に社会的・文化的な「共同性」をつくり上げて相互に依存しあいながら、その一方でめいめいが独立した主体としての「個」を同時に生きるという特異な（矛盾をはらんだ）生存様式を可能としているにちがいない。「精神障害」なる現象がなぜ人間に起きるかの問題とこの矛盾とは、どこかつながっていないだろうか。

精神発達とは——のちにくわしく眺めるが——子どもがこうした共同的な〈こころ〉のしくみを獲得していくプロセスと考えることができる。〈こころ〉の共同性という構造を掘り下げることが、この本のたいせつなポイントとなる。

5 「精神障害」という〈こころ〉のあり方

かかわりにおける苦しみ

「病気」とか「障害」と呼ばれるものは、かならず、なんらかの困難や苦しみをもたらす。というよりも、そういうものを「病気」「障害」と呼ぶのだろう。その困難や苦しみのありようは病気や障害の種類によって異なっている。精神障害には精神障害に特有の困難や苦しみがある。

もちろん、ひとくちに「精神障害」といっても、実に多くのものが含まれ、その病因も病理も症状もさまざまである。しかし、精神障害と呼ばれる〈こころ〉のあり方、そのすべてを貫く最大の特質は、「人とのかかわりにおけるなんらかの直接的な困難ないし苦しみ」としてあらわれるとこ

ろにある。その病因や病理や症状が何であれ、ひとと社会的（共同的）に交わることになんらかのかたちでむずかしさがもたらされる。あるいは、そのようなものを私たちは「精神障害」と呼ぶのである。

　裏返せば、私たちの〈こころ〉のはたらきとはいかに「社会的（共同的）」なものか、それを精神障害は教えてくれる。

> 　身体疾患や身体障害においても、社会活動が制約されたりできなくなったりして、そのため人とのかかわりにおける困難や苦しみがもたらされることもまれではない。しかし、これは二次的な結果として随伴したもので、そこに困難や苦しみの中心点があるわけではない。だからといって、その困難や苦しみがなおざりにされてはいけないけれども。

精神障害の本質

　つまり精神障害とは、先に述べた〈こころ〉のはらむ共同性の相において、鋭くその姿を浮かび上がらせる。ここに精神障害のもつ、身体疾患とは別の固有の苦しみと深刻さがひそんでいる。これが精神障害の、「障害 handicap」であることの本質、中心点だといってよいだろう。

> 　私たちは、精神障害に対して、身体疾患に対するのとはニュアンスの異なる独特のおそれや不安を抱きはしまいか。それは、ときとして、その可能性の否認としてあらわれる（あれは特殊な人たちだけに起き、自分やわが子には無縁である）。
> 　それを偏見や差別のせいとみなすのは浅く、上のような特質を私たちが直観して、おそれるためではなかろうか。これは、いかに私たちが人とのかかわりなしには生きられない存在かの証しともいえよう。そこが脅かされるのが「精神障害」である。もちろん身体疾患も、究極には死への、つまり共同世界との別れへのおそれをはらんでいるけれども。

　したがって精神医学の課題は、さまざまな精神障害における「人とのかかわりにまつわる直接的な困難や苦しみ」のあり方を掘り下げて理解し、そこへのケアや支援の道を探ることにある。

　私たちが社会的に共有している「人とのかかわり」のあり方やその力は、生まれつき備わっているわけではない。それらは発達の道筋でだんだんと獲得されるものである。そのため、その獲得自体のおくれやかたよりが子どもの精神障害のひとつの大きなカテゴリーをなす。また、子ども期（発

達期）になんらかの心身の失調にぶつかったとき、それが二次的に、「人とのかかわり」の力の成長やかかわりのあり方をつまずかせることも起きうる。

　そんなわけで繰り返しの強調になるが、「精神発達」が子どもの精神医学においてもっともベーシックなテーマとなる。

「障害」という言葉

　「障害」とは、こなれの悪い言葉である。
　明治以降の言葉で、英語ではdefect、difficulty、disability、disfunction、disorder、disturbance、handicap、impedimentなどそれぞれちがう意味内容やニュアンスで使い分けられている諸概念に、日本語では一律にこの訳語があてられてきた。このため、日本語の「障害」は多義的で曖昧で未整理な言葉となっている。この言葉のイメージは人によってさまざまだろう。障害の「害」の字を避け、「障がい」「障碍」の表記が増えたけれども、問題の根本は、漢字の字面よりも、この言葉の概念上の曖昧さや混乱にある。

❖　❖　❖

　この本では昔からの「障害」の表記をそのまま使う。「障碍」が正しく、「障害」は漢字制限による当て字との説があるが、明治のはじめから「障害」はよく使われており、由緒正しい表記とわかる。「障碍」も併用されていたに過ぎない。どちらも同じ言葉で、明治の文章では、英語ならdisturbance（妨げ、邪魔）にあたる用例が多い。
　漢字の「害」は語義的には、①損なう、②妨げる、のふたつの意をもち、障害の害は②の意である（「要害」の害と同じ。敵の侵入を妨げる堅固な砦の意）。発達障害とは「定型的な発達が妨げられている」、肝障害とは「肝臓のはたらきが妨げられている」の意で、当事者をおとしめたり傷つける表現ではない。ただ、「危害」「災害」「殺害」など①の意で用いられる熟語が多いため、この漢字そのものを嫌う人たちが出てきたのだろう。そのため当事者への

気づかいとして、福祉などの領域では「障がい」の表記が選ばれるようになってきている。

「精神障害」の原語は"mental disorder"で、disorderを「障害」と訳したものである。orderとは隊形をととのえた兵士の集まりを指す言葉が語源で、そこから①「順序」「秩序」「整頓」、②「等級」「数字の桁」、③「命令」「注文」などを指す言葉になった。dis-orderはそれに否定の接頭語がついたもので「orderから外れた状態」を指す。ととのった順序や秩序から外れているという意味であり、語源的には「異常」「病的」という意味合いはない言葉である。

なぜ「精神疾患 mental disease」ではなく「精神障害 mental disorder」と呼ぶようになったのか。これは診断分類の章（第3章）であらためて考えてみる。ちなみに英語では「身体障害」を"physical disorder"とは呼ばない。

第 2 章
「精神医学」とは どんな学問か

　精神の「発達」に立ち入るに先立って、精神医学そのものはどう「発達」してきた学問かを振り返っておこう。精神医学が「みずからを知る」ということでもある。

1　精神医学の誕生

　医学の歴史は洋の東西を問わず古代までさかのぼれる。けれども精神医学の歴史は新しい。18世紀末から19世紀初頭、ヨーロッパで近代市民社会ができあがってから生まれた、というより近代市民社会ができあがったことによって生み出された学問である。近代市民社会の成立によって精神医学が生まれたのは、以下のいきさつによっている。

「自由で、主体的で、合理的な人間」という人間観
　近代市民社会の人間観は、フランス革命の『人権宣言』[1789]にうたわれているように「人間とは、一人ひとりが独立した自由で主体的な個人である」というものである。自分たちは神とか王様とか何か絶対的なものに従属した非主体的な存在ではなく、おたがいに平等で主体的・非従属的な自立した自由なる個人だとする人間観である。現代社会の私たちも、基本的にこの人間観をともにして、それをほぼあたり前のものとして生活している。
　この人間観は同時に、自分たちを理性的で合理的な存在と考える人間観でもある。自由や主体性をみずからに認めるためには、自分たちは何か自

分たちを超えたものに導かれないと生きられぬ蒙昧で非合理な存在ではなく、自分たち自身の力（理性）によってものごとを合理的に判断でき、合理的に行動できる存在だという大前提が必要だからである。

近代人は合理性を強く追究するようになり、これが自然科学の成立と発展の土台となった。

3つの非合理的存在

ところが、「自由で、主体的で、合理的な個人」という人間観が浸透するにつれて、近代人は大きな問題に直面することになった。それは、この人間観とは裏腹に自分たちが実際にはなかなか自由にも主体的にも合理的にも生きられていないという現実だった。人間の〈こころ〉は、なかなか不自由で非合理だという発見である。

そんなわけで近代市民社会になって、自分たち人間の非合理さをどう考えるかが大きな課題として浮かび上がってきた。なかでも、とりわけ非合理な行動をなす人間存在として着目されたのが次の3つであった。

（A）犯罪者という存在
（B）子どもという存在
（C）近代以前は「狂気」という概念でとらえられていた存在

このような存在をどう考えるかが、学術研究の課題とされるようになってきた。精神医学は近代社会から生み出されたと述べたけれど、犯罪学や児童心理学も近代社会になって生まれた新しい学問である。

　　犯罪学はイタリアの法医学者ロンブローゾLombroso,Cの『犯罪人論 L'uomo delinquente』［1876］、児童心理学はドイツの生理学者プライヤー Preyer.wの『児童の精神 Die Seele des Kindes』［1882］が、その学問的なはじまりとされる。プライヤーはわが子を生後3年間にわたり克明に観察研究した。

児童精神医学の独特の位置

近代社会では、これらの存在が示す非合理に対して、それぞれ次のような理解と約束をつくりあげた。

(A) **矯正の対象**

犯罪者は、本人の自由な意志と主体的な判断、すなわち自己責任において、(合理的な社会ルールをおかすという) 非合理な行為をあえて承知のうえでなした者と考え、これはペナルティを科して矯正の対象としよう。

(B) **教育の対象**

子どもは、成長途上の未熟さゆえに非合理な判断や行為をしてしまう者と考え、これは庇護と教育の対象としよう。

(C) **医療の対象**

かつて「狂気」とされてきた者は、なんらかの精神機能の病気(精神障害)ゆえに非合理な判断や行為を強いられた者と考え、これは医療(治療)の対象としよう。

こうすれば、犯罪者も子どもも狂気の人も、いずれも人間に本来あるべき合理性をやがて獲得ないし取り戻していける存在のはずである。近代市民社会はこのような取り決めによって「自由で、主体的で、合理的な個人」という近代的人間観を護りぬくことにしたのである。かくして (C) に対するものとして、「精神医学」が誕生した。

これを述べておくのは、児童精神医学とはまさに子ども (B) を対象とした精神医学 (C) であり、かつ非行や少年犯罪 (A) の臨床にもかかわるものだからである。近代社会が大きく3つに仕分けた非合理性が重なりあう領域にあずかる独特の場所に、児童精神医学は立っている。このことをこころに留めておこう。

2　精神医学の黎明期

モラル・トリートメント

　医学史的には、フランス革命後まもない1790年から1800年頃、フランスの医学者ピネルPinel,P［1745-1826］が、ビセトール施療院で鎖につながれていた精神障害者を解き放ったときが精神医学の夜明けとされている。

　この劇的な解放は伝説化しており、実際にはピネルひとりの偉業ではなかったといわれている。「精神を病む者といえど一個の自立した主体としてとらえるべきである。彼らの非合理さは、身体が病むのと同じ意味で理性や感情が病んだために過ぎず、鎖ではなく医療の対象とすべきだ」
──そのようなあらたな近代理念を示し、実行した象徴的人物として、ピネルの名が歴史に刻まれたのであろう。

　ピネルの事績の背景には、この時代、イギリスにはじまった「モラル・トリートメントmoral treatment」の活動も大きくあずかっていた。これは「道徳療法」と直訳され、実際、のちには「患者にモラルを訓育する治療」と誤解されてしまったけれど、本来はこころを病む者への「モラルある扱い」という意味だった。障害をもつ者にかかわる側、社会の側のモラル（人間性・道義性）をこそ問うて、障害をもつ者とともに生きんとする実践活動であった。

> モラル・トリートメントはイングランドの敬虔なクエーカー教徒のウィリアム・テュークTuke,W［1732-1822］が精神障害者の生活の場として1792年「ヨーク退息所」を開き、地域のなかで障害者とともに生きる試みに取り組んだことにはじまる。テューク家は代々この取り組みを引き継いでいった。

分類と診断へ

　精神障害者を鎖から解放したあと、ピネルは精神障害をていねいに観察して分類する試みに取り組みはじめる。博物学者リンネLinne,Cによって編み出された植物の系統的分類法がお手本だった。

　さまざまな患者の多種多様な病態が入り混じったまま一括りに狂気と呼

ばれていた混沌状態から、個々の患者ごとの症状や経過をよく観察して、それによって精神障害を系統づけて分類すること。その分類にもとづいて診断をつけられるようにすること。精神医学が科学的な「医学」として立つには、まずそこから手をつける必要があった。

19世紀の精神医学では、さまざまな患者の訴えや行動やその経過を、主観や解釈をまじえず、できるかぎり客観的に書き記して、その記録を収集整理する作業が精力的に進められた。これは「記述精神医学」と呼ばれている。

こうした努力のすえ、ピネルから百年たった19世紀末、クレペリン Kraepelin,E［1856-1926］という泰斗によって、統合失調症と躁うつ病というふたつの代表的な精神疾患が概念づけられ、精神障害の診断分類の基本的な柱ができあがって、今日にいたっている。しかし、精神医学における「診断分類」は、ピネルの時代から現在までもなお、決着のつかない大きな問題であり続けている（この問題は第3章でとりあげる）。

3 　精神医学は「理系」か「文系」か

「脳の病気」という宣言

精神医学がどうあるべきか手探りされていた初期の頃、精神障害は〈精神〉〈こころ〉の問題なのだから、むしろ哲学・文学・宗教学などと同じく人文科学で扱うべきではないかとする考えも強くあった。精神医学は「文系」の学問たるべきではないか、という見解である。この立場の精神医学は「ロマン派精神医学」と呼ばれた。そんな考えはロマンチストに多いということであろうか。

> ドイツの精神医学者ハインロート Heinroht,J［1773-1843］やイーデラー Ideler,K［1795-1860］がロマン派精神医学を代表する研究者だった。前者は宗教学色が強く、後者は文学色が強かった。

しかし、19世紀の身体医学が細菌医学を先頭に「自然科学」の方法論

に立つ技術として大きな成果をおさめるなか、精神医学も「理系」の学の道をはっきりと選んでいくことになった。

　この歩みを強く推し進めたのが、19世紀半ばのドイツ精神医学を担った先進的な精神医学者グリージンガー Griesinger,W［1817-1868］だった。彼の有名な言葉に「精神の病は脳の病なり Die Geisteskrankheiten sind die Gehirnkrankheiten」という一句がある。本当にグリージンガーの言葉だったか確証はないともいわれるが、この一句がひろく知られたのは、精神医学とは脳を対象とする自然科学たることの簡潔で力強い宣言だったからだろう。

　近代人にとって自然科学こそ自分たちの理性（合理性）の証し、ひいては自由の証しであった。また、「脳の病」といいきることで、当時まだ根強かった宗教的・道徳的な偏見から精神障害者を解放せんとする言葉でもあった。

　　グリージンガーその人は、脳の解剖学的研究がやがて精神障害を自然科学的に解き明かすと確信しつつ、こちこちの「脳の病」論者というわけではなく、精神障害の心理学的な側面や心理療法へも目を注ぎ、モラル・トリートメントの流れを汲んで精神病院の改革に意を尽くした実践的な臨床家だった。

4　正統精神医学

自然科学という自己規定

　こうして精神医学は、身体医学をモデルとした理系（自然科学）という自己規定のもとに発展をはじめる。当然ながら、生物主義的研究が主軸となる。この流れをたどってきたものを「正統精神医学 orthodox psychiatry」と呼び、これが現代精神医学の主流となっている。

　　身体医学は、人間の身体は合理的・合目的的なシステムだという大前提に立っている。たしかに血液循環にせよ体温調節にせよ免疫機構にせよ、どれをとっても身体の生理機構は驚くほど精妙かつ合理的なシステムとなっている。

それにもかかわらず、身体に病気（非合理）が生じるとしたら、それは病原体の侵入とか、細胞の異常な増殖とか、なんらかの外からの「侵襲」ないし内部の「故障」という異変によるとしか考えられない。それがすなわち「病因」で、それを突きとめ、なんらかの科学的手段によってそれを取り除くこと（原因療法）が医学の王道とされてきた。

　正統精神医学は身体医学モデルでいくので、やはり、人間の精神機能は本来、合理的・合目的的なはずで、そこにもし非合理な現象があらわれたとしたら、精神機能を支える身体、つまり脳のどこかに侵襲や故障が起きたせいだと考える。「精神の病は脳の病」とは、まさにそういう意味である。

　記述精神医学の方法にのっとって精神障害の症状をできるだけ客観的にとらえること。そのうえでその症状に対応して脳のどこにどんな異変がひそんでいるかを身体医学的（生物学的）に解き明かすこと。それが精神医学の正統的な仕事だった。

　この精神障害観や精神医学観は、人間を「合理的な存在」とみなす近代的人間観とも、自然科学という方法論とも、ぴったりマッチしていた。とりわけ、19世紀後半から20世紀初頭は、このコンセプトが大きな成果を勝ちとった時代であった。代表的なものをふたつあげてみよう。

失語症の研究

　1861年に外科医で人類学者のブローカ Broca,P［1824-1880］が思考力も言語理解も保たれているのに思考内容を言語で表現するこころのはたらきだけが失われる「運動失語」（表出性失語）について、1874年に精神科医のウェルニッケ Wernicke,C［1848-1905］が思考力は保たれていながら言語を理解するはたらきだけが失われる「感覚失語」（受容性失語）について、それぞれ左大脳の特定の個所にその原因となる病巣（異変部位）が存在することを明らかにした（★1）。グリージンガーの確信があたった実例である。

　この失語症にはじまり、読み書きの力だけが失われる「失読症」、読めるのに書けなくなる「失書症」、計算能力だけが損なわれる「失算症」、適切な運動操作ができなくなる「失行症」などが見出され、それぞれに対応

する脳の領域が特定された。これによって、精神の諸機能は脳の部分部分に分担されており、精神障害とはそれに対応する脳の特定部分の故障にちがいないとする考え、すなわち「脳局在論」と呼ばれる考えが一般化していった。

  脳局在論に立って、こころのはたらき、およびその失調と脳の物質的なあり方との対応関係をつきとめていく研究を「脳病理学」あるいは「神経心理学」と呼ぶ。ブローカやウェルニッケの発見を嚆矢として、この研究が発展していくことになる。現在のいわゆる「脳科学」である。

進行麻痺の研究

 1913年に野口英世［1876-1928］が、当時の精神病院入院患者の3分の1以上を占める代表的な精神疾患だった「進行麻痺」が梅毒スピロヘータの脳内感染であることを顕微鏡下に証明した。躁うつ症状や幻覚妄想を引き起こし、やがて知力の低下を招き、末期には死に至る深刻な精神病であった。

 この発見によって脳内のスピロヘータを熱によって駆除する発熱療法がドイツの精神医学者ワーグナー＝ヤウレック Wagner-Jauregg,J［1857-1940］によって確立され［1917］、さらに抗生物質ペニシリンの発見［1928］と実用化［1942］が進行麻痺を過去の精神疾患とした。

 「精神の病」が「脳の病」であることを実証し、それによってその精神

★1　失語症と脳

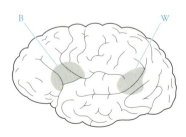

B ブローカの中枢……左脳のここが障害されると、知的能力も言語理解も保たれているのに思考内容を言葉にする言語表出だけができなくなる（運動失語、表出性失語）。

W ウェルニッケの中枢……左脳のここが障害されると、知的能力は保たれているのに言語理解だけができなくなる（感覚失語、受容性失語）。

病の駆逐に成功した実例で、自然科学・生物主義医学としての精神医学の輝かしい勝利だった。

> この業績によって、ワーグナー=ヤウレックは1927年度のノーベル生理・医学賞を受賞した。野口も共同受賞してよさそうだったがそうならず、翌1928年、黄熱病の研究途上でその病に斃れた。

これらの成果を土台に精神医学は、いわば「精神の身体医学」として、自然科学の方法論にもとづく生物主義的、脳局在論的な方向づけをもった大きな流れとなって現在に至っている。

ブローカやウェルニッケの時代は解剖学レベル、野口英世の時代は光学顕微鏡レベル。今日では電子顕微鏡や分子生物学レベルとなり、さらに最新テクノロジーを駆使して脳内の物質的な動態をリアルタイムでとらえるなど非常に精緻な研究へと洗練されてきたが、基本的な考え方と方法論は同じである。

この流れが精神医学のメインストリームで、これが「正統精神医学」である。

5　力動精神医学

非合理なこころに焦点をあてる

しかし、精神医学は一枚岩ではなく、もうひとつ、伏流というべき深い流れをもっている。「力動精神医学 dynamic psychiatry」と呼ばれる流れである。

「正統精神医学」が人間の〈こころ〉のはたらきは合理的という大前提に立つのに対して、「力動精神医学」とは人間の〈こころ〉のはたらきはむしろさまざまな非合理を本質的にはらむものという前提に立つ。

近代市民社会が「自由で、主体的で、合理的な個人」という人間観を打ち立てたことによって、逆に実際にはなかなか自由にも主体的にも合理的にも生きられない自分たちという現実に直面したと先に述べた。なかでも

精神障害は、人間の理性や感情や意志に訪れる非合理の最たるものである。それをどう考えるかによって、精神医学は正統精神医学と力動精神医学とのふたつの考え方に分かれたのである。中井久夫は両者を★2のごとく対比している［中井1982］。

★2　正統精神医学と力動精神医学

	"正統"精神医学＊	"力動"精神医学
出　自	・平野の文化 ・啓蒙主義者	・森の文化 ・ロマン主義者
担い手	・大学、精神病院の精神科医 （多少とも閉鎖的・専門家意識）	・神経学、内科学など他分科出身者、開業医、心理療法家、施術者のオフィスで （多少とも個性的、アマチュアリズム）
医学としての引照基準と傾向	・距離ある観察 ・個別症状と統計学的結論を重視 ・症状重視（記述） ・形式面重視 ・精神病に範例を求める（多少とも多元的原因論、あるいは原因論への禁欲） ・悲観論的 ・厳密性重視 ・成人の常識的正常性よりの離隔を問題 ・静的分類（診断）的体系に傾く	・関与的観察、または治療をとおしての知識、症例を重視 ・生活史重視 ・内容面重視（解釈） ・無意識的動因重視 ・神経症に範例を求める（一元論的原因論に傾く） ・楽観論的 ・仮設的推論重視 ・幼小児、正常者の潜在的・病的な面に注目 ・動的構造に傾き、展開（治療）面を重視
治療文化としての性格	・体制的、精神鑑定に巧み ・一般教授法による伝達 ・症状の除去、労働能力回復、常識性への復帰をめざす ・医学の一分科としての精神科の医師という自己規定 ・治療環境の整備を重視 ・身体療法・環境療法を重視 ・対象：どちらかといえば民衆	・党派的、精神鑑定になじまない ・個人的実施指導による伝承 ・人格の歪みや発達の未熟さの克服をめざす ・治療者のあり方を自らに問う ・治療の場の構造を重視 ・可及的に心理療法を重視 ・対象：どちらかといえば何らかの意味で卓越した層（権力、富、知力、その他において）

＊別称——伝統的、講壇的、古典的（心もち狭い範囲を指すとき）、常識的（イギリス、スコットランドのいい方）、記述的、現実的（社会主義圏のいい方）な精神医学。
中井久夫『分裂病と人類』東京大学出版会、1982年、164頁より

こころは扱えるのか？

　正統精神医学的な考えに立てば、精神障害をとらえるとき、〈こころ〉そのものを扱う必要はない。なぜなら、〈こころ〉のはたらきとは本来的に合理的なものなのだからそれ自体に非合理が宿るはずはなく、もしそこに非合理な現象（＝精神障害）があらわれたとすれば「脳の異状」にちがいないとみるためである。

　そもそも人間の〈こころ〉といった非客体的なものは「自然科学としての精神医学」の扱うべき対象ではなく、扱う必要もない。あくまで自然科学の光の下で脳という客体物を相手にその物質的異状を生物学的に探すのが精神医学の使命ということになる。

　これに対して、力動精神医学的な考えに立てば、精神障害をとらえるには〈こころ〉そのものを扱う道を探らねばならない。なぜなら、精神障害とは人間の〈こころ〉が本来的にはらむ非合理さのひとつのあらわれ方かもしれないからである。

　この立場からは、非客体的なものだからといって〈こころ〉そのものを扱うのを避けていては精神障害にアプローチすることは不可能、つまり自然科学の方法論だけでは精神障害に十分手が届かないことになる。自然科学の客体化の光が届かない陰をも探索しなければならない。

　でも、それにはどんな方法があるのか。そんなことが果たして可能なのか。そこが力動精神医学にとって大きな課題と問題点であり続けている。

「かかわり」のなかでこころを見る、という方法

　精神機能が脳のはたらきだというとき、しかし、それは消化機能が胃や腸のはたらき、内分泌機能が甲状腺や下垂体のはたらきというのと同じではない。食物を消化吸収したりホルモンを分泌したりする機能は、それ自体、物質的なはたらきで、それを腸とか甲状腺という物質が担っているのである。それらのはたらきはそれぞれの個体の身体（物質性）の内側で起承転結している。

　しかし、考えたり感じたり意志したりの精神機能は、それそのものは非

物質的な観念のはたらきで、しかも脳という物質の内部、それぞれの個人の身体の内側で起承転結していない。かならず、その脳の外に社会的・共同的なひろがりをもち、まわりの人びととのつながり、他の人びととの「かかわり（相互作用）」においてはじめて機能している。〈こころ〉とは共同性（関係性）をはらんだはたらきであり、他者との相互作用のダイナミズムとして生起している。〈こころ〉〈精神〉とは、個人の脳の内側だけでは成り立たない現象なのである。この意味で「精神機能＝脳機能」ではない。

　そこで力動精神医学の基本的な方法論は、〈こころ〉のはたらきを純客体的に対象化して研究するのではなく、逆にそこへ研究者が主体的（主観的）にかかわり、他者と研究者自身との「かかわり（相互作用）」のなかで生起する現象を手がかりに〈こころ〉のはたらきとその失調をとらえていこうとするものとなる。臨床の場面では患者と治療者との「かかわり」がそれにあたり、生身で個別的な臨床経験、治療経験から生まれ育ってきた方法論といえる。

フロイトの「無意識」概念

　最初にこの方法論を体系づけたのがフロイト Freud,S［1856-1939］の精神分析学で、狭い意味で「力動精神医学」といえば精神分析的精神医学を意味する。

　人間にはなぜ性倒錯という（生物的には）非合理な現象があるのか、なぜ日々見る夢の内容は非合理なのか、なぜ私たちはときとして些細だが非合理な失錯をおかすのかという問いからはじめて、心身にさまざまな非合理な現象が出没する「神経症」の患者とのかかわりを通して〈こころ〉それ自体の非合理さのしくみを解き明かそうとしたのが、フロイトの精神分析学であった。

　ここで鍵となる概念が「無意識」だった。「自分はこう考え、感じ、意志している」という自覚的意識の外から、私たちの考えや感じや意志を制約したり突き動かしたりしている目に見えないさまざまな力があるとして、それらの力をフロイトは「無意識」と総称したのである。それらの力が

たらくため、人間はけっして十全に自由で主体的な存在としては生きられない。その不自由さがはっきり心身の失調（非合理）としてあらわれたものが「神経症」だとフロイトは考えたのである。

> 「力動的 dynamic」とは、もともと力学の用語だった。梃子や滑車など力と力とのバランス的な関係を扱う「静力学 statics」に対して、天体の動きなど力と力との運動的な関係を扱うのが「動力学 dynamics」。精神現象を静的にではなく動的にとらえようという意味から、この力学用語を取り入れて「力動精神医学」の呼び名が生まれた。梃子や滑車は目に見える物体だが、天体の動きにあずかる引力や慣性力は目に見えない力である。そういう目に見えない力（つまり無意識の力）を扱うという含みもある。
> 精神医学や心理学において「力動 dynamics」という言葉は幅の広い使われ方をする。フロイトは、人間の無意識的なこころの動きは、内奥ではたらくさまざまな力の対立から生じると考え、その力のせめぎあいを「力動」と呼んだ。もっと広い意味では、人と人とのかかわりにおける意識的・無意識的な相互作用（対人力動）を指す言葉として使われている。

サリヴァンの対人関係論

人と人とのかかわりの相互作用といえば、アメリカの精神医学者サリヴァン Sullivan,H［1892-1949］に「精神医学は対人関係論である」という有名な言葉がある。これは力動精神医学の底を流れる考えを簡潔にいいあてている。

ここでいう「対人関係論」とは、だれそれとだれそれは親しいとか仲が悪いとか、人間関係を円滑にする方法とかのような「人づきあいの流儀を扱う学」の意味ではない。人間とは共同的・関係的な存在で、対人的なかかわりなくして精神生活（精神活動）はありえない。この事実を見据えながら精神現象や精神障害を扱う学という意味である。

精神分析的精神医学とかぎることなく、共同性・関係性の視野のなかで精神障害をとらえる立場はすべて、広い意味で力動精神医学的なものとみなせる。本書は、この意味での力動精神医学的な視点をたいせつにしていきたい。

＊

精神医学は、正統精神医学の流れと力動精神医学の流れとが、ときにぶつかりあい、ときに補いあうかたちで、現在にいたっている。両者のどちらを正面にすえるにせよ、精神医学とは両者を併せた二重構造によって厚みと奥行きが与えられ、はじめて実践に生きるものと考えられる。一枚岩であるより二枚腰によって精神医学は力を発揮できるのだ、と。一枚岩は堅固にみえて案外もろい。

6　児童精神医学のはじまり

遅い誕生

　近代市民社会になって身体医学から「精神医学」が枝分かれしてきたが、その精神医学から子どもを対象とした学として「児童精神医学」が枝分かれしたのはさらに新しい。

　1887年、ドイツの精神医学者エミングハウス Emminghaus,H ［1845-1904］が著した『小児の精神的障害 Die Psychischen Störungen des Kindesalters』が、おそらく子どもの精神障害をテーマとした体系的な学術書としてはじめてのものだったといわれる。けれども、この先駆的な仕事は注目されずに終わった（遺憾ながらわたしも未読）。子どもの精神障害を脳障害が認められるものと心理的要因が認められるものとに大別し、家庭環境や学校環境の問題に言及し、集団ヒステリー、強迫、恐怖症などが記述され、非行についても詳論されているという［デュシュ 2005］。

　1930年、オーストリア生まれのアメリカの精神医学者カナー Kanner,L ［1894-1981］が大学病院に「児童精神科外来」を常設し、35年に『児童精神医学 Child Psychiatry』という教科書を刊行した。これが、はっきり「児童」を冠した精神医学、内科学から小児科学が独立したのと同じ意味で独立した「児童精神医学」のはじまりとなった。遅いといえば遅い誕生である。

　「学」としての誕生が遅かったのには、わけがある。人間にみられる非合理を近代市民社会が大きく3つに分けたとき、子どもたちの非合理は発

達途上の未熟さゆえと考えられ、だから基本的に「医学」よりも「教育」の領域で扱われるものとされてきたためであろう。

最初の臨床――アヴェロンの野生児

しかし、「臨床」としての出発なら、ずっと前までさかのぼれる。

フランス革命から10年を経た1799年、フランス中央山地のアヴェロンの森で全裸の少年が発見された。推定年齢12歳くらいで、ウサギの素早さで走りリスの身軽さで木に登ってドングリや栗を食べ、肉類や火を通したものは食べようとせず、服を着せても脱ぎ捨てたという。社会的・文化的な感覚や感情や認識は何ひとつ育っておらず、人語も解さなかった。これが有名な「アヴェロンの野生児」で、当時、大きな社会的関心を集めた。

イタール Itard,G［1774-1838］という医師が、パリ市内の聾学校に保護された少年のケアにあずかることになった。イタールはこの聾学校の専属医となってまもない25歳の青年であった。これをもって「臨床」としての児童精神医学の歴史的な出発点とみなすことができる。

イタールは、ピネルを師と仰ぎ、また、人間の認識は最初から備わっているわけではなく感覚の発達とともに感覚を通して後天的に獲得されるものだとする哲学者コンディヤックの学説に拠って立っていた。この少年は森の中でひとりぼっちで育ち、感覚を通して社会的・文化的な認識を獲得する環境と機会をもてなかったため、この姿となったのではないか。そうならば、教育によって感覚を目覚めさせ、しかるべき認識をあらためて獲得させて野生児状態を抜け出させることができまいか。これがイタールの問題意識だった。

一方、師のピネルもこの少年を診察したが、ピネルはイタールに賛成しなかった。少年は生まれつきの知的障害（当時の用語で「白痴」）だったがゆえに森に棄てられた子どもに過ぎず、「体系的な教育を長期にわたって継続しても成功の見込みはまったくない」というのがピネルの見解だった。しかるべき認識を獲得する機会がもてなかったためではなく、獲得する能力に最初から欠けていたためだと考えたのである。

精神障害者を鎖から解いた開明的な医師ピネルのイメージからは冷たすぎる見解にもみえる。当時の精神病院には重い「白痴」の患者も多く、ピネルはこの障害に対して悲観的だったのかもしれない。あるいは、精神医学のキャリアを積んだピネルの目に、まだ経験浅い聾学校医イタールの考えは「白痴」への臨床知識や経験に乏しいがゆえの危なっかしい思い込みと映ったのかもしれない。

　もし、イタールがピネルの見解に従って、少年のケアを放棄していたなら、また別の歴史となったであろう。けれどもイタールは師の見解を肯わず、ゲラン夫人という優れた女性の力を借りて教育的なかかわりに熱心に取り組んだ。さまざまな試行錯誤が続けられ、結果として、少年は、身ぶりでのコミュニケーションを覚え、単純なものなら文字で書かれた単語とそれが示す事物とを結びつけられるまでになり、最後にはわずかずつにせよ書字によるコミュニケーションを覚えていった。ゲラン夫人に親しい感情を寄せるようにもなった。

　イタールは身ぶり言語や文字言語に続いて音声言語を学ばせようと力を注いだが、こちらの努力は遂に実らなかった。音声言語の獲得に賭けていたイタールは挫折感から、それ以上のかかわりを断念した。やがて少年はおとなになりゲラン夫人に引き取られ、1848年、人知れず世を去っている［滝川2013b］。

児童精神医学のテーマがすでにそこに
　イタールの取り組みは児童精神科臨床や障害児教育の原点だった。
　この少年にイタールが試みたかかわりのうちにすでに、狭義の「医学」「医療」の内側におさまることなく、教育や養育、つまり子どもを育まんとするはたらきかけと深く重なり合った児童精神科臨床の本質がみてとれる。
　また、ピネルとイタールとの対立のうちにすでに、その後、さまざまな局面で繰り返される児童精神医学のテーマがあらわれている。すなわち、子どもの精神障害を先天的なハンディとみなすか、後天的なハンディとみ

なすか。生物的なハンディとみなすか、心理・社会的なハンディとみなすか。いずれのハンディにせよ、環境のあり方やまわりからのかかわりはそれを改善しうるものなのか、成功の見込みはまったくないものなのか。それを分かつものは何か。こころの発達に重要なものは機会なのか能力なのか。精神発達とはいかにして進み、いかにして障害されるのか。そもそも「精神発達」とはいかなるものなのか……。

第3章
精神障害の分類と診断

　医学には診断がつきものである。医学診断とは、ある心身の状態が医学的に体系づけられた分類の引き出しのどれに収まるかを決めることをいう。その引き出しのラベルが診断名（疾患名、障害名）である。診断とは分類の上に立っている。

　精神疾患をどう体系づけて分類し、それにもとづいてどんな診断ラベルをつけるか。この「診断分類」の問題は、ピネルの時代から今日まで精神医学のテーマであり続けている。あり続けているとは、いまだに決着がついていないということである。

　　事実、現在、ひろく使われている診断分類、アメリカ精神医学会編『精神疾患の診断・統計マニュアル；DSM』の診断分類は、その第3版（DSM-Ⅲ）が1980年に出されて以来、ひとつ改訂版が出されるやいなや次の改訂作業がはじまるごとくに改訂が繰り返されて決着しない。本書を書きはじめたときには「DSM-ⅣTR」［2002］が最新版だったが、2013年に「DSM-5」に変わった。

1　分類とはどういうものか

何を基準にするかで変わる

　診断分類に決着がつかないのには理由がある。

　第一に、ものごとの「分類」とは人為的な区分けであって、あらかじめ自然界にものごとが体系的に分かれて存在していて、それを「発見」するのが分類ではないためである。何をどう区分けするかは人間同士の自由な社会的な約束ごとに過ぎず、人間を超えたいわば「神の視点」からの絶対的に正しい分類がどこかにあるわけではない。

どんな観点からとらえ、何を基準に区分けするかによって、分類は無数にありうる。どんな分類を妥当とするかは、それを使う者の間の社会的な合意によっている。裏返せば、人びとにそれぞれ観点や立脚点や目的のちがいがある以上、だれもが満足できる分類はありえない。

> 　ある国でイチゴが「野菜」に分類されるか「果物」に分類されるかが裁判で争われた。果物には税金がかかったからである。業者側は「野菜」だと主張した。木になるのが果物で草になるのが野菜だ、と。税務署側は「果物」だと主張した。調理して食べるのが野菜でそのまま食べるのが果物、と。裁判所の判決は「果物」だというものであった。すなわち、メインディッシュに添えられるのが野菜で、デザートに出てくるのが果物だ、と。

　したがって、からだの病気にもさまざまな分類のしかたがある。症状によって分けるという約束に立てば「熱性疾患」「けいれん性疾患」とか。病んでいる身体部分で分ける約束なら「呼吸器疾患」「消化器疾患」とか。病因によって分ける約束にすれば「感染症」「自己免疫疾患」とか。

症状から物的証拠へ

　ふつう、私たちは症状から病気に気づく。また、症状に苦しむ。症状はいわば病気の入り口なので、症状によって病気を分けて診断するのがもっとも素朴なやり方である。

　昔はおおむねそうされてきた。ところが、症状の多くは「痛み」など主観的なものであるうえ、「発熱」など客観的な症状は多種類の病気であらわれる非特異的なものが多い。このため、症状による分類および症状に頼った診断は科学的な客観性や確実性に欠けるとされて、近代医学ではしだいに斥けられ、症状よりも検査データをはじめとした「物的な客観所見」のほうが重視されるようになった。

　すなわち、身体のどこが（病巣）、何によって（病因）、どう（病理）、失調しているかによって病気を分け、その「どこwhere」と「なにwhy」と「どうhow」とを、科学的な物的証拠によって確かめることで診断が下されるようになった。検査はそのためのものである。病巣や病因や病理にもとづいて分類すれば、診断がそのまま治療法につながる利点も大きい。

身体疾患における近代的な診断分類は以上の合意のもとに、おおむね決着がついている。

> 病気といえばすぐ「原因は?」の問いが浮かぶのは、上の診断分類法が定着したためである。けれども、「原因（病因）」とはかならずしも発病を決定するものではない。
> たとえば結核の原因は「結核菌」とされるが、私たちの多くは結核菌に感染歴がある。しかし、発病するのは感染者のごく一部で、その人の栄養状態や免疫力のいかんのほうがむしろ発病を決定づける。ただ、栄養状態や免疫力にいくら問題があっても結核菌がなければ少なくとも結核にはならないわけで、結核菌は発病の「必要条件」である。疾患の「原因（病因）」とは、こうした必要条件に過ぎず、必要十分な決定条件ではない。この問題には、発達障害の原因を考える章でくわしく触れる（第9章-5参照）。

2　伝統的な診断分類

心身二元論による分類──外因と心因

　精神医学も近代医学の一分枝であるため、「どこ」と「なに」と「どう」とを基準に精神疾患の診断分類を体系づけようとした。

　このさい、精神機能に直接あずかる身体部分は基本的に「脳」というひとつの器官だけなので、「どこ」については人間のあり方を「こころ」と「からだ」に分けてとらえる分類法、つまり心身二元論による分類法を採りいれた。すなわち──

（A）脳組織そのものになんらかの実体的（物質的）な異状が起きているもの。要するに脳障害。
（B）脳組織ではなく、心理メカニズムのほうになんらかの機能的な異状が起きているもの。要するに心理障害。

　このふたつに分けたのである。
　「なに」（病因）と「どう」（病理）についていえば、（A）はなんらかのフィジカルな、いいかえれば身体的・物質的な負荷が病因で脳組織そのものに故障が起きているもの、（B）はなんらかのメンタルな、いいかえれ

ば環境的・社会的な負荷が病因で心理メカニズムに故障が生じているもの、となる。

> **例1**　列車の大事故にあい頭部に大けがをした。それ以来、もとは落ち着いた穏やかな人物であったのにいらだちやすく衝動的な行動が目立つようになり、記憶力も低下した。CT検査をしたところ、脳に広範な損傷が明らかになった。これは（A）に分類される。脳損傷という生物的な負荷による脳組織自体のはたらきの失調と考えられるからである。

> **例2**　列車の大事故にあったがさいわい腕の骨折で済んだ。念のため、脳の諸検査も受けたが異状はなかった。しかし、目の当たりにした多数の死傷者の姿が頭から離れず、ささいなきっかけでその光景が恐怖とともにまざまざとよみがえって、それに苦しむようになった。悪夢や不眠、気分の落ち込みも続いている。これは（B）とされる。心的外傷（トラウマ）というメンタルな負荷による心理メカニズムの失調と考えられるからである。

　（A）は「外因性精神障害」と総称される。外因とは、感染、中毒、脳組織の損傷など、こころのはたらき（心理メカニズム）にとっては外から加わった物質的・生物的な負荷が原因という意味である。
　（B）は「心因性精神障害」と総称される。心因とは、環境からのなんらかの心理的・社会的な負荷が原因という意味である（環境因性ともいう）。

第三のカテゴリー──内因の登場

　心身二元論に立つかぎり、精神障害は「外因性」か「心因性」か、どちらかしかないはずである（両者の合併はあるとしても）。
　ところが、実際には（A）にも（B）にもぴったり収まりきれない精神障害が見出される。統合失調症と躁うつ病である。このふたつの代表的な精神疾患は、外因性精神障害と確定できるはっきりした脳組織の特異な異状所見も見出せず、かといって心因性精神障害としてその心理メカニズムを説明しきることもできない。症状や経過も（A）や（B）に分類されているほかの精神障害のそれとはどこかちがう。
　そこで（C）「内因性精神障害」という第三のカテゴリーがつくられ、統合失調症と躁うつ病はそこに収められた。「内因」とは、なんらかの持

ち前の、その病気になりやすい素質といった意味である。

　外因性精神障害は、たまたま脳炎にかかった、中毒物質に侵された、脳に外傷を受けたなど、いわば生物的な偶発事によるものである。

　心因性精神障害は、たまたま心的外傷（トラウマ）的な出来事にぶつかった、ストレス過多な精神生活を強いられていたなど、いわば社会的な偶発事によるものである。

　それに対して、内因性精神障害は（それだけで発病するわけではないけれども）もともと素質（素因）としてその病気につながるなんらかの条件があらかじめその人に内在していて、何かのきっかけで発病すると、その素質によって方向づけられたその病気固有のプロセスをたどるものと考えられたのである。

　　　「精神」と「身体」とを分ける「心身二元論」は哲学者からも脳科学者からも評判が悪い。少し踏み込めば、そんなに単純に二分できないからである。内因性精神障害は、人間存在が単純な心身二元論では割り切れないことをまさしく示すものといえるかもしれない。
　　　とはいえ、「こころは熱すれどもからだは弱きなり」とすでに新約聖書にもあるとおり、自分たちのあり方をとりあえず「こころ」と「からだ」に分けるのは古来からの知恵で、一定の実感性と安定性をもった自己認識のあり方といえる。哲学者や脳科学者といえども、日常では「今日は体調が悪い」とか「何か心が晴れない」という言い方（感じ方）をしているにちがいない。

3つの引き出しに整理する

　こうして精神医学では、精神障害を外因、内因、心因の大きな3つの引き出しに分類し、さらにそれぞれに小引き出しを設けるという診断分類のシステムが伝統的にとられてきた。おおまかに骨組みを示せば以下のとおりである。

（A）外因性精神障害
　　　　器質性精神障害
　　　　中毒性精神障害
　　　　症状性精神障害

（C）内因性精神障害
　　　　統合失調症
　　　　躁うつ病
（B）心因性精神障害
　　　　心因反応
　　　　神経症——現実神経症、外傷神経症、精神神経症

　　注　**器質性精神障害**は脳組織それ自体になんらかの実体的な故障が起きたもの（進行麻痺、アルツハイマー病など）。**中毒性精神障害**はなんらかの中毒物質によって脳組織の生物学的なはたらきが阻害されたもの（アルコール精神病、覚醒剤精神病など。進行すれば脳組織自体の障害にまで及びうる）。**症状性精神障害**はなんらかの身体疾患による物質的影響で脳組織の生物学的なはたらきが阻害されたもの（甲状腺機能亢進症によるバセドウ精神病など）。
　　　心因反応は重大事態にぶつかったときのこころの「とりみだし」が通常のそれを越えて激しく急性に（たとえば錯乱などのかたちで）起きたもの。あるいはいつまでも「とりみだし」を抜け出せないもの。**現実神経症**は今現在に体験している不幸やストレスによる心理失調。現在使われる診断分類でいう「適応障害」にほぼ対応するだろう。**外傷神経症**は生命や人間的尊厳が強く脅かされた過去の体験（外傷体験）による心理失調、今日の分類名では「PTSD」にあたる。**精神神経症**はこれら以外の心因性の心理失調の総称で、その失調の心理メカニズム（病理）をどうとらえるかはさまざまな学説や理論的立場に分かれる。

伝統的診断分類の弱点

　この伝統的な三分法は、精神障害を成り立ちによって区分けしたもので、身体医学の分類法と同じコンセプトに立って病巣・病因・病理を基準として病気を構造的にとらえ分ける試みとして、なかなかよく練られたものだった。そのため、久しく精神障害の診断分類のスタンダードとされてきた。現在もこれを頭においている精神科医は少なくない。
　しかし、弱点もある。ひとつは土台になる心身二元論である。理論上はともかく、実地にはどこまでクリアカットに分けられるだろうか。
　ふたつ目は、病因・病理によって分類するのはよいとして、かんじんの病因・病理について医学者の見解がかならずしも一致しないという問題で

ある。

　外因精神障害なら、身体疾患と同じく物質的な所見から病因・病理を姿かたちのあるものとして取り出せるため（というか、そのようなものを「外因性精神障害」と分類するので）問題なかった。しかし、内因性精神障害や心因性精神障害ではそうした直接の物証がなく、いわば状況証拠や経験からの推断によるしかないため、見解が分かれたときには決着がつかない。学派によって分類のしかたや診断に微妙なちがいやずれが生じることになった。不一致がはらまれるのである。

　精神医学の診断分類に決着がつかない第二の理由は、この不一致にある。

3　操作的診断分類

症状でグループ分けするというアイディア

　世界保健機構（WHO）はさまざまな疾患の国際調査をしている。グローバルな統計調査をしようとするとき、国や地域によって診断に不統一があっては困る。このためWHOではICD (International Statistical Classification of Disease and Related Health Problems) と呼ばれるあらゆる疾患を網羅した統計のための国際分類を編んで、診断のグローバルな統一をはかっている。

　はじめは身体疾患が中心だったが、ICDの第9版を編むにあたってWHOはその精神疾患部門の統一分類の作成に本格的に取り組んだ。そこで考えられたのが、従来の病因・病理よる診断分類ではなく、「症状」による診断分類だった。

　近代医学では科学的ではないとして斥けられたやり方に後退したわけだけれども、19世紀の記述精神医学以来、症状の記述なら精神医学は年季を積んできた。症状を理屈ぬきに拾い上げるだけなら学派間の不一致が生じない。というわけで生まれたのがICDの第9版（ICD-9［1977］）における精神疾患部門の診断分類である。

　ただし、精神障害の個々の症状は非特異的なものばかりで、ある症状とある精神障害とをじかに結びつけるのはとうてい無理である。しかも、精

神疾患の症状は、ほとんどが主観的なものである。そのような非特異的で主観的なものに頼って、どうして客観的かつ統一的な診断が可能となろうか？　本当をいえば、不可能というほかはない。

そこで苦肉の策として、精神障害を「症状の集まり（症候群）」としてグループ分けすることにして、複数の症状がどんな組み合わせでそろっているかのちがいによって分類し、診断し分けるという方式が工夫された。次頁に例を示す。

ICD-9も改訂され、これはその10版（ICD-10［1992］）から「多動性障害」（後述するDSMなら「ADHD」にほぼ相当）の診断基準を引いたものである。

マスとしては使いやすい

このような診断の方式を「操作的診断」と呼ぶ。それまでの伝統的な診断手法では、「症状」に加えて「家族歴」「生活歴」「病前性格」「発病状況」「経過」などを判断材料に加えることで診断の確度をあげる努力をしていた。どんな家族（遺伝要因、環境要因を含め）のもとに生まれ育ち、どのような生活環境のなかをどんな体験をしてきて、どんな性格特徴の持ち主で、いかなる状況下で発病（症状の出現）が起き、その後、症状がどう動いてきたか。患者ごとにそれらの個別的な特徴をとらえ分けて診断するのがふつうだった。それが、「症状」一点に絞ったきわめてシンプルな診断手法に変わったのである。

この操作的診断は、症状の項目リストをチェックすれば機械的に診断名がつけられるしくみで、診察者個人の技量や経験に診断が左右される度合いが少ない。だれでも一致した診断に達しやすい。医療水準の地域格差を頭におかねばならぬグローバルな調査には、これが大きなメリットである。

患者一人ひとりの病因・病理を掘り下げて個々の患者への理解を深める実地の診療にはまったく不向きだけれども、個別性を離れたマスとして大まかに病気をとらえる統計学的な調査にはかなった方式である。というか、それがこの診断システムの目的だった。統計処理の便宜のため、すべての診断名にコードナンバーがふられている。

多動性障害
Hyperkinetic Disorders

G1. 不注意：次の症状のうち少なくとも6項が、6か月間以上持続し、その程度は不適応を起こすほどで、その子どもの発達段階と不釣合いであること。
(1) 学校の勉強・仕事・その他の活動において、細かく注意を払えないことが多く、うっかりミスが多い。
(2) 作業や遊戯の活動に注意集中を維持できないことが多い。
(3) 自分に言われたことを聴いていないように見えることが多い。
(4) しばしば指示に従えない、あるいは学業・雑用・作業場での仕事を完遂することができない（反抗のつもり、または指示を理解できないためでなく）。
(5) 課題や作業をとりまとめるのが下手なことが多い。
(6) 宿題のように精神的な集中力を必要とする課題を避けたり、ひどく嫌う。
(7) 学校の宿題・鉛筆・本・玩具・道具など、勉強や活動に必要なものをなくすことが多い。
(8) 外部からの刺激で容易に注意がそれてしまうことが多い。
(9) 日常の活動で物忘れしがちである。

G2. 過活動：次の症状のうち少なくとも3項が、6か月間以上持続し、その程度は不適応を起こすほどで、その子どもの発達段階と不釣合いであること。
(1) 座っていて手足をモゾモゾさせたり、身体をクネクネさせることがしばしばである。
(2) 教室内で、またはおとなしく着席しておくべき他の状況で席を離れる。

(3) おとなしくしているべき状況で、ひどく走り回ったりよじ登ったりする。
(4) 遊んでいて時に過度に騒々しかったり、レジャー活動に参加できないことが多い。
(5) 過剰な動きすぎのパターンが特徴的で、社会的な状況や要請によっても実質的に変わることはない。

G3. 衝動性：次の症状のうち少なくとも1項が、6か月以上持続し、その程度は不適応を起こすほどで、その子どもの発達段階と不釣合いであること。
(1) 質問が終わらないうちに、出し抜けに答えてしまうことがよくある。
(2) 列に並んで待ったり、ゲームや集団の場で順番を待てないことがよくある。
(3) 他人を阻止したり邪魔したりすることがよくある。
(4) 社会的に遠慮すべきところで、不適切なほどによく喋る。

G4. 発症は7歳以前であること。

（以下略）

注　以上のごとく症状（＝観察される行動）を羅列的にリストアップして、指定された数以上の症状項目がそろえば「多動性障害」と診断する。
　なお、以下略とした部分は、これらの症状が状況を問わずいつも見られること、明らかに大きな不適応を招いていること、症状項目がそろっていても広汎性発達障害などの診断基準を同時に満たすケースにはこの診断は与えられない（広汎性発達障害の診断が優先される）ことなど、ただし書き的な付則の部分である。

米国のローカル基準が世界を席巻

　ところがWHOの国際分類も、しかし、それですっきり統一とはいかなかった。米国精神医学会がICD-9をよしとせず、アメリカ国内の医学・医療事情にあわせて独自のバージョンをつくったためである。ここにも分類のもつ「社会的な合意による約束ごと」という本質が見てとれるだろう。これがDSM-Ⅲ (Diagnostic and Statistical Manual of Mental Disorders,Third Edition〔1980〕)だった。

　米国のローカルな国内版に過ぎないけれども、米国の国際パワーが国連のそれより大きいのに似て、DSMは改訂を繰り返しつつ世界の学界にひろまり、国際標準がふたつ併存する状況となっている。

　　DSMのグローバル化には、米国の学術専門誌に論文を投稿する場合、DSMによる診断が使われていないと受理されなかったことが手伝った。米国の国際的権威のある雑誌に論文を載せたい研究者はDSMを使わざるをえなかったのである。

4　児童精神医学における診断分類

おとなのジャケットは着れるのか？

　精神医学はおとなの患者を対象に生まれ育ったせいもあり、子ども独自の精神障害の分類体系はつくられてこなかった。おとなの精神障害の診断分類が基本的にそのまま適用されてきた。当然ながら、おとなのジャケットが子どもにぴったりしないのと同じで、合わないところが出てくる。

　最大の問題は、すでに精神形成を遂げた後の失調であるおとなの精神障害と、精神形成の途上での失調である子どもの精神障害とを同列にとらえうるかの問題である。

　現在のICD、DSMのように症状だけを基準にする操作的診断では、もちろん、こうした成り立ちのちがいは考えない。子どもであれおとなであれ、その症状の組み合わせが同じならば同じ診断となる。

　同じ病気でも子どもとおとなでは症状のあらわれ方がちがうのでは？といった考え方は採らないというか、方法論上、採れない。現象的には同

じ症状でも、子どもとおとなでは発達水準の差からその意味（病理）がちがい、仮に症状が同じでも同じ病気とはかぎらないのでは？　という考え方もやはり方法論上、採れない。

子ども用の大きな引き出しをつくる

　しかし、そうはいっても精神発達の途上であることや、それぞれの発達段階ごとの発達課題と精神失調とのつながりは無視できない問題である。子どもは小さなおとなではない。
　そのためICDやDSMの診断分類では、発達期にあきらかになる精神障害やもっぱら幼児期〜思春期にみられやすい精神障害について、それらをひとまとめにした分類の大引き出しを設けて（引き出しのかたちや仕切りはICDとDSMではちがいがあるが）、それ以外の精神障害と区分けをしている。

　　　51頁に例示したICD-10の「多動性障害」の診断基準に「G4. 発症は7歳以前であること」いう項目が入っているのも、こうした考慮からである。

診断をめぐる4つの混乱

　この本でも、ICDやDSMの大引き出しに分類されている子どもの精神障害をとりあげることになるだろう。しかし、その前に子どもの「診断」について考えておきたい。
　というのは、子どもの精神医学の領域では診断名が錯綜しがちで、錯綜したまま診断名がひとり歩きをして、教育界をはじめ、子どもたちにかかわる現場にしばしば混乱をもたらしてきたからである。もちろん、親たちの間にも。錯綜や混乱の理由はいくつかあげられる。

（1）先述のとおり、診断分類の国際標準がICDとDSMとに分かれて、両者の間で子どもの精神障害の区分けのしかたや診断名がいろいろとちがっている。
（2）さらにDSMでは、診断分類の改訂が繰り返され、版があらたまるたびに区分けや診断名や基準に変更がなされている（こんなに改変される

分類を「標準」にしてよいのか、率直にいえば疑問）。

（3）子どもの問題の特質として医学・医療のほか、教育、児童福祉、司法など諸領域にまたがっており、各領域でそれぞれ独自の「呼称」や「定義」が用いられてきた歴史がある。そのため、同じ内容のものも領域によって呼称がちがったり、逆に、同じ「呼称」でも領域ごとで異なる内容や定義で用いられたりしてきた。

> たとえば「情緒障害 emotional disturbance」という用語は、精神医学領域では「子どもの神経症」を指す言葉だが、教育領域では「自閉症」を指す用語として用いられてきた。「発達障害」の言葉は精神医学では、知的障害も含め発達に非定型性がみられるものすべての総称とされることが多いが、福祉の領域では、知的障害は除き、主に自閉症スペクトラムを指す言葉となっている。ADHDや学習障害も、DSMの基準、ICDの基準、文部科学省の定義でそれぞれ異なっている。

（4）こうした実情が十分知られないまま、新規の診断名や呼称が出てくるつど、あらたな子どもの障害や児童問題が出現したかのような錯覚がしばしば社会にもたらされてきた。

以上の状況を踏まえて、「診断」とはどういうものか、その意味をあらためてとらえなおしてみよう。

5　精神医学での「診断」とは何か

行動のあり方を見る

先に述べたように診断とは、あらかじめ人為的につくられた「分類」の引き出しのどれに入るかを決めることである。

すなわち診断名とは、子どもの内にある何かの呼び名ではなく、子どもの外につくられてある人工の「引き出し」の呼び名を意味する。たとえば、A君を「自閉症」と診断するのは、A君が自閉症という存在だということではない。ただ、A君の行動のあり方のある部分を選び出してひとまとめにして精神医学の分類の引き出しに入れるなら「自閉症」とラベルした引

き出しに収まるということである。

　行動のあり方と述べたのは、身体医学では病巣・病因・病理によって引き出しを選ぶのに対して、精神医学の操作的診断では「症状」によってのみ引き出しを選ぶからである。そして精神医学における症状とは、その人が示す行動のあり方(ふるまいや言葉)を指すからである。どんなふうにふるまっているか、どんな表情や態度をみせているか、どんな悩みや苦しみを訴えるか、自分の状態やまわりの状況についてどう語るか、など。

> 　臨床的には症状以外に「心理検査」も診断の手がかりとなる。しかし、心理検査もまた行動、すなわちふるまいや言葉(設問にどう答えたか、どんな作業ができたか、どんな絵を描いたかとか)によってメンタルなあり方を推測する検査法で、血液検査やレントゲン検査とはしくみがちがう。
> 　「行動のあり方」とはあくまで外側からみての話で、本人の内側からみれば「体験のあり方」である。私たちは他人の体験を直接にはとらえられず、その人の「行動(ふるまいや言葉)」を介して間接的に推測するほかない。そのような推測に頼っている(頼るしかない)のが、現在の精神医学診断である。

マジョリティからの「ずれ」を見る

　では、どんな行動のあり方が「症状」とみなされるだろうか。その社会の平均的なマジョリティの示す行動のあり方からある程度以上の「ずれdisorder」がみられ、そのために社会的・対人的な困難や苦しみが生じており、その意味で非合理なあり方と考えられるものを精神医学的な「症状」とみなしている。

> 　ICDやDSMは「精神疾患mental disease」の分類ではなく「精神障害mental disorder」の分類である。すでに触れたようにdisorderの語には原義的には「異常」「病的」の意味はなく、「通常的(ordinal)な秩序からずれた状態」を意味するだけのものである。「障害」の訳語では、その含意が消えてしまう。なぜdiseaseではなく、disorderなのかといえば、ICDやDSMは病因・病巣・病理の同一性にもとづく分類ではないため、近代医学的(自然科学的)な意味での「疾患」、すなわちdiseaseの診断分類とはいえないからである。

　このような診断のもつ性格は、以下の(1)〜(4)のことを意味する。

身体医学の「診断」とはちがう

(1) 精神医学の診断は、同じ「診断」という言葉を用いていても、身体医学の診断とは考え方も分類方法も診断方法もまったくちがい、したがってそこでとらえているものの性格もちがうことを知っておく必要がある。

精神医学診断は、ひとくちでいえば精神的な症状、すなわち「その人の行動としてあらわれるもの」の解釈のしかたであって、近代医学的（＝自然科学的）な「診断」ではなく、社会的・対人的な（むしろ人文科学的な）「判断」なのである。

どこまでも診断者の推測による「判断」、つまり主観にもとづく解釈であるため、精神医学診断は、近代医学が診断に求める自然科学的な意味での固い「客観性」や「確定性」はもたない。とはいえ、「判断」にも、妥当な判断もあれば誤れる判断もある。深い判断もあれば浅い判断もある。

> 操作的診断はだれもが同じ判断を得られること（診断の一致）を何よりの目的としてつくられた。そのために症状だけによる「浅い判断」にとどめる方式を選んだと考えればよい。
> たとえてみれば、Aさんがどんな人物かの判断は、判断者それぞれの経験や洞察力やAさんとのつきあいの深さや関係のあり方によってさまざまに分かれ、一致しないことが少なくない。そこで「顔だけで判断しよう」とか「身なりだけで判断しよう」と決めれば、浅くはなる代わりに一致率は高くなるだろう。身体医学のほうは「客体的な物的所見（だけ）で判断」することで一致率を高めているわけだが。

精神医学診断も、身体医学と同じ方法で、つまり客体的な物的証拠にもとづく固い「確定性」をもちたいというのが正統精神医学の積年の願いである。身体医学的な検査法、すなわち物質的な所見にもとづいた精神障害の客観診断がなんとか可能とならないだろうか。そのような物的所見は「生物学的マーカー」と呼ばれる。

しかし、脳波計で発作波をとらえて「てんかん」の固い診断が可能になった（1930～40年代）のを最後に多大な研究努力にもかかわらず、なんらかの生物学的マーカーによって確実に診断できるようになった精神障害は出てこないままである。

なぜ、出てこないのだろうか。脳科学の進展が脳の物質的・生物学的な動態と精神現象との相関性（対応関係）をずいぶん明らかにしてきたことを思えば、これはむしろふしぎなほどである。以下の理由が考えられる。
　（1）あることとあることとが相関性（対応関係）をもつことと原因-結果の因果関係をもつこととは同じでないこと。
　（2）脳科学が明らかにした物的所見はほとんどが非特異的なもので、特定の精神障害を確定的に指し示す指標（マーカー）にはならないこと。
　（3）症状の組み合わせでカテゴライズされた個々の「精神障害disorder」が、病因・病巣・病理でカテゴライズされた個々の身体疾患（disease）と同じ意味で「ひとつの種類のもの（疾患単位）」かどうか保証されないこと、したがってその「精神障害」と直結した共通の身体的・物質的な所見、つまり生物学的マーカーが存在する保証もないこと。
　（4）人間の精神現象はその個人の脳内部で完結的に生起するのではなく、その外にひろがる社会的・共同的な関係のなかで生起する現象のため、精神現象一般もその失調も、個人の脳内の物質的・生物的な動態に対応づけるだけではとらえられないこと。

診断にぴったりあてはまらない

（2）**診断とは既製の「引き出し」に入れることだから、からだにあった既製服がいつも見つかるとはかぎらないのと同じく、「帯に短かし襷に長し」でどれにもぴったり収まらないケースがかならず出てくる。**

　操作的診断を用いても、やはり診断者によって診断が一致しないことが現実には少なくない理由のひとつである。
　これを防ぐには、できるかぎり大きな引き出しをつくって何でも入るようにするか、できるかぎり引き出しの数を増やしてどれかに入るようにするかしかない。しかし、大きすぎる引き出しは大きすぎる服と同じで役にたたない。多すぎる引き出しは分類整理という本来の目的から外れてしまう。たいせつなのは何のための引き出しかを考えることだろう。

診断はできなくても援助はできる

（3）**ある子どもの行動のあり方にぴったりの引き出しが見つからない、つまり「診断がつかない」ことと、その子どもが理解できないとか援助の手立てが見つからないこととは同じではない。**

　引き出しは見つからなくても理解や援助はできる。逆に引き出しに収めるだけでは理解や援助にはならない。なぜなら、引き出しはその子から離

れた外にあるものであり、理解や援助はその子そのものに向かってなされるものだからである。このちがいを深くわきまえておく必要がある。

> 世間を騒がせた連続幼女殺人事件被告の精神鑑定（診断）が鑑定人ごとに分かれて一致せず、精神医学診断の信頼性に疑問を投げかけたことがあった。いずれも精神医学界の指導的立場にある専門家たちの鑑定だった。
> 被告の行動はきわめて特異で特殊なもので、それが収まる診断分類の引き出しなどももともとなかった。それでも既存の引き出しのどれかに収めるとなれば、あえて帯とするか襷とするかで不一致が起きたのである。精神医学診断とは、ある行動群をどんな類型にカテゴライズするかという「判断」（解釈）のため、ほとんど例をみない特殊で特異な行動に対しては既存の類型がなく、判断が分かれてふしぎはない。
> たしかに医者は人びとからたえず「診断」を求められる者である。それに応えられるところに専門性や権威のよって来たる所がある、という面がある。とはいえ、ときには「診断」はつかない（引き出しはない）と言い切るのも専門性のうちといえまいか。

診断には意味がある

（4）引き出しに入れなくても理解や援助は可能。とはいえ引き出しが無用というわけではない。何のための診断かが、たいせつである。

診断がどんなとき、何のために必要になるかをあげてみよう。

(a) ICDの国際分類がまさにそのためにつくられたごとく、統計的な調査・研究をするときには、標準化された基準にもとづいた一致率の高い分類がないと統計がとれない。
(b) 研究一般を考えたとき、同じ「自閉症」の名称を用いながら研究者ごとに異なる定義や基準でそれを選んで研究対象にしていたら研究世界はさながら「バベルの塔」になりかねない。学術研究には、やはり、標準化された診断（名称）の共有が必要になる。

> 直接に診療をする臨床医の間では定義や基準にちがいがあっても「バベルの塔」にはならない。目の前にその患者本人がいるからである。医者同士の紹介状（診療情報提供書）では診断名は重きをなさない。それよりも、これまでの経緯や治療内容がたいせつな情報になる。

(c) 医療はさまざまな行政制度に乗っている。そして行政はかならず診断を求める。保険診療制度も医療福祉制度・障害福祉制度もその「ひと」に対するサービスではなく、その「病気（障害）」に対するサービスのかたちで制度化されているためだろう。病名（障害名）の提示、すなわち診断が必須要件となる。サービスが与えられるか否かは病名（障害名）しだいの場合も少なくない。民間のシステム（医療保険、休職・休学、休業補償など）もこれに準じている。教育でも診断名がないと「特別支援教育」を受けられないのが日本の現行制度である。

　　　保険診療制度では「保険病名」と呼び慣わされている独自の診断名のリストがつくられていて、その診断名ごとに保険適用が可能な薬や治療法が定められている。

(d) 人間には「名前」を得てはじめて落ち着けるところがある。私たちは世界を意味（概念）によってとらえる認識的な体験のしかたを身につけ、いわば「言葉の世界」を生きている。言語発達のところで詳述するが、ものごとには「名前」があるという気づきから言語が、ひいては認識がはじまる（第8章-11参照）。そのため、何ごとにつけ「名前」が与えられてはじめて「わかった」という安心が得られる。それが私たちの世界の知り方の構造なのである。

　だれかが理解しがたい事件を起こしたとしよう。精神医学者や心理学者がメディアに登場してそれに「○○」と名前（診断）をつける。するとそれでみんなが安心する現象がみられる。そしてしばしば「○○」という名前がひとり歩きをはじめる。

　ただし、これは他人事の場合で、自分が何か具合が悪くて診察を受け「○○」と診断名を告げられたときには、すぐ安心に結びつくかどうかは、これほど単純ではない。

　上記の（a）と（b）はそれによって調査・研究が進めば、やがて益となって戻ってくるとはいえても、いま目の前のその人にとっては直接のかかわりはないことである。調査機関や研究者のニーズに過ぎない。

（c）はそれによってサービスのいかんが決まるわけだから、患者にとって直接の切実さをもっている。しかし、本質は医療と行政との間の問題で制度しだいともいえる。あくまで現制度下では、の話である。
　（d）の「これほど単純ではない」と述べたところに治療や援助における、つまり個々の患者との直接のかかわりにおける「診断」の意味という臨床問題が浮かび上がってくる。それを次に考えてみたい。

>　操作的診断は項目の機械的なチェックだけでできるので、それによる自己診断がたやすい。実際、自己診断したり、自分ばかりでなく身近な人を診断してみたりという方が増えている。その際、次の点に留意してほしい。
>　操作的診断は加点法だけでなされる。あてはまると思う項目を数え上げて一定数を超えれば、その障害と診断するしくみである。この障害ではこういう行動はふつうみられないとか、これがあればこの障害の可能性は薄いという逆のチェック項目も用意して減点法を加味するしくみになっていない。これは大きな不備。そのうえ、操作的診断のチェック項目の一つひとつはほとんどが非特異的なものである。だから、「〇〇障害」なのでは？と疑いながら加点法でチェックをすれば、きっと当てはまるようにみえてくる。
>　これらのために操作的診断は、どうしても過剰診断（本当はそうでないものまでそうと診断してしまう誤診）を引き起こしやすい。

6　「診断」のもつ意味

「納得と安心」の力がある

　言葉の世界を生きている私たちにとって「名前」がもつ力は大きい。名前を知ることがそれを知ることの第一歩で、名前が与えられることによってそれをまわりと分かちあうことができるようになる。だから名づけには納得や安心をもたらす力ある。診断とはその納得と安心のための「医学的名づけ」にほかならず、それを求めて診察室のドアをたたく子どもや家族は少なくない。それに応えることは、だいじなことである。

>　言葉を覚えはじめの幼児が日々どれほど熱心にものの「名前」を知ろうとするかを観察すれば、これはよくわかると思う。まわりのものすべてがそれぞれ名前をもって分節化されること（意味化されること）で、体験世界が秩序づけられた安定したものとなっていくのである。

いったいなぜこんなに気力がでないのだろう……？　なぜじっと座っていられないのだろう……？　一日中でも手を洗い続けずにいられないとはどうしたことだろう……？
　こうした当惑や不安に本人やまわりがぶつかったとき、「うつ病」「ADHD」「強迫症」などの名前が与えられることは、それがその人ひとりだけの出来事ではなく、なんらかの一般性をもった現象であること、別の言い方をすれば「既知の現象だ」と知ることを意味する。これがいかにたいせつかは、逆にどの医者へ行ってもいっこうに診断名がつかない状況を思い浮かべれば、たやすくわかるだろう。「既知」とは、社会がすでにそれについての経験をなんらかのかたちで共有していることを意味し、これは安心につながるはずである（もちろん、否定や偏見に満ちたかたちで共有されていたりすれば話は別になるけれども）。
　医者の告げる「これは○○ですね」という診断は、「自分はこれについて（知識的・経験的に）知っていますよ」という患者へのメッセージを意味する。そこがだいじ。自分の知っていることを生かして、お役にたてるよう努めましょう、と請けあうことなのである。診断すること（名づけること）をおろそかにできないのは、この意味があるからである。しばしば、そこから治療がスタートする。

しかし治療の入場券に過ぎない
　とはいえ、単純ではないのは、当事者である子どもやそのまわりの者に必要なのは、ただ名前を知るだけではなく、いまその子に起きている体験をどう理解し、具体的にどう援助すればよいかを知ることだからである。
　診断名とは、その子の外につくられた「引き出し」のラベルで、その引き出しを開ければ、ほかならぬその子個人への「理解」や「援助」が詰まっているわけではない。たくさんある引き出しのどれかに過不足なくぴったり収まるともかぎらない。
　それに加え、「操作的診断」は、近代医学の一般的な診断とはちがって、病因や病理は考慮しない症状分類だけの診断のため、治療に直結できない

弱点をもっている。

> 操作的診断を編みだした研究者はこの弱点を自覚していた。そこでDSM-Ⅲでは、精神障害（Ⅰ軸）に加え、精神遅滞（知的障害）と人格障害（Ⅱ軸）、身体的状況（Ⅲ軸）、環境状況（Ⅳ軸）、全体的な適応状況（Ⅴ軸）を判定して総合判断する「多軸診断」によって臨床性を与えようとした。しかし、それらは並列されるにとどまり、問題の立体的把握、構造的理解にはつながらなかった。

「名前」はおろそかにできないけれども、診断名は診療へのいわば入場券に過ぎない。いったん入場すればチケットはただの紙片になるのに似て、いよいよ診療がはじまれば、診断名よりも、その子その子に即した理解や援助こそが本人やまわりにとって必要なものとなる。そこでは名前ではなく、その子がどういう子なのか、どんな状況におかれているのか、まわりの心配はどこにあるのか、だからどうすればよいのか、等々の個別的かつ具体的な判断が求められる。また、この判断は治療が進むにつれ（あるいはうまく進まぬにつれ）、変化や修正がなされていかねばならない。

　このような把握が、広い意味での診断である。分類という意味での「診断 diagnosis」ではなく、理解という意味での「診断 formulation」で、これを本人や家族、その子とかかわる人たちと分かちあっていくことが診療なのである。そして、できればその分かちあい自体が、治療性をはらんでいる「診断 formulation」であることが望ましい。

> 日本の児童精神医学の草分けだった牧田清志［1915-1988］が晩年に主張したのが、この「フォーミュレーション formulation」だった（それでわたしはこの言葉を知った）。児童精神科医の仕事は、その子がどんな病気かを診断(diagnosis)することではなく、その子がどんな子どもか、その生い立ち、おかれてきた環境、いまぶつかっている状況、その子や家族が何を求めているのか等をふくめた全体をとらえたうえで、その子への理解と治療の枠組みを組み立てること（formulation）で、診断（diagnosis）はその枠組みの一部分をなすものに過ぎない、と。腑に落ちる主張だった。

第4章
「精神発達」を どうとらえるか

　精神発達についての理論はたくさんある。代表的な発達論はあとで紹介するけれども、たくさんあることが証しているように、発達論には「決定版」がない。なぜ決定版がないのだろうか。

　〈からだ〉のしくみも発達していくものである。しかし、身体発達の場合、いくつもの発達理論が並びたつことはない。DNAによって先天的に組み込まれた設計図どおりに〈からだ〉の構造や機能が、しかるべき物質条件（栄養や物理化学的な刺激）に支えられて成熟していく歩みが身体発達の基本的なプロセスで、その歩みはおおむね一定普遍のコースとして描き出せるからである。もっとも、DNAの設計図ですべてが決まるとはかぎらず、環境要因によって設計図のほうが後天的に改訂されていく可能性を示す研究も出てきている。

1　なぜ決定版がないのか

社会のあり方で変わる

　私たちの〈こころ〉のしくみは、個人（脳）の内側だけで成り立っているものではなく、その外の世界に社会的・共同的なひろがりとつながりをもってはじめて成り立っている。したがって、そのようなしくみができあがっていく発達のプロセスは、脳の神経組織がDNAのプログラムどおりに成熟を果たしていくだけの過程ではない。〈こころ〉がはらむ共同性・社会性を、子どもが外から（社会的に）学習していく過程という面を深く備えている。

　このため、その社会における文化のあり方しだいで、精神発達のあり方は多様なヴァリエーションをもつと考えられる。時代や文化を超えて万古

不易の精神発達はありえない。したがって、時代や文化の差を超えて普遍的な発達論、つまり発達論の決定版もありえないと考えられる。

> たとえば、現代の発達論では重要な発達段階とされる「思春期（青年期）」という時期は昔はなかった。生殖能力が獲得されれば、すでに「成人（おとな）」だった。しかし、近代に入り、社会が複雑高度化するにつれ、生殖能力を得て生物学的には成人になっても、社会人としての自立生活はまだむずかしく、なおも親の保護下におかれるようになってきた。こうして生じたのが「思春期（青年期）」で、近代社会以降にはじめて生じた発達段階なのである（詳細は第16章-2）。

　だから、子どもは本来（正しくは）こう育つという精神発達、いわゆる「正常発達」なるものがこの世に存在するわけでない。ふつう正常発達と呼ばれるものは、その時代と社会のなかで、そこでもっとも一般的な養育形態を通して育った子どもたちをたくさん集めて平均をとれば、どんな発達のパターン（定型）が取り出せるかというものに過ぎない。つまり、精神発達そのものに普遍的な決定版は存在しないのである。

> 近年、「正常発達」に代えて「定型発達」という言葉が選ばれるようになったのはこの理由によっている。この本でも、以下はこちらを使っていこうと思う。「正常発達」がない以上「異常発達」もないわけで、「発達障害 developmental disorder」とは発達の「異常 abnormal」ではない。このことはあとでくわしく考えよう。

すべてはカバーできない

　これに加え、〈こころ〉のはたらきという複雑多岐にわたる現象をくまなく網羅して精神発達を一望しつくすことは不可能である。したがって、いかに精緻な発達論といえどもすべてをカバーした決定版ではありえない。そのため発達論には、発達のどんな領域に着目し、どんな切り口からそれをたどっていくかの「方法論」という性格がかならずはらまれている。

　決定版がないとは、もちろん、だからあてにならぬということではない。精神発達および精神発達論のこのような本質をわきまえさえすれば、実地にとても役だつし、必要なものになる。

　ここでは、まず、枝葉を払って「精神発達」いうもののごく基本的な構

造を考えるところからはじめてみたい。

2 認識の発達、関係の発達

「知ること」と「かかわること」

　胎児期から考えてみよう。子宮内の赤ちゃんは、私たちが生きているこの人間世界をまだ何ひとつ知らず、何ひとつかかわりをもたず、40週を過ごしている（厳密にいえば「何ひとつ」ではないけれども、私たちおとなのレベルからいえばほとんどゼロ）。その赤ちゃんが出産によって、いきなり、これまで知ることもかかわることもなかった未知の世界に産み落とされ、そこから人生がはじまる。たいへんといえばたいへんなことではあるまいか。

> まったくゼロではないのは、たとえば赤ちゃんは胎内で母親の話し声を聞き覚えて、ほかの音声やほかの人の話し声とは聞き分けられるようになって生まれてくる。

　知らないままの世界は生きられない。生きていく以上、その世界がどんな世界かを知らねばならない。生まれた赤ちゃんがまず取り組むのは、未知なまわりの世界を自分の力で探索して知っていく、とらえていくことである。つまり、世界を認識していくという大仕事が赤ちゃんを待っている。

　しかし、ただ知るだけでは生きていかれない。その世界にはたらきかけ、世界とかかわっていかねばならない。世界のほうもはたらきかけてくる。生まれた赤ちゃんがもうひとつ取り組むのは、未知なまわりの世界に自分の力で接近し、かかわりを結んでいくことである。つまり、世界と相互的な関係を育んでいくという大仕事も待っている。

（A）まわりの世界をより深く、より広く知っていくこと（認識の発達）。
（B）まわりの世界とより深く、より広くかかわっていくこと（関係の発達）。

　産声をあげた瞬間から、このふたつの仕事がはじまり、その歩みを「精神発達」と呼ぶと考えればわかりやすい。精神発達とは、（A）と（B）の

ふたつの軸からなっている。ここまでは、時代や文化を超えて普遍的な精神発達の「基本構造」と考えることができる。

人間世界の固有性──観念の世界を生きる

　この基本構造は時代と文化を超えて普遍的なばかりでなく、人間にかぎらず、すべての動物においても普遍的だろう。仔虫や仔鳥も、生まれてはじめて出会った世界を虫や鳥の知り方で知っていき、虫や鳥のかかわり方でかかわりをもちつつ、成虫・成鳥へと育っていくにちがいない。クラゲでもミミズでも本質は同じだろう。

　ただ、ここで人間とほかの動物とを分かつのは、その「世界」のあり方のちがいである。アメーバやクラゲや虫や鳥にとって、まわりの世界とはモノによって成り立っている天然自然の物質世界である。その自然世界と物質的にかかわりながら生きるのが、動物たちの生存の基本的なスタイルだろう。

　もちろん人間とて、一個の生物であるかぎり、物質的な環境に取り囲まれ、その世界と物質的なかかわりを営むことで生命を維持している。

　しかし、人間生活にとっての本質的な「世界」は、そこではない。私たち人間にとって「世界」とは、たんなる物質的な自然世界ではなく、人間自身が長い歴史を重ねてつくり上げてきた「人間世界」、すなわち社会的・文化的な共同世界である。人間はこのような共同世界をいわば「第二の自然」として生きている。この世界は「物質」によって成り立っているのではなく、「観念」によって、すなわち意味（概念）や約束（規範）によって成り立っている。これが生まれ落ちた子どもが、知っていき、かかわっていかねばならない人間固有の世界なのである。

　ここから人間独自の精神発達の構造が生まれてくる。

　　台所のネズミは、そこにある壁や戸棚や流しのかたちや位置をモノとして知覚的にとらえるというしかたでその世界を知っている。壁に穴をあけ、戸棚にチーズを見つけてかじり、足音が聞こえれば穴に逃げ込むというしかたでその世界とかかわっている。これらはどこまでもモノを通した物質的なとらえとかかわりである。生まれ落ちた仔ネズミが知り、かか

わっていかねばならないのは、こうした世界である。
　台所の人間は、そこが「台所」と呼ばれる調理のための場であり、「壁」は隣との仕切り、「戸棚」はものをしまう家具、「流し」は水を扱うためにつくられた台というふうに世界を知り、そこで料理をつくり、決められた食事時になったらダイニングに料理を運んで家族一緒に食べるというふうにその世界とかかわっている。これはみな人間自身がつくり上げた「意味」と「約束」（決めごと）によってとらえられた世界である。同じ台所にいても、ネズミと人間とは異なる「世界」にいる。人間の赤ちゃんがこれから知っていき、かかわっていかねばならないのは、こちらの世界である。

　そこで、精神発達とは次のふたつからなると考えられる。
（A）　認識の発達
　世界をただモノとして物質的に知覚してとらえ分けていくのではなく、まわりの人たちが歴史的・社会的・文化的につくり上げて共有している「意味」や「約束」からなる観念の世界としてとらえ分けていくことの発達。
（B）　関係の発達
　ただモノとしてある環境世界に物質的にかかわることではなく、まわりの人たちと対人関係的・社会的にかかわっていくことの発達。

3　「認識」と「認知」の区別

ネズミは「認知」するが「認識」しない
　ここで用語（概念）の問題だが、「知るという〈こころ〉のはたらき」を英語では cognition という。これは「認知」と訳されたり「認識」と訳されたりしている。両者にはニュアンスのちがいがあって、どちらかといえば認知は科学っぽく、認識は哲学っぽい用語とされるが、ほとんど同義に用いられている。しかし、この本では「認知 cognition」と「認識 recognition」とをはっきりと区別して、厳密に使い分けたい。

　　台所のテーブル上に、ある色とかたちと匂いをしたモノがあって、それはその隣の別の色とかたちと匂いをしたモノとは感覚的にちがっている（★3）。私たち人間はその感覚的

な差異をはっきりとらえ分けている。そこにネズミもいたとしよう。ネズミも私たち同様、両者をちゃんと感覚し分けていることは、一方は熱心にかじろうとし、他方は見向きもしないところから観察的にわかる。

　このように感覚器を通して知覚的にものごとをとらえ分けるという知り方にかぎってここでは「認知cognition」と呼ぶ。私もネズミもテーブル上のモノを「認知」している。
　しかし、それに加え、私たちはネズミとはちがって両者を知覚的にとらえ分けるだけでなく、左の黄色いかたまりは「チーズ」という食品、隣の白い円筒状のものは「コーヒーカップ」という食器だととらえ分けている。このように意味を通して概念的にものごとをとらえ分けるという知り方（識り方）を——こちらも往々にして「認知cognition」と呼ばれてないまぜにされているが——この本では「認識recognition」と呼んではっきり区別したい。両者を明確に区別しながら考えていかないと、人間のこころのはたらきへの理解を誤ったり混乱を招くおそれが大きい。

4　精神発達の基本構造

認識は関係に支えられる
　ネズミが世界を知るとは「認知的」に知ることだけれども、人間が世界

★3　ネズミとチーズとコーヒーカップ

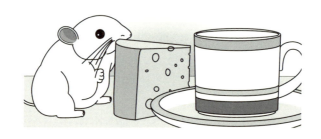

を知るとは「認識的」に識ることである。だから、この本では「認知の発達」ではなく「認識の発達」という用語を選んでいる。「理解の発達」「知的な発達」と呼んでもよいだろう。一般に「知能」と呼ばれているものは、おおむね、この「認識」の獲得能力（ポテンシャリティ）ないし獲得水準（アチーブメント）と考えてよい。

　同じく「関係の発達」も、人間にとっての世界は何よりまず人間同士の社会的（共同的）な関係の世界だという意味で「社会性（共同性）の発達」と呼ぶこともできる。

　このため、認識の発達は、関係の発達に支えられて進む構造をもつことになる。認識とは、世界を感覚器官が知覚したままにナマでとらえるのではなく、社会的・文化的な「意味」や「約束」によってとらえ直すことだからである。そのような社会的（共同的）・文化的なとらえ方を単独で身につけるのは不可能で、すでにそのようなとらえ方を共有しているおとなたちとの密接なかかわりを通した学習によってはじめて可能になる。

関係は認識に支えられる
　その一方、関係の発達は、認識の発達に支えられている。なぜなら、人間のかかわらねばならない世界は複雑な社会的関係の世界だからである。そこにかかわる力をしっかり伸ばしていくには、人間の社会的な行動の意味や約束をとらえる力、すなわち認識の力がそれ相応に必要となる。人がかくかくの行動をするときには背後にはしかじかの意味が込められている、他人に対してこうふるまうのは許され、ああふるまうのは許されない、といったさまざまな意味や約束の理解によって、社会性は支えられている。

　精神発達は、「認識の発達」と「関係の発達」とのふたつの軸からなるけれど、このふたつの軸は独立ではなく、互いに支えあっている。精神発達は両者のベクトルとして進む。すなわち、認識の発達が関係の発達をうながし、関係の発達が認識の発達をうながし……というようにして精神発達全体を押し進めていくのである。それを★4に示す。

ピアジェはY軸、フロイトはX軸

シンプルな図だが、頭に入れておいてほしい。

代表的な発達障害が「知的障害（精神遅滞）のグループ」と「自閉症スペクトラムのグループ」とに大きく分かれるのはなぜか。発達理論はたくさんあるとはいえ、基本的にはピアジェの発達論とフロイトの発達論というふたつの古典に代表させることができるのはなぜか。

いずれも答えはこの図にある。発達障害についてはのちに述べ、ここでは発達理論について考えよう。

ピアジェの発達論は★4の図でいえばY軸にそって発達を描いた発達論で、基本的に認識（理解）の発達の歩みをたどったもの。フロイトのそれはX軸にそって発達を描いた発達論で、基本的に関係（社会性）の発達の歩みをたどったもの。ふたつの軸からなるという精神発達の本質構造が、必然的にこのふたつの対照的な発達論を生み出したのである。

いずれも優れた古典で、どんなものか次にみてみよう。

★4　精神発達のふたつの軸

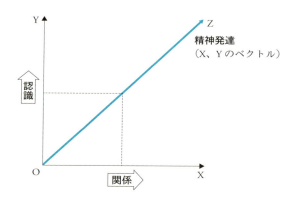

第5章

ピアジェの発達論

　ピアジェ Piaget,J［1896-1980］は、10歳で博物館雑誌に白スズメの観察論文を寄稿し、15歳で軟体動物の研究論文をおおやけにして、その内容が専門家の間で注目されたほどの早熟の才を示し、若き動物学者としてスタートする。しかし、動物学を修めたのち二十代には発達心理学へと関心を移していく。

　ピアジェの関心は何よりも人間の「知性」に向けられた。動物にはない高度な知性を人間だけがもっている。なぜだろうか。人間という動物には、なぜ、いかにして知性というものが生まれ育つのだろうか。

　そんなわけで、精神発達をまわりの世界をどうとらえるかという認識発達と、まわりの世界とどうかかわるかという関係発達とのふたつの軸でみたとき、ピアジェの仕事は認識の発達という軸、すなわち「知的な発達」の側面に絞り込んで発達のプロセスを追ったものになっている。

1　同化と調節

外部環境を取り入れ、それにあわせて自分が変わる

　精神発達とは、〈こころ〉のしくみやはたらきが何かに向かって変化していく（進んでいく）現象だから、何かそれをうながす力がはたらいているにちがいない。どんな力が知性の発達を推し進めさせる原動力なのか。

　ピアジェは動物学者だったから、生物が環境のなかでどう成長するかを観察してきた。

　生物は環境をみずからのうちに取り入れて生きている。たとえば環境か

ら栄養を取り込み、それによって自分自身の身体を育み、生存活動を維持している。これを「同化assimilation」と呼ぶ。しかし、ただ取り込むだけではない。その環境からよりうまく取り込みができ、より安定した生存が可能な方向へと、環境にあわせて自身の身体や活動のあり方を変えていく。これを「調節accomodation」と呼ぶ。

　樹木は環境から水や光や二酸化炭素を取り入れて成長するが（同化）、そのとき光を受けやすい方向に枝を伸ばし、水を得やすい方向に根を伸ばしていく（調節）。仔ライオンはシマウマの肉を食べて育つが（同化）、成長とともにサバンナでシマウマを追いかけるに有利な身体構造と運動能力をととのえていく（調節）。

発達の原動力としての「均衡化」
　このように生物は同化と調節とを車の両輪として、環境によりよく適応していく。これが発達のプロセスである。そのためには、環境のあり方と自身のあり方との間に調和的・安定的なバランスをたえず保たせようとする力がはたらき続けねばならない。この力をピアジェは「均衡化equilibration」と呼んだ。

　同化と調節を推し進めるのは、この「均衡化」の力にほかならない。環境のなかでより安定した生存へ向かわせる同化−調節のはたらき、すなわち均衡化が、生物を発達（成長）させる原動力だとピアジェは考えた。

　樹木でもミミズでもライオンでも、生物はすべてこの発達構造をもっている。ただし、それぞれの種ごとに与えられた条件があり、その条件に規定されたうえで同化と調節がなされる。だからミミズがアフリカのサバンナという環境におかれても、そこに適応すべく同化と調節によってやがてライオンの身体構造や運動能力を備えていく、などという均衡化は起きない。

2　知性の発達

知性を中心におく近代的人間観

　知性の発達も、この同化と調節、すなわち均衡化のしくみによって推し進められるとピアジェは考えた。「知性」も樹木やミミズやライオンと同じく生物なのか？　という意地悪な疑問が出されるかもしれない。

　知性とは、人間という生物の生存を支えるうえで根本的なはたらきを担っており、人間にとって知性の活動こそが生存活動だと考えれば、そこに同じ構造を想定してもさしつかえない。人間とは、そういう条件を与えられた生物だとしよう。これがピアジェの考えだったと思われる。

　人間存在の本源、あるいは精神の本源を「知性」（理性）におき、合理性・論理性こそが〈精神〉に本質的なものだとする考えを主知主義と呼ぶ。ピアジェはこの意味での主知主義に徹している。人間をあくまで理性的（合理的）存在とみなす近代的人間観を貫けばこのような主知主義にいたる。それがピアジェの人間観だった。当然ながら、ピアジェの仕事は、精神医学においては正統精神医学の流れのなかに受け容れられていく。

　そんなわけで、ピアジェの精神発達論は、知性のはたらきがより高い論理性（＝合理性）を備えたものへとステップアップする道筋として描かれることになる。

3　シェマ

哺乳びんを見て喜ぶ乳児には何が起こっているか

　人間の知性は、外界（環境）から与えられた体験を取り入れて、それによって外界や体験への自分なりの「とらえ」をつくる。つまり「同化」である。そうしてつくられたとらえをピアジェは「シェマ schéma」と名づけた。シェマとは「図式」とか「構図」といった意味合いの言葉である。わかりにくい抽象概念だが、ものごとがあるつながりをもって構成されて頭のなかに描かれた感覚イメージを指しているのだろう。

たとえば、乳児を考えてみよう。哺乳びんが目の前にあらわれるとミルクが飲める。乳児はこのように「言葉（概念）」でそうとらえるわけではないけれど、日々哺乳が繰り返されるうち、やがて哺乳びんを目にしただけでうれしそうに声をあげるようになる。なんらかの「とらえ」が生まれたためと考えられる。

　つまり、そこには非言語的（非概念的）なものながら、ひとつの図式的なとらえ、すなわち「シェマ」が獲得されたと見なすことができる。哺乳びんの視覚、吸引という運動、ミルクの味覚、嚥下という運動、満腹という身体感覚という一連の感覚と運動がひとまとまりのセットとなって頭のなかで感覚的な図式となったものがシェマである。

　そのうち、お母さんがガラガラをもたせてくれたとしよう。乳児はこれまでのシェマどおりガラガラを口に運んで吸う。ところがおいしいミルクの味はしない。その体験によって、乳児はあらたなシェマをつくり直すことになる。ガラガラからはミルクは味わえない、哺乳びんとガラガラはちがう、というように。言葉で概念的にとらえるわけではないが、強いて言葉に翻訳すればそんなふうなシェマだろう。このようなシェマのつくり直しが、つまり「調節」である。

能動的・主体的な世界のとらえ
　こうした経験の積み重ねのなかで同化−調節を繰り返しながら、より複雑でより高度なとらえ、すなわち、より複雑高度な「シェマ」をつくり上げて環境により合理的に適応していくことこそ知性のはたらきで、同時にそれが知性の発達であるというのが、ピアジェの精神発達の原理である。

　人間の外界のとらえは、外界を生理的に感覚知覚したままに受動的にキャッチするのではなく、それをなんらかのかたちに能動的に構成づけて主体的にとらえ直すはたらきである。ピアジェの「シェマ」という概念は、ここをうまくつかんでいる。シェマとは、そのように能動的・主体的に構成されたとらえの図式のことである。

　ピアジェの優れた点は、このように認識に向かう人間の知性のはたらき

が能動的・主体的な性質をもつこと、ひいてはその能動性が乳児期から早くも発揮されている事実をしっかりとつかんだところにある。子どもは能動的・主体的に世界をとらえながら精神発達の道を歩む。

しかし関係がみえていない

と同時に、そこにピアジェの弱点もひそんでいる。能動性に力点をおくあまり、あたかも子どもがすべて独力で発達の道を歩んでいくかのような発達論になったところである。関係の発達が認識の発達をうながし支えているという視点に欠けていた。もちろん、ピアジェも発達をもたらすものとして「成熟」や「経験」に加えて、「社会的伝達」をあげてはいるけれども、掘り下げは浅い。

客観的な観察・実験から発達をとらえるピアジェの手法は、子どもがおとなとの密接な交流を通して認識を獲得していく過程をとらえるには不向きだったかもしれない。一人ひとりがそれぞれ個別的・能動的につくり上げるシェマが、つまり個々人の主観的な体験世界がなぜお互いに通じ合い、共有可能なものになっていくかという問題、むずかしくいえば「間主観性」という問題は、ピアジェの発達論からはうまく解けない。

> ピアジェの研究は3人のわが子を家庭で観察した知見にもっぱら依拠し、実験室的な厳密に統制された方法をとっていない。そこが「科学的でない」という批判も当初あった。が、これは精神発達の何たるかを知らない批判で、『知能の誕生』を読むと記述の背後に熱心にわが子にかかわるパパ・ピアジェの姿が浮かんでくる（こんなに子どもの相手をしてくれるパパが当時どれだけいただろうか）。子どもは実験室のなかで発達するのではない。家庭のなかで育つ。ここがピアジェの発達研究の優れたところだろう。ただ、かかわっている自分の側の観察的記述と、その果たす意味や役割の分析が抜けたところが弱点となった。
>
> 現代の研究者は、現代の子どもたちを対象にピアジェの研究をより高度な方法で追試したうえで、「ピアジェは乳幼児の能力や発達の足どりを実際より低くとらえていたのではないか」という結論にいたっている。研究精度が上がってより正確な事実がわかってきたことを意味しようが、同時に、身体発達に「加速現象」（社会の文明化・高度化とともに身体発達がはやくなる現象）がみられるのと同様のことが、知的な発達にも起きている可能性が示唆される。精神発達とは普遍的なものではなく、社会と文化の関数だから加速現象が起きてもふしぎはない。

4　発達の4段階

　さて、ピアジェは知性の発達を大きく4つの段階に分けている。精神発達とは、これらの段階を子どもがステップアップしていく歩みである。

（1）感覚運動期 période sensori-motrice .... 0〜2歳頃
（2）前操作期 période préopératoire .... 2〜7、8歳頃
（3）具体的操作期 période des opérations concrètes .... 7、8歳〜11、12歳頃
（4）形式的操作期 période des opérations formelles .... 11、12歳頃〜

（1）感覚運動期

「認知」的なシェマがつくられる

　言語獲得以前の知性の段階。乳児期から幼児初期にほぼ相当する。

　乳児の体験世界は最初は反射や生理的な反応としてスタートするけれど、試行錯誤を繰り返しながらの探索（それをピアジェは「循環反応」と呼ぶ）を通してなされる同化と調節によって、外界や体験についてのその子なりの認知的なシェマをつくり出すようになる。これは、もはや受動的な反射や生理反応ではなく、意図や目的の萌芽をはらんだ能動活動で、主体的・能動的に世界をとらえようとするこころのはたらき、すなわち広義の「知性」とみなすことができる。

　さらに同化−調節が重ねられるにつれて、先に哺乳びんやガラガラの例で示したごとく、シェマはしだいに複雑なものへと彫琢されていく。しかし、言語（意味・概念）以前の認知レベルの体験世界なので、論理性はまだもたない。論理とは概念（言語）の操作によってはじめて成り立つものである。したがってここでの体験世界は、論理からではなく、感覚や運動などの直接的なナマの身体体験から構成された世界である。

「論理の土台」が準備される

この時期、隣室に消えたお母さんの姿がまたあらわれる、イナイイナイバアでお母さんの顔が隠れてはまた出てくるといった体験の繰り返しを通して、言葉に翻訳すれば「事物は見えなくなってもちゃんとあり続けている」というシェマができあがる。これをピアジェは「対象の永続性」と呼んだ。

このように感覚運動期を通して、さまざまにものごとを観察したり（感覚）、ものを自分の口や手足で扱ったり（運動）という日々を積み重ね、ものごとの「永続性」（普遍性）に加えて、ものごととものごとの間には「つながり」や「因果」があるらしいこと（泣けばお母さんがあらわれる、ガラガラは振れば音がする、など）を赤ちゃんはとらえていく（そういうシェマをつくっていく）。

ものごととものごととを関係としてとらえたり因果としてとらえてつなぐところから、はじめて「論理」というものが紡ぎ出される。また、永続性・普遍性への信頼がなければ、いかなる論理もむなしい。論理的に世界をとらえ、それにもとづいて世界を生きるという知性のはたらきの土台が、この感覚運動期に準備されるのである。

（2）前操作期

「認識」的な知性がはたらきはじめる

社会的な言語が習得され、意味や約束によってものごとをとらえる概念的な思考が可能となり、認識的な力、本格的な「知性」がはたらきはじめる段階。ほぼ幼児期に相当する。

ピアジェは、この時期のポイントは、あることがらを別のことがらで表わす「象徴機能」（積木を電車に見立てて遊ぶなど）があらわれるところにあるとして、これが言語獲得を推し進める大きな力となると考えた。そこを歩いている四本足でニャアと鳴く実体物を、音声（「ニャーニャ」「ネコ」）というまったく別のもので象徴するのが言語だから、と。

ただし、まだこの幼児段階での知性は、感覚運動期のなごりで認知的な感覚知覚に頼った論理以前の「直感」に引っぱられやすい。そのため、まるめた粘土塊を長く引きのばすと量が増えた、深いコップの水を広くて浅い皿に移すと量が減った、狭い間隔で並べた10個のビーズ玉のその間隔をひろげると数が増えたと思うなど、誤ったとらえをしばしばもつ。

「永続」はあっても「保存」はまだない

　対象が知覚野から消えても存在が消えるわけではないという「永続性」の理解はできても、知覚上のかたちが変わっても量は変わるわけではないという「保存conservation」の理解は、この段階では育っていない。ピアジェのおもしろさは、いろいろ工夫をこらした単純明快な実験によって、こうした子どもの知性の特質を具体的・実証的にあぶりだしてみせるところにある。

　「保存」の理解のほうがおくれるのは、「永続性」の理解にはお母さんの顔が見えなくなってもまたあらわれるという体験事実の繰り返しで足るけれども、「保存」の理解には「量とは加えたり減らしたりしないかぎり同じ」という論理の形成が必要だからである。この時期は、言葉を得て認識的な概念思考がはじまったとはいえ、論理的な概念操作をまだ十分にはこなせない。要するに「理屈で考える」ことが不十分で、感覚的な認知、つまり「見かけ」にだまされるのである。

　「保存」のような論理的理解が可能になるためには、引きのばした長い粘土もまるめれば元の小さな塊に戻る（だから量は変わっていないはず）という頭のはたらかせ方ができなければならない。この頭のはたらかせ方をピアジェは「可逆操作」と呼んで重視した。前操作期では、この可逆操作がまだできないのである。

相手の視点から見ることはできない

　またこの段階では、ものごとを相手側の視点、他者の視点に立ってとらえるという認識のしかたも育っておらず、ものごとを自分側の視点からし

かとらえられない。ものごとを自分とは別の位置から眺めている人にも、自分がいま眺めていると同じに見えると考えてしまう、など。

それを示す実験が「三つ山課題」と呼ばれるもので、★5のような三つの山からなる模型を四方から眺めさせたあと、その正面に座らせて、むこう側に座っている人にはどう見えるか、右側の人だったらどう見えるか、左側からはどうかを問い、各方向から撮った写真のなかから選ばせる実験である。すると多くの幼児は、いま自分に見えている正面からの写真を選ぶ。ここでもやはり、自分にこう見えているという知覚上の「見かけにだまされる」のである。

このように視点の移行ができず、自分の側からしかとらえられないことを、ピアジェは「自己中心性égocentrisme」（egoismにあらず）と呼んで幼児の知性の大きな特徴として重視した。自分の視点からではなく逆に相手の視点からとらえ直そうとするのも、広い意味で可逆操作といえる。まだそれがこなせない。

さらにこの段階の子どもは、石も生きているとか樹も見たり聞いたりしているとか、非合理で呪術的な思い込みをしているとして、それをピアジェは「アニミズムanimisme」と呼び、自己中心性とならんで幼児的な知性の大きな特徴に数えた。これも「自分も生きていて見たり聞いたりして

★5　三つ山課題

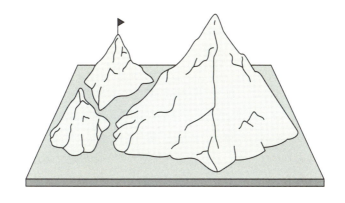

るんだから、石さんや樹さんだって」という自己中心性の一側面と理解すればよいだろう。それを「アニミズム」という概念によってことさら未開社会の原始心性と結びつけたところにピアジェの西欧近代的な主知主義をみてとれようか。

> 英国の人類学者タイラーが、原始の未開社会の人びとが動植物や自然物を霊魂あるものとして信仰したことが宗教の起源だと考え、それを「アニミズム」と名づけたのがこの用語のはじまり。アニマは「息」「霊魂」を意味するラテン語。

(3) 具体的操作期

算数ができるようになる

10個100円のアメを25個買ったらいくら払うかといった具体的・実際的なことがらについて論理的なとらえが可能になる知性の段階。ほぼ学童期に相当する。

ピアジェの発達理論には当時先端だった数学の群論や記号論理学の概念がちりばめられているため、その素養がないわたしには難解である(たとえば「群性体 groupement」などの概念)。しかし、ややこしいところはとばして簡単にいえば「算数レベル」の思考がこなせる段階ということであろう。

5個のアメから弟に2つあげれば残りは3つになるけれども（5 − 2 = 3）、弟からから2つとも返してもらえば元の5つに戻るはずだ（3 + 2 = 5）など、可逆操作が可能にならないと算数はできない。しかし、アメの数のような実生活のなかで見たり聞いたり触ったりできる具体的な体験とは切れたところで、ものごとを純粋に論理だけを追ってとらえることはまだむずかしい。

けっこう理屈を言え、自分なりに論理でものを考えられるようになるけれども、まだ自分自身の具体的・生活的な体験や欲求を離れていない論理で、そのためひとりよがりだったり、一般性へと敷衍できない、いわゆる「子どもの理屈」となってしまうところを残している段階である。

（4）形式的操作期

抽象的な概念操作ができる

具体的・生活的なことがらやイメージを離れて、まったく抽象的な概念操作による論理的な思考ができる知性の段階。ほぼ思春期以降〜成人期に相当する。

むずかしいところをとばして簡単にいえば「数学レベル」の思考がこなせるようになるということだろう。形式論理が駆使できる（つまり、理屈を理屈としてしっかりとこねられる）段階である。

算数の加減乗除は、おやつをどう分けるか、お買い物にいくらかかるかなど生活的な場面に寄り添わせて具体的なイメージを通してつかめるが、数学ではそうはいかない。連立方程式、三角関数、微積分と進むにつれ、数学は算数的な具体性から遠ざかる。そのようなきわめて抽象的な論理操作が身についたときに、知性のはたらきはしかるべき到達点にいたるとピアジェは考えた。

数学以外を例にとれば、たとえば「民主主義の思想原理に照らしたとき、米国のイラク戦争はどんな問題をはらんだか」といった抽象性の高い理念的な問題に対しても、別の言い方をすれば具体的・日常的な生活意識から遠く離れたことがらに対しても、論理的に（感情的にではなく）考えをめぐらせることが、この段階ではじめて可能になる。

一方で「地に足がついていない」

裏返せば、これは日常体験から離れた純観念的な思惟ができるようになったことを意味するため、頭でっかちになったり、地に足がついていない現実遊離した観念にとらわれたりすることも可能になる。それがいわゆる「思春期心性」を強く彩ることもある。

5　精神発達の最終段階

数学的知性としての論理

　ところで、ここまであたり前のように「論理」とか「論理的」という言葉を使ってきたけれども、ある思考がより論理的になったとか、より高度な論理操作が可能となったというとき、そこでいう「論理」とは何だろうか。ある思考を別の思考よりも、より「論理的」と判定する客観的基準ないし根拠はどこに求められるだろうか。

　精神発達を、より論理的な知性へとステップアップしていく道筋と考えるなら、当然、この問いにぶつかる。なかなかむずかしい問いである。ピアジェは、その基準や根拠を、記号論理学や数学に求めたのであろう。

　ピアジェの発達論の論述自体、子どものふるまいの観察や実験にまつわるところは具体的で筋道をたどりやすいけれども、そこから理論が組み上げられていくところはきわめて抽象的な展開となってむずかしく、正直にいってなかなか読みこなせない。そこがすらすら読みこなせる頭になったときこそ、形式的操作期の完成、知性の完成と考えればよかろうか。

論理と心理が一致する!?

　ピアジェの発達論からいけば、純粋数学のような世界が人間知性の最高度の段階となるのかもしれない。形式的操作期の最後の均衡状態に到達すれば「論理と心理とは一致してしまう」［ピアジェ 1998］と述べている。理性的・合理的な存在という近代的人間観の究極点だろう。

　ピアジェの発達論は、人間を「合理的（理性的）」な存在とみなす近代社会の人間観に立脚している。社会人（おとな）がもつべき合理的（論理的）な思考を、子どもがいかなるステップを踏んでわがものにしていくかを描いた発達理論だった。

第6章 フロイトの発達論

　フロイト Freud,S［1856-1939］は、ウィーンで育ち、中枢神経系の脳病理学的研究からスタートして脳性麻痺や失語症の研究をおこない、そこにも業績を残した医学者だった。しかし、やがて神経症の研究へと転じていく。
　ピアジェが知性の合理性・論理性の獲得過程を追ったのに対して、フロイトは人間のこころの非合理性を追った。ピアジェとは逆にフロイトは、人間の本源ないし精神の本源を非理性的なもの、非合理性に求めたからである。神経症患者とは、脳性麻痺や失語症とはちがい、脳組織にこれという病変が見出せないにもかかわらず心身にさまざまな非合理な現象を出没させる患者だった。

> 　たとえば「ヒステリー」では、身体医学的にはなんの問題もないのに運動機能や感覚機能に障害がおきたり意識の変容がおきる。「不安神経症」ではなんら不安を強いられる状況ではないのに強い不安の発作にみまわれる。「強迫神経症」ではその無意味さや非合理さを本人も自覚しながら特定の観念や行動に極端にこだわらずにいられない。「恐怖症」では特定のことがらに対して合理を超えた過度の恐怖を抱いてしまう、など。

　神経症の成り立ちとその患者の生い立ちとにはなんらかのつながりがあるのではないかという問題意識から、フロイトは精神発達に関心を向けた。そこにおいては、人とのかかわり、関係の発達がフロイトの関心の中心となり、それを軸にした発達論が生み出されたのである。
　ところで、19世紀に人びとの関心を集めたものに性倒錯があった。生殖という性本来の目的から考えるかぎり、それに結びつかない非合理としかいえない〈性〉のあり方をもつ人間が少なからずいる。しかも、そのこと以外は、ごくふつうの人間である。これをどう考えたらよいか。人間と

は合理的な存在だとする近代的人間観にとって大問題であった。フロイトはそこから発達論を出発させている。

> ドイツの精神医学者クラフト=エビング Krafft-Ebing,RF［1840-1902］が『性的精神病質 Psychopathia sexualis』［1886］で詳細な分類記述をしたのが性倒錯の学術研究のはじまり。同性愛や小児愛、フェティシズムのような「性対象」の倒錯、サディズムやマゾヒズムのような「性目標」の倒錯とに分けた。著書のタイトルに窺えるように、彼は性倒錯を一種のパーソナリティ（個性）のかたよりととらえた。

1　小児性愛

愛撫的かかわりへの欲求

　フロイトは性倒錯を「かたより」や「病理性」とはとらえず、人間の〈性〉のあり方は本来そこからスタートするのだと考えた。つまり、人間の性愛はあらかじめ一義的に生殖行動に結びついているわけではない、と。定型発達としてはその方向へ向かって開花していくけれども、はじめからそうあるのではなく、またきっとそうなるともかぎらない。人間の性愛は、最初、乳幼児が養育者との愛撫的なかかわりを求める心身未分化な深い欲求としてはじまる。

　この深い欲求をフロイトは「小児性愛 infantile Sexualität」と名づけて、彼の発達論の鍵概念とした。この言葉は「小児性欲」とも訳されるけれど、しばしば誤解されるように成人が一般にもつ「性欲」（生殖行為への衝迫、俗にいう色欲）を乳幼児がすでに抱いているという意味ではまったくない。そのような色欲性をはらまぬ性愛で、フロイトはこれを古代ギリシアの哲学者プラトンのいう「エロス」に近いものだと述べている（いわゆるプラトニック・ラブ）。

双方向性・一体性が鍵

　なぜ「小児性愛」と名づけたのか。乳幼児を育てている親（養育者）は、思わずわが子を抱きしめたり頬ずりしたりキスをしたいうながしに駆られ、実際、そうしている。育児が、子どもの安全を護り、栄養を与え、生存に

必要な技能を授ける営みとすれば、これらのかかわりは余分な（不必要な）ことにみえる。だが、これ抜きの子育てが考えられようか。

　しかも、これは親の一方的な思い入れではなく、むずかっていた乳児がそれで機嫌を直したり、生き生きとした喜びをみせたり、運動能力の発達につれて自分からそれを求めてくるなど、乳幼児の側にも愛撫的なかかわりへの強い希求がみてとれる。親が駆られるこの愛撫へのうながしは、乳幼児からの希求によって引き出される面をもち、ここには親子間の双方向的・一体的な交流性がみてとれる。

　私たちがこれと同じうながしに駆られる場合がもうひとつある。成人の性愛的な生活において、伴侶に対してやはり抱きしめたり頬ずりしたり接吻したい強いうながしに駆られる。種の保存のためならば直接的な性交だけで生物学的な目的はかなうはずで、これらも余分なかかわりといえる。しかし、これ抜きの恋愛や性愛生活は考えられない。そしてこのうながしも、ふたりのどちらからとはいえない双方向性・一体性をもっている。

　フロイトは両者が同じ力のはたらきだと気づいた。いずれも親密な愛撫的なかかわりとそれがもたらす深い安心感・充足感への強い希求で、そこにこそ人間の「性愛」の中核があると考えたのである。生殖行為（性交）への欲望が中核なのではない。この愛撫への希求は生得的・生物学的な力だから、生まれた瞬間からすでに備わっている。

　この力は乳幼児期から児童期にかけては、成人期のように生殖行為への衝迫を派生させることはなく、親密な愛撫的なかかわりへの純粋な希求として中核のみがはたらき、その希求力によって関係の発達が推し進められる。したがって生殖性の加わった成人期（性器期）の性愛と区別するため、子どものもつ性愛的な希求をフロイトは「小児性愛」と呼んだのである。

　　　なお、性倒錯のひとつとされるpedophilia（ペドフィリア、小児愛）も日本語では「小児性愛」と訳される場合があるけれども、本書で用いる「小児性愛」はすべてinfantile Sexualitätの訳語のほうである。

第6章　フロイトの発達論

性愛は、共同性へ向かう原動力

　乳幼児期の性愛は生殖（性交）へのうながしをもっていない点で、性本来の生物学的な目的からみるかぎり「倒錯」した性愛ということになる。しかし、それは心身の奥から発して特定の相手との親和的な結びつきや交流を求めてやまない力として乳幼児期から一貫してはたらき続け、やがては生殖行為へとつながるおとなの性愛へと花開いていく。この結びつきや交流を求める力こそが関係の発達（社会性の発達）をうながす原動力だというのが、フロイトの発達論のかなめである。

　性愛とは、個体の内から生じる生命的・生物的欲求に根ざした力であると同時に、個体の外に向かって他の個体との相互的・社会的な結びつきを強くうながす力でもある。そのため、一生命体として産み落とされた個体的・生物的な存在だった子どもを、共同的・社会的な存在へと歩ませる力となる。精神発達を推し進める原動力として、ピアジェが「均衡化」を考えたのに対し、フロイトは「性愛（エロス）」を考えたのである。

2　リビドー

仮想上のエネルギー

　性愛（エロス）が精神発達を推し進める原動力（エンジン）とすれば、その力を生み出すエネルギー（燃料）が必要なはずとフロイトは考えた。物理学で確立された「エネルギー」という考え方が、先端科学的なものとして多くの領域に取り入れられた時代であった。同時代のフランスの精神医学者ジャネ Janet,P［1859-1947］もエネルギー論に立って「心理的力 force psycologique」という概念を打ち出している。

　フロイトはこの仮想上のエネルギーを「リビドー libido」と名づけた。欲望を意味するラテン語である。リビドーとは、いずれは科学的に測定できるはずの生物学的な実体性を備えたエネルギーだと彼は考えていた。物質活動がエネルギーの動態として描き出せるのなら、精神活動はリビドーの動態として描き出せるのではないか。これがフロイトの構想で、このた

めフロイト理論には、個人の〈こころ〉の世界をメカニカルな物理装置のように模式する傾向が強い。

> このあたりがフロイト理論に実体論的・機械論的に過ぎる古めかしさ、骨董性を感じさせるところだろう。一般に学説とか理論は最先端を取り込んだ部分から古びやすい。

　このためか、リビドーをめぐるフロイトの理論はわかりにくいところがある。ひらたくいえば、こうだろうか。人間はそのつどそのつどいろいろな対象に思いを向けながら生きている。何に思いが向けられるか、どのくらい強く向けられるか。そこをリビドーという抽象的かつ量的なものの動きとして法則的にとらえようとフロイトは試みたのであろう。物理学がものごとをエネルギーの動き、経済学がものごとを通貨の動きとして法則化せんとするように。

思いが何に向けられるか

　私たちの思いは物質的な対象にも向けられるが、社会的存在である私たちは何より「ひと」に思いを向ける。この思いは乳幼児期には親に向かって強くはたらき、それが関係の発達をうながし、やがて（定型的には）特定の異性に対する深い成人性愛的な思いへと発展する。そしてその異性との間に子どもが生まれれば、思いは今度は生まれた子どもへ向けられて成長を育む力となる。このように思いの対象やかたちは変転するけれども、それらを貫く普遍的な原理がきっとあるのではないか。

　やかんのお湯を沸かすのも原子力発電するのも同じく「熱エネルギー」である。駄菓子を買うのも大企業を買収するのも同じく「通貨」である。このように姿かたちは変わっても事の本質と原理は変わらない。それと同様、乳幼児が親に思いを向けるのも、おとなになって恋人に思いを向けるのも、親になってわが子に思いを向けるのも、その他さまざまな人物や事物に思いを向けるのも、すべて「リビドー」の動きとして原理づけられるにちがいない。これがフロイトのリビドー仮説の底にある考えだったろう。

3　発達の5段階

　フロイトは発達を5つの段階に分け、成人のセクシャルなふれあいのチャンネルとなる身体器官に対応づけて命名した。やがて成人男女の性愛(エロス)へと発展していく小児性愛的な交流によってうながされる「関係の発達」という創見は、こうした対応づけが可能なところにひとつの根拠をおいていた。

　ただし、関係（社会性）の発達は、その社会の時代的・文化的なあり方、その社会における人と人との関係のあり方に規定される面が大きいため、フロイトの発達論の記述は現代社会の私たちにそのままは当てはまらないところがいろいろある。

（1）口唇期 orale Phase .... 0〜1歳頃
（2）肛門期 anale Phase .... 1〜3歳頃
（3）男根期 phallishe Phase .... 3〜6歳頃
（4）潜在期 latente Phase .... 6〜12歳頃
（5）性器期 genitale Phase .... 12歳頃〜

（1）口唇期

親子の交流のチャンネル

　授乳によるかかわり、すなわち口唇が親子の交流のたいせつなチャンネルとなる時期。ほぼ乳児期に相当する。

　授乳によって乳児はたんに栄養が与えられ空腹が満たされる満足を得るだけではない。やさしく胸に抱かれて乳首から温かなミルクを吸うこと自体に深い歓びや満足や安心を得るのだとフロイトは強調した。精神発達的にはこちらのほうが重要で、日々繰り返される授乳を通して、子どもは養育者との間に親密で愛着的な（フロイト流にいえば性愛的(エロス)な）関係のきずなを深めていくのである。

フロイトは「性愛」を導きの糸とする発達という考え方を強調するため、授乳、すなわち乳首を吸うという（やがて接吻につながる）口唇的な充足をことさら重視した。たしかに授乳にわかりやすくみてとれるが、授乳以外でも、この時期のさまざまな身体管理的な世話（マザリング）はいずれも同様の役割を果たしていると考えられる。たとえばおむつを替えるにしても、養育者はただ管理的に交換するのではなく、そのつど撫でてやったり抱き上げたり、愛撫的なかかわりを（ほとんど無意識のうちに）している。冷たいおむつが取り除かれる身体的な心地よさとその愛撫による性愛的な充足感とを乳児は同時に体験しているのである。

　フロイトを踏まえつつ、乳児期における養育者の世話がまわりの世界への基本的な安心と身のゆだねを子どもに根づかせることを指摘したのは、エリクソンErikson,EH［1902-1994］だった。彼はそれを「基本的信頼basic trust」という言葉で語っている。

（2）肛門期

社会的存在への第一歩

　トイレット・トレーニングによるかかわり、すなわち肛門が親子の交流のたいせつなチャンネルとなる時期。ほぼ幼児期前半に相当する。

　「快便」の言葉があるように排泄には快感がともなう。生理的欲求が満たされるためである。トイレット・トレーニングによって、幼児はこの快感を好きなときに好きなように満足させるのではなく「排泄はお手洗いで」という社会的・文化的なルールに従って満足させねばならぬことを養育者から学ぶ。ベッドのなかでしたり、人前でしたりするのは、いけないこと、恥ずかしいことなのだ、と。

　私たち人間はけっこう臆面もない行為に及ぶこともあるとはいえ、人前で公然と排泄することはふつうできない。それはいくらなんでもという抵抗感が理屈ぬきにこころに根を下ろしているからである。このように社会的・文化的な規範や約束がこころに深く根づいておのずと行動を規制する力となったものを「超自我über-Ich」とフロイトは呼んだ。個人（自分）を超えた社会的な強い力、という意味である。

　同じく、私たちがめったに人を殺せないのも、「殺人はとんでもない恐ろしいことだ」という規範が、強い超自我となっているためである。

殺人が公然と許され（命じられ）、撃たねば自分が撃たれるという状況の戦場にあってさえ、敵兵に照準を向けて実際に発砲できる者は全体の2割を超えないという戦争心理学のデータがある［グロスマン2004］。
なお、その事実から米軍は、ヴェトナム戦争下、若い兵士に脱感作、条件づけなどの心理学的な技法を用いた訓練によって超自我を解体したうえで戦場に送り込んだ。戦争終結後、ヴェトナム帰還兵の深刻な不適応が社会問題となり、それが米国精神医学にPTSDの概念をもたらした。過酷な戦場での「外傷体験」の問題とされたが、果たしてそれだけだったかどうか……。

トイレット・トレーニングをはじめとするしつけを通して、幼児はその社会で共有されている規範（ルール）をみずからも共有し、社会的存在（社会人）となる第一歩を踏み出すのである。

主体的・能動的なコントロールへ

幼児がしつけを受け入れるのは、口唇期に深められた養育者との性愛的(エロス)な結びつきによる。首尾よくオマルにうんこをすれば、親はまるでそれがすてきな「贈物」かのように大喜びしてくれる。それを自分の誇りと喜びとして幼児のほうもトイレット・トレーニングにみずから励むことができる。

と同時に、今までは親から与えられる一方だった幼児にとって、これははじめて自分のほうから親に与える（贈る・喜ばせる）体験となり、ここから能動性・主体性がしっかり根づきはじめる。

この能動性をより確かなものにするために幼児は、親の意のまま受け身にオマルに座るばかりでなく、ときに拒んだり、気にいらないことがあるとわざとお漏らしをする挙に出る時期をもつ。ときには従い、ときには反抗することを通して、幼児は自分の欲求や行動を能動的・主体的にコントロールする力を真にわがものとしていくのである。

これがいわゆる「第一反抗期」で、「いやいや期」とも呼ばれる。こうした反抗のあらわれは、よく「我(が)が出てきた」という言い方がされるように「自我」の芽ばえととらえることができる。

「自我」とは、フロイトの原語では「イッヒ Ich（英語の I）」で、私たちが「わたしは……」とか「自分が……」というときの「わたし」「自分」を指している。なぜ人間は「わたし（自分）」という自意識をもつようになるのだろうか？
　フロイトは、人間が生物的存在であるところからもたらされる生命的・本能的な欲求（快感原理）と社会的存在であるところから強いられる社会規範や現実的制約（現実原理）との間に生じる矛盾から、両者を折り合わせるはたらきとして Ich、つまり「わたし（自分）」という自意識が発生してくると考えた。しつけを通して、子どもは快感原理と現実原理の対立にはじめて出会い、そこから「我 Ich」が芽ばえてくるのだ、と。

意志の力

　このコントロールする力を日常の用語では「意志」と呼んでいる。「あの子は意志が強い」とは、衝動・欲求をみずから能動的にコントロールできる（抑えるべきときは抑え、貫くべきときは貫ける）子だという意味。「意志が弱い」とは衝動・欲求にただ受動的に流されてしまう子だという意味である。

　　フロイトはトイレット・トレーニングを重視して「肛門期」と名づけたけれども、それにかぎらずこの時期の「しつけ」はすべて、子どもを社会的・文化的な規範（約束）の世界に導き入れつつ、同時に規範にそって自己コントロールをする意志の力を育む役割をしている。
　　さらにフロイトは、トイレット・トレーニングがなおざりだったり厳しすぎたりといった差異が、その子の性格形成を左右すると考え、「肛門性格」という性格類型を提起した。しかし、フロイトが強調するほど「トイレット・トレーニング」が性格形成に決定的役割をもつかは疑問で、こうした決定論的傾向がフロイト理論の古めかしさである。
　　ただし、トイレット・トレーニングにかぎらず、この時期にはじまる「しつけ」のあり方全般が意志の発達に大きな影響を与えるという点は、十分な妥当性をもっている。しつけの放棄や強圧的なしつけが、自己コントロール力の発達、すなわち意志の発達を阻害する事実は、極端な養育不全のなかで育った子どもたちの臨床からまぎれもなく明らかである（第15章−9参照）。

（3）男根期

父母との三角関係をどうクリアするか

　男根の有無、つまり男女の性別のちがいに目が開かれる時期。この時期の子どもは、男である父親、女である母親、そして自分といういわば「三

角関係」をどうクリアするかという発達課題にぶつかるとフロイトは考え、これをきわめて重視した。ほぼ幼児期後半に相当する。

　この時期になると、男の子にはオチンチンがあり女の子にはない事実に子どもは気づくようになる。おおむね男の子にとってオチンチンは何かしら誇らしいもので、それだけに男の子は「もしオチンチンを取られてしまったらどうしよう」という不安を抱く（去勢不安Kastrationsangst）。一方女の子のほうは「自分にもオチンチンがあれば男の子のように威張れるのに。いいなあ」とうらやむ（男根羨望Penisneid）。

　性別の気づきとともに男の子は母親への性愛的な愛着を深め、父親を押しのけてでも母親をひとり占めできたらという願いを意識するようになる。「お父さんさえいなければずっとお母さんのそばにいられるのに」とか。しかし一方、父親とも愛着のきずなをもっているわけだから、この願望は男の子に葛藤をもたらす。お父さんだって好き。それに加え、父親を邪魔者扱いするこの願いが父親に知れたら怒りを買って罰せられるのではないかと大きな不安を抱く（罰にオチンチンを取られたらどうしようという去勢不安）。

　この願望と葛藤と不安とがもつれ合った複雑なこころ模様を、フロイトはギリシア悲劇『エディプス王』にちなんで「エディプス・コンプレックスOedipuskomplex」と名づけた。知らぬまま父親を殺して母親をめとる運命をたどった王の物語である。「コンプレックス」とは、複雑にもつれ合ったこころ模様という意味の精神分析用語である（俗に使われている「劣等感」という意味ではない）。

　女の子はこの裏返しで、母親を押しのけ父親を独占できたら（「お父さんのお嫁さんになるんだ」とか）という願望から、同じく葛藤と不安を抱くことになる。こちらは分析心理学の創始者ユングJung,CG［1875-1961］によって、やはりギリシア悲劇のヒロインにちなんで「エレクトラ・コンプレックスElektrakomplex」と名づけられている。

葛藤とその乗り越え
　フロイトは、このコンプレックスにおける葛藤がどう解きほぐされるか

に注目した。葛藤とは、相矛盾した両立しがたい願望を同時に抱えたときに生じる心理現象をいう（ここでは、父親を押しのけたいという願望 vs. 父親に嫌われたくないという願望）。

乳児期から幼児期の前半までは、願望がかなったときの充足感とかなわないときのフラストレーションしか知らなかった子どもが、ここではじめて相矛盾する願望がもたらす葛藤というものを知る。人間とはさまざまな葛藤を抱えながら生きる存在だが、これが人生最初の葛藤である。

一般には、男の子は父親を押しのけて母親を独占したいという不可能かつ葛藤をもたらす願望から発想の転換をおこなってエディプス・コンプレックスを乗り越えると、フロイトは考えた。「そうだ、自分もお父さんみたいな男性になれば、お母さんは自分を好いてくれるだろう」と。これによって男の子は父親を男性モデルにしてより男の子らしく、女の子は（この裏返しで）母親をモデルにより女の子らしく育っていくことになる。つまり、性別アイデンティティを確かなものにしつつ自己確立していくのである。

しかし、こうした解きほぐし（つまり、葛藤処理の初体験）に失敗して、エディプス・コンプレックスを未解決のままずっとひきずると、自己確立に問題を残したり、後々まで葛藤処理につまずきやすくなり、心理的な失調（神経症）にぶつかるリスクが高まるとフロイトは考えた。

> 精神発達は文化に左右される。「去勢不安」「男根羨望」といったこころ模様はフロイトの時代と社会、つまり近代社会になったとはいえ、なお十分に男権的・家父長的な価値観と生活様式が家庭や社会に根をおろしており、そのなかで子どもが育つという背景あってのものだったであろう。現代の私たちの社会では一般性をもっていない。
> 「エディプス・コンプレックス」はどうだろうか。家父長的な伝統に加え、おとなと子どものけじめが厳しく、夜になれば早々に子どもはベッドルームに追いやられて両親が夫婦だけの時間をもつのが当然という西欧の文化背景をみるべきだろう。ただし、フロイトが子どもと父と母との「三角関係」の図式で取り出したこの問題は、現代にあっても、より一般性をもった図式としてとらえ直すことが可能である。それについてはあらためて考えたい（第8章-13参照）。

（4）潜在期

家の外に目が向く時期

　養育者（親）との性愛的(エロス)な交流が子どもの精神発達のテーマとしては背景にしりぞき（潜在化し）、それに代わって家族の外の世界での社会的なかかわりが大きなテーマとなっていく時期。ほぼ学童期に相当する。

　これまでは家族内でのもっぱら養育者との性愛的(エロス)なかかわりに向けられていたこころのエネルギー（リビドー）が、この時期になると、家族の外の世界での社会的な対人関係や知識・技能の探求のほうに旺盛に注がれるようになる。この潜伏期の存在によって、人間は高度な文化をもつことが可能になったとフロイトは述べている。

　つけ加えるなら、潜在期は子どもに「性的関心」が芽ばえる時期でもある。これは潜在期に入って旺盛化した知的な探求心・知識欲のあらわれで、「性の世界」はおとなの秘密の領域であるだけにいっそうこの時期の子どもにとって興味津々たるものとなる。異性へ興味や憧れも芽ばえはじめる。けれども、特定の異性への「成人性愛的（恋愛的）な希求」がこころの主題となるには、次の性器期を待たねばならない。

（5）性器期

成人性愛の世界へ

　家族の外の他人（一般には異性）との性愛的(エロス)なかかわりが大きく主題化する時期。ここにいたってはじめて性愛は、生殖（性交）へのうながしをはらんだもの、おとなの意味での「性欲」性を帯びた成人性愛となる。つまり、成人の段階に入ったことを意味する。思春期以降にあたる。

　この時期をもって、関係の発達は基本的な完成をむかえるとフロイトは考えている。

＊

　フロイトの発達論は、子どもが家族との性愛性（エロス性）に導かれたかかわりを介していかにしておとなへと成長していくのか、その歩みを肉感的に描き出している。近代化が進み、社会的な労働の場と私的な子育ての場とがはっきりと分かたれて、いわゆる「近代家族」が成立した時代を背景に、家族間の親密で親和的な交流に導かれて子どもが社会化していくプロセスをたどった発達理論が生み出されたのである［滝川1994］。

第7章
精神発達の道筋

　精神発達の基本構造で説明した図（72頁★4）のように、認識の発達（Y）と関係の発達（X）とは互いに支えあっている。精神発達は両者のベクトル（Z）として進んでいく。このZの矢印に向かっての子どもの歩みこそ、精神発達の道筋にほかならない（第4章-4参照）。

　あらかじめピアジェの発達論とフロイトの発達論とを紹介したのは、それらが基本的な古典であるばかりでない。前者は「認識（理解）の発達」をたどったもの（Y軸）、後者は「関係（社会性）の発達」をたどったもの（X軸）であるため、両者を重ね合わせることによって精神発達の全体像がみえてくるからである。

　あとで詳述する「発達障害 developmental disorder」をもつ子どもたちも、やはり、この精神発達の道筋を歩む。精神発達という観点からとらえるかぎり、定型発達と発達障害との間で発達の〈構造〉に質的なちがいはない。どちらも同じ道筋を歩んでいく。ただ、発達障害のほうがその足どりがゆっくりで、社会のマジョリティが達している平均的な発達水準に届かないという相対差があるに過ぎない。しかし、その相対差が発達の〈内容〉にちがいをもたらし、そのちがいが実社会を生きるうえでしばしば大きな障壁としてあらわれざるをえない。その困難さを指して、私たちは「障害 handicap」と呼んでいるのである。

　また、大きな障壁にぶつかりながら、そこをなんとか生きていこうとする努力が、そうした努力を必要としない一般の人びとの目には「特異」とも「異常」とも映る行動のあり方をしばしばもたらす。しかし、精神発達の筋道をたどってみれば、それがけっして「異常」なものではなく、しか

るべき適応努力だとわかるはずである。

　だから、精神発達の定型的な道筋をよく理解することは、とりもなおさず発達障害をよく理解することにつながる。そのことも念頭において、定型発達の道筋をたどっていこう。

> 　第Ⅱ部で詳述するが、発達障害が「知的障害」と「自閉症スペクトラム」とに大きく分かれるのも偶然ではなく、精神発達が認識の発達と関係の発達のふたつの軸からなることのあらわれである。知的障害とは認識発達のおくれ、自閉症スペクトラムとは関係発達のおくれである。
> 　認識の発達と関係の発達とが支えあっている事実を裏返せば、その片方がおくれれば他方もおくれやすいことを意味する。「知的障害」と「自閉症スペクトラム」とは診断分類上は別種のものとされながら、実際には地続きで明確な境界線は引けない。片方がある程度以上おくれれば他方もかならずおくれるからである。認識発達にも関係発達にも大きなおくれをもつ「自閉症」は、この発達の構造が必然的にもたらすもので、知的障害と自閉症スペクトラムという「別種類の障害」のたまたまの合併ではない。
> 　ある裁判の精神鑑定で、被告が「自閉傾向をもつ知的障害」か「知的なおくれをもつ広汎性発達障害（自閉症スペクトラム）」かが争われた。けれども、これは「灰色」という色について「黒が混じった白」なのか「白が混じった黒」なのかを争って白黒つけんとするものだったといえる。

1　精神発達の歩み

急なカーブから水平に

　精神発達の歩みについて考えてみよう。経験的に知られるとおり、発達は年齢とともに直線的に伸びていくのではなく、★6のように曲線を描いている。

　0歳、1歳、2歳代は急なカーブを描いて伸び、それからだんだん発達の勾配はゆるやかになって、ある時期からはほぼ水平になる。そして大多数の人たちは、この水平になった時点でその社会における平均的な発達水準に達している。これが精神発達の定型的な歩みである。

　このように精神発達の軌跡が、年齢に比例して伸び続ける直線ではなく、やがて水平に移るカーブとなるのは、精神機能のしくみが、ある「完成」に向かっていくプロセスだからであろう。カーブがほぼ水平に移った段階

とは、こころのはたらきのしくみ（構造）がほぼ完成に達した段階を意味している。

> 精神発達に「終わり（完成）」はなく人間は生涯にわたり発達し続ける存在だとする考え方（生涯発達論）も、もちろんある。精神発達を構造的にではなく、内容的にとらえればそういえる。成人後も、幾多の人生課題に出会い、さまざまな経験や努力を重ねて、人間のこころはさらに内容豊かに成長しうるということである。同じ意味のことは、当然ながら発達障害においても言え、やはり生涯にわたって成長し続ける。

水平になった時点が「おとな」

「おとな」と「子ども」と、どこで線を引くか、一定のきまりはない。生物的には生殖能力を獲得した時点からが「おとな」（成体）、生殖能力が獲得される以前を「子ども」（幼体）と分けることができる。

わが国では社会的には19歳までが「未成年」で、20歳からが「おとな」（成年）とされ、飲酒が許され選挙権が与えられる（2016年から選挙権は18歳からに）。児童福祉法では18歳未満までを「子ども」（児童）としている。民法上、婚姻のできる年齢は男子18歳以上、女子16歳以上とされている。刑法の対象となるのは、14歳以上である。

このようにいつまでが「子ども」かは、社会の事情しだいで自由に決められる約束ごとである。発達論的には発達の歩みが明らかなカーブを描い

★6　精神発達の歩み

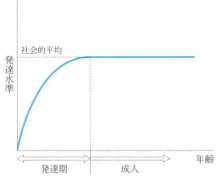

発達論的にいえば、発達のカーブが水平に移ったときからが「成人（おとな）」

第7章　精神発達の道筋

ている時期を「子ども」(発達途上の存在)、それより先のほぼ水平に移ったところから先を「おとな」(発達がほぼ完成した存在)とみなすことができる。何歳くらいでほぼ水平に移るかには個人差があるが、発達論の約束としては18歳で線を引いて、それまでを「発達期」と定めている。

速い子もいれば遅い子もいる

これも経験的に知られるとおり、すべての子どもが足並みをそろえて同じ発達のカーブを描いていくわけではない(★7左)。発達の足どりが速くて急なカーブを描く「早熟」(おませ)な子(A)から足どりがゆるやかな「晩熟」(おくて)の子(B)まで幅広い個人差がみられる。

同じく、ほぼ水平に移ったとき、どんなレベルまで達しているかも広い個人差がみられる(★7右)。大多数はその社会での平均的な発達水準のあたりに集まるけれども、なかにはそれを超えてずっと高いレベルまで達する者もいる。逆に平均水準に大きく届かない者もいて、高い者から低い者まで連続的な広い幅がみられる。

概していえば、発達の足どりの速い子ほど伸びもよくて高いレベルまでいく確率が大きく、足どりのゆっくりな子ほど高いレベルには届かないま

★7 発達の歩みの個体差

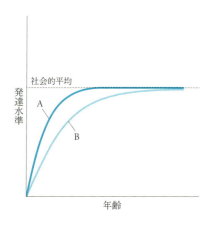
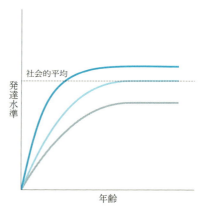

ま水平に移る確率が大きい。しかし、あくまで確率の問題で、「昔の神童、いま凡人」の例も、「大器晩成」の例もみられる。

　「発達障害」とは、こうした速い遅い・高い低いの個人差の広い幅において、なんらかの精神機能の発達がその社会における同年齢の平均レベルを、一定以上、下まわっているものの総称である。(1) どんな精神機能の発達がおくれているのか、(2) どの程度おくれているのかによって種類分けされている (第9章−1、152頁★17)。
　もし、精神発達が年齢に比例して直線的に伸びるものなら、歩みの遅い子も、おくればせながらいつかは高いレベルにたどりつけるはずである（速い遅いの差だけになる）。しかし、精神発達は、ある完成に向かう構造を備えているため、追いつけぬまま完成を迎えて、平均に届かぬレベルで水平に移らざるをえない（高い低いの差が生じる）。
　それと同時に、この事実は、「発達障害」もひとつの立派な発達の「完成体」で、けっして未完成な「欠陥体」ではないことを意味している。おくれを組み込んで完成しているため、完成体のあり方は定型発達のそれとは「ちがい」をもつに過ぎない。のちにも触れるが、発達におくれた者を未熟（未完成）な存在、幼いままでいる存在と考えるのは誤りである。
　知的障害の医学用語は「精神遅滞mental retardation」で、この現象を発達の「障害」というよりも、発達の「おくれ」ととらえた用語になっている。なお、英語のmentalやその名詞のmindは、日本語でいえば「こころ」よりも「あたま」に近い言葉で、知的なはたらきというニュアンスが強い。「メンタルテスト」とは知能検査のことである。mental retardationとは「精神」の遅滞ではなく、原語にそって訳せば「知的遅滞」だろうか。日本では古くから「知恵がおくれる」というとらえ方があった。
　「遅滞」とか「おくれ」の言葉に、本来、否定的・差別的な意味合いはない。ものごとは「進む」のが善で「遅れる」のは悪、進歩しなくてはいけない、という考えは近代社会になって生まれた観念である。進歩を追いかけ進歩に追われるのは、そんなによいことずくめだろうか。なお、精神発達（mental development）のdevelopも「開く、拓く」がもとの意味で、「進む」「進歩する」ではない。

2　精神発達を推し進める力

発達の原動力はひとつではない

　精神発達の歩みにはなぜこのような広い個人差が生じるのだろうか。この問いは、ピアジェやフロイトが「何が精神発達を推し進める原動力か」と考えたところにつながる。発達の歩みの「速い～遅い」は、この原動力の差と考えることができるからである。
　ピアジェとフロイトは発達の一軸だけを取り出しているため、想定した

原動力もそれぞれひとつである。けれども、認識と関係とが支えあい絡みあって進んでいく精神発達を全体としてとらえるには、あるひとつの力ではなく、いろいろな力の複合、それらの総合力が発達を推し進めると考えたほうがよいだろう。

そこで精神発達をうながすに必要な力（ポテンシャリティ）とみられるものをいくつかに整理したうえで、その複合関係を★8に示してみよう。

物質的条件──（a）と（b）

まず脳の生物学的な基盤（a）。脳はDNAの設計図にもとづいて物質的に成熟していく。この成熟が発達を支える生物学的な力となっている。これがひとつ。

しかし、脳の設計図さえしっかりしていれば精神発達は進むかといえば、そうはいかない。脳の生物学的な成熟は、さまざまな物質的な栄養や感覚的な刺激によって支えられている（b）。栄養については説明するまでもない。刺激については、たとえば発達最初期にまったく視覚刺激のない環境におかれると視覚器官や中枢神経系は正常でも、視機能つまり「モノを

★8　精神発達のポテンシャリティ

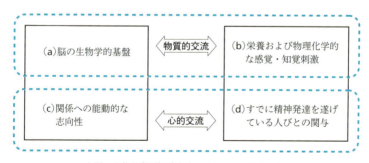

視覚によって見分ける」という認知的なはたらきの発達が阻害される事実が動物実験から知られている。

関係的条件──（c）と（d）

★8の上段の交流、脳の生物学的な基盤（a）と環境からの物質的な条件（b）さえととのえば精神発達は進むかといえば、人間の場合、まだそれだけでは足りない。大半の動物では、もっぱら（a）×（b）によって発達が進むだろう。基本的に認知のレベルで世界を知り、物質界としての世界とかかわって生きているからである。

これに対して人間は、認識のレベルで、すなわち人間が社会的・文化的につくり出してきた意味や約束を通して世界を知り、人間同士の共同世界としてつくられた世界とかかわっていかねばならない。そこで発達のためには、すでに精神発達を遂げている、つまりこの世界を社会的・文化的に共有している人びと（養育者を中心とするおとなたち）からのはたらきかけが不可欠となる（d）。

しかも、おとなからのはたらきかけだけでなく、子どもの側にもそれに応えたり、子どもの側からもおとなへ能動的にかかわろうとする力（c）が必要である。この力が乏しければ、おとなとの相互交流や関係の形成が進まず、発達もおくれる。人間の精神発達には下段の交流、（c）×（d）が欠かせない。フロイトが「小児性愛」と名づけて発達の原動力ととらえたのは、この（c）にほかならなかった。ボウルビィ Bowlby.J［1907-1990］やエインスワース Ainsworth,M［1913-1999］が「アタッチメント（愛着）」と呼んだのも、この（c）と考えられる（第8章-3参照）。ピアジェもまた、子ども自身のもつ外界へはたらきかける能動的・自発的な探索心をとても重視していた。

4つの条件の総合力が発達を推し進める

この図で（a）↔（b）を横に囲ったのは、ここが人間が「生物的・個体的な存在」であるという側面をあらわしているためである。

その下に（c）↔（d）を横に囲ったのは、ここが人間が「社会的・共同的な存在」であるという側面をあらわしているためである。私たちはただ生物的な個体として生きるのでなく、社会的・文化的に世界を共有して生きるという特異なあり方をしており、そのため（c）↔（d）を発達に不可欠な条件としている。

　今度は縦にみて、（a）↔（c）を縦に囲んだのは、発達における個体の内側、子ども側の要因をあらわすものだからである。脳の生物学的な基盤がどれだけしっかりしているか、人とのかかわりへの志向性、接近力をどれだけ強くもっているか。「子どもの側の発達要因」といえる。

　これに対して（b）↔（d）を縦に囲んだのは、発達における個体の外側、環境側の要因をあらわすものだからである。環境がどれだけその子の脳の成熟に必要な物質的な条件を与えているか、まわりの人たちが子どもへどれだけ社会的なかかわりを与えているか。「環境の側の発達要因」といえる。

　このように（a）から（d）までの諸条件の総合力が精神発達を推し進める。裏返せば、これらのどこに不足が起きても発達のおくれが生じうる。

　発達障害の原因論において、「個体の側の要因」か「環境の側の要因」か、「生物的な要因」か「社会的な要因」かがしばしば論争になる（すでにイタールとピネルであったように）。けれども、あれかこれかのうちに答えはない。まして発達におくれをもつ子どもたちに対して支援をしようというときには、あれかこれかではなく、発達を支える4つの条件のうちどれでも、その子にとって少しでも改善させうるものを改善させる努力がたいせつとなる。

> 　発達のおくれを招く要因には、（a）の問題として先天的・後天的な脳の生物的な障害がよく知られている。（b）のハンディ、たとえば乳児期に光刺激が与えられず視機能の発達が阻害されるなどの事態はふつう起きないだろうが、栄養不足による発達のおくれは貧しい国では無視できない問題である。（c）の力不足を背景とする発達のおくれを自閉症スペクトラムにみることができる。（d）の不備として、いわゆる「児童虐待 child abuse」があげられる。早期からの養育放棄や極端に不適切な養育が続いた場合、深刻な発達のおくれやかたよりがもたらされる。

3　なぜ個人差が生じるのか

発達を左右する特定因子はない

　精神発達をうながす力（ポテンシャリティ）は（a）から（d）の条件の組み合わせからなり、さらに各条件もそれぞれ多数の因子からなっている。たとえば脳の生物学的基盤（a）だけ取り出しても、非常に多数の遺伝子（DNA）がその因子をなしているだろう。（b）（c）（d）をそれぞれ決める諸因子も複雑多岐に及ぶだろう。このように発達の遅速や到達レベルの高低は、きわめて多数の諸因子の複合によってはじめて決まると考えられる。

　もし発達がごくかぎられた因子だけで決まるのなら、特定の少数因子の有無によってオール・オア・ナッシングで精神発達は「定型発達」か「発達障害」かのいずれかに非連続的に画然と分かたれるだろう。ところが実際にはきわめて多数の因子の複合によって決まるため、発達の度合いは切れ目のない連続性をもったものとしてあらわれ、両者の間にきっぱりとした線は引けない。これを知能の分布を手がかりに実証したのが、ペンローズ Penrose,L［1898-1972］という英国の精神医学者である。

正規分布だが低いほうの裾がもちあがる──ペンローズの発見

　ペンローズは知能検査の数値の分布、すなわち認識の発達レベルの社会的な分布の研究に取り組んだ。

　知能の分布はおそらく正規分布をなすのではないかと、ペンローズ以前から予想はされていた。非常に多数の因子が重なり合って総合的に決まる量は確率論的に正規分布をなすからである。

　正規分布とは、大多数は平均値の周辺に集まるけれども平均値から高いほうにも低いほうにも連続した広い幅をもち、ただし平均値から離れるほどその数がぐっと減っていくという左右対称の鐘のかたちをした分布である。私たちの身長、体重、足の速さなど、みなこの分布をなしている。

　ペンローズは知的な発達レベルが果たして正規分布をなすかどうか、多数の人びとの知能検査の結果から確かめてみたのである。その結果、★9

のようにほぼ正規分布となり、とりわけ平均値（IQ 100）より高いほうはぴったり確率論どおりの分布曲線を描いた。ところが、確率論どおりならば平均値よりも低いほうもぴったり正規分布をなし、分布曲線は左右対称のはずである（図の破線）。ところが実測データでは図の実線のように平均より低いほうの裾が若干もちあがっていることがわかった。

生理群と病理群

　この結果から、ペンローズは知的な発達のおくれは大きくふたつのグループに分かれると考えた。

　第1のグループは、かれが「生理群」と名づけたグループで、自然現象（生理現象）としておくれが生じるグループである。知的な発達水準は多因子的に決まり正規分布をなす以上、平均より大きくおくれる者がかならず一定の確率で自然に生じることになる。図の破線から下の部分がそれで、

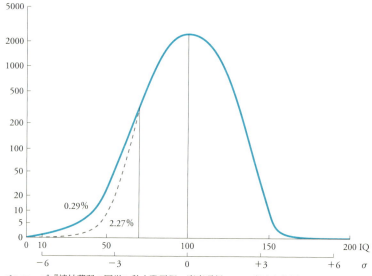

★9　知的発達の分布図

ペンローズ『精神薄弱の医学』秋山聡平訳、慶應通信、1971年より作図

これは異常現象でも病理現象でもなく、確率論的に生じざるをえない自然の個体差（個人差）である。このような自然の個体差は、「正常偏倚（正常なかたより）」と呼ばれる。生理群とは、正常偏倚としての発達のおくれで、なんらかの異常（病理）による発達障害ではない。平均よりもずっと背の低い人や高い人もかならずある割合でいて、それは病気（障害）でも異常でもないのと一緒。

　第2のグループは、「病理群」と名づけたグループで、なんらかの病理的な障害の結果として発達がおくれるグループである。それがなければ発達がおくれなかったはずの子どもがなんらかの病理現象を強いられたため、それに足を引っぱられて発達がおくれてしまったものを指す。脳なり環境なりのどこかに明らかな病理性が見出せ、それが負荷条件となって生じたおくれのグループである。自然の個人差として生じる生理群にこの病理群が加わるため、そのぶん実測データの分布曲線は左端がもちあがるのである。

> 　ペンローズの研究は、知能検査のデータを指標に「認識の発達」のレベルが基本的に正規分布をなすことを実証したものだが、「認識の発達」と「関係の発達」は互いに支えあっているし、「関係の発達」のレベルも多数の因子から決まるものと考えられるため、同じく基本的に正規分布をなす可能性が高い。
> 　バロン＝コーエン Baron-Cohen,S は一般集団を対象として社会性のレベルを調べる質問紙調査［2001］で正規分布を見出しており、日本でも小児医学者の鷲見聡が名古屋市の疫学調査から関係の発達レベルがほぼ正規分布をなすことを明らかにしている［鷲見2015］。これらの研究は、ペンローズが知的障害の大多数が自然の個体差である事実を見出したのとまったく同様、自閉症スペクトラムも自然の個体差によるものが大多数を占める可能性を示している。

　精神発達とは、きわめて多数の因子に支えられて進むという性質上、個体差としての「おくれ」をかならずはらむことを本質としている。これが「発達障害」という現象の「根本因」といえるかもしれない。この「おくれ」がもたらすものについては第Ⅱ部で詳述する。

第8章
「共有」の発達としての精神発達

　精神発達の道筋を具体的にみていこう。

　この先は、★8（104頁）の（c）×（d）の部分、社会的存在へと向かう人間固有の発達の道筋を中心にたどってみたい。人間の〈こころ〉が、個体の脳の内側で生起する現象でありつつ、その個体の外に社会的・共同的な大きなひろがりをもっているという特質が、そこにはっきり見てとれるはずである。

　精神発達とは、子宮のなかではたったひとりでいた赤ちゃんが、生まれ落ちてからまわりの人たちがすでに共有している人間世界に少しずつ歩み入り、自分もその世界を共有する一員となっていくプロセスのことである。このため、精神発達は「共有の発達」「共同性の獲得」という構造をもっている。ここに精神発達の本質がある。

　このため、精神発達とは、植物の生長のように単独で進むプロセスではありえず、養育者（一般には親）とのたえざる相互的な交流によって進むプロセスである。そこに焦点をあてながら新生児期から幼児期のおわりまで、すなわち、〈こころ〉のしくみ（構造）の基本部分がほぼできあがるところまでをたどることにする。

　「精神発達」には、白紙で生まれた子どもに環境からさまざまなものが描き込まれて、その子その子の「個性」がつくられるという古くからのイメージがある。しかし、実際は逆。米国の精神医学者チェスらが取り組んだ乳児の気質研究が明らかにしたのは、子どもは生物的な個体差として、感覚性、感受性、反応性、活動性、その他さまざまな資質において、一人ひとりのちがい、大きなばらつきをもって生まれてくる事実だった［チェス＆トマス1981］。考えようでは、生まれ落ちたときがもっとも「個性的」なのである。

　ただ、それらがそのままキープされて成長するのではなく、その個性（生物的な個体差）

のばらつきが環境との相互作用によってしだいに均されて、社会的な「平均人」に向かっていくプロセスが定型的な精神発達なのである。もちろん、世の中に完全な「平均人」など存在しないけれども。

1 まどろみとほほえみ

生理的微笑が交流の出発点

生まれたばかりの赤ちゃんにとって、外界は未知なものばかりなうえ、未分化で混沌とした知覚刺激に囲まれた、不安定きわまりない世界である。新生児は生活時間の多くをまどろんで過ごすことで、過剰な刺激から生じる不安や混乱から護られていると考えられる。

その一方、未知ゆえにこそ、外界を知ってゆかねばならず、その活動もすでにこの新生児期からはじまっている。この活動は「探索活動（探索行動）」と呼ばれている。

この時期、養育者（親）のほうも、まどろみを妨げぬようにできるだけ静かで穏やかで過剰な刺激のない環境に赤ちゃんを置こうと努めている。その穏やかなまどろみのうちで、新生児は早くもほほえみの表情を浮かべる。

これは睡眠中に起きる現象で、対人的（社会的）な意味をもたない「生理的な微笑」だと科学は教えている。けれども、もちろん親はそんなふうにはとらない。微笑は人間だけにみられる現象で、人間が社会的な対人交流をなすうえできわめてたいせつな役割を果している。この生理的微笑が、その出発点となる。

> 実際に人の顔を見てほほえむようになるのは3か月頃である。ただし、これはまだ特定の相手を意識しての微笑ではなく、「顔」というかたちへの反応と考えられている。だれの顔に対してでも無差別にほほえむ。顔でなくても、円形のまんなかに黒点がふたつ並んでいる図形でありさえすれば、赤子はほほえむことが実験的に知られている。
>
> しかし、もちろん、親はそんなふうにはとらない。まさに自分への愛の表情ととらえて、ほほえみ返したり抱っこしたりを繰り返す。その結果、数か月くらいから、養育者の顔をほかの人の顔とは明らかに区別して、養育者へ向けての微笑（選択的微笑）が生じてくる。対人交流的な意味をはらんだ「社会的微笑」のはじまりである。

2　啼泣とマザリング

泣くことには生存維持以上の意味がある

　しかし、赤ちゃんのまどろみは、かならず破られる。何かしらの不快が、強い刺激となって訪れるからである。不快とは、なんらかのかたちで生存が脅かされたときに生じる感覚で、不快が生じるつど、それを取り除く行動をとることで動物は生存を守っている。しかし、新生児や乳児は、自力で不快を取り除いてみずからを守る力が育っていない。そこで、泣くことによって養育者の注意を引いて、自分に代わってそれをしてもらわねばならない。赤子の啼泣(ていきゅう)は、アラームの役割をもっている。

　そんなわけで、泣くのが仕事かのように乳児はよく泣く。そして、この啼泣は、たんにそのつどの生存を維持するだけではなく、以下に述べるごとく、精神発達にとって重要な役割を果たしている。

　不快のもとは、空腹だったり、寒さだったり、暑さだったり、痛さだったり、そのつどさまざまである。しかし乳児は、それらをはじめから「空腹」「寒さ」「冷たさ」「痛さ」というふうにくっきりとらえ分けているわけでない。最初は未分化な漠然たる不快感覚で、それへの反射ないし生理反応として啼泣が起きると考えられる。

　こうした受動的な反射や生理反応からはじまった乳児の体験世界が、探索的な手探り（循環反応）を通して能動的なとらえへと発展し、さまざまな認知的なシェマとしてとらえ分けられていくプロセスを、感覚運動期として描き出したのがピアジェの発達論だった。ピアジェはこのプロセスを子どもの側の能動的な活動としてのみ描いているけれど、その活動が養育者の側からどう支えられているかについて考えてみよう。

「こころをもつ存在」として扱うことでこころが育つ

　赤ちゃんが泣き出したとき、養育者（親）はどう反応するだろうか。わが子の泣き声を、未分化な不快感覚への生理反応や受動的な反射に過ぎない、と考える親はいない。わが子から自分への「訴え」、つまり能動的な

コミュニケーションとして受けとめるだろう。これは乳児を、すでに自分たちと同じように感じたり考えたり意志する存在、つまり〈こころ〉をもった存在として受けとめていることを意味する。

　これは、親の「思い入れ」（感情移入）に過ぎず、「科学的」な認識としては正しくないかもしれない。

　けれども、こうした養育者の思い入れによってこそ、精神発達は支えられている。生まれたときから（いや、胎内にあるときから）すでに「こころをもつ存在」として扱われることによって、子どもは実際に「こころをもつ存在」へと育っていけるのである。この思い入れを生み出すのが、フロイトの言葉でいえば、わが子への強い性愛的な関係の意識なのである。

「訴え」に対応する親——マザリング

　この子は何を訴えているのだろう？　と親は思う。「おなかがすいた」と訴えているのか、寒がっているのか、寂しがっているのか、おむつが濡れて冷たいのか。このように乳児の啼泣を自分たちおとなが社会的に共有している感覚や情動に引き寄せて考える。おなかがすいていると思えばミルクを与えてみる、寒そうと思ったら毛布を掛けてみる、おむつを調べて濡れていたら替えてやるというふうに、そのつどそのつどの状況判断と試行錯誤によって子どもの「訴え」に応えようとする。このような乳児の世話は「マザリング」と呼ばれている。

　それによって啼泣をもたらす不快が首尾よく取り除かれれば、赤ちゃんは泣きやむ。乳児の世話とは、こうしたシンプルだけれども根気と心くばりのいる手探りの繰り返しからなっている。

マザリングが何をもたらすか

　このマザリングの日々から何が育まれるだろうか。大きく分けて3つ考えられる。

❶能動的な力の感覚

　泣くつど、養育者の手によって不快が取り除かれる。この体験の積み重

ねによって、不快に強いられて反射的・生理的に泣くという受け身の反応だった啼泣が、不快を除くための啼泣、養育者への能動的なはたらきかけの色を帯びはじめる。ひとは能動性なくしては生きていけない。これは、その能動性の最初の芽ばえで、能動的な力の感覚、私たちがふだん使う言葉でいえば「自信」の萌芽となる。

❷護られている感覚

泣けば不快が除かれる、泣けば護られる体験の繰り返しから、まわりから護られている感覚、まわりの世界への「安心」の感覚が、身体レベルで根づきはじめる。心理学者エリクソンが「基本的信頼basic trust」と呼んだもので、これが人間がいろいろな困難はあっても、まわりの世界や自分自身をなんとか信じて生き抜いていける最初の土台となる。

❸身体感覚の分化

この身体的な世話を通して身体感覚の分化が進んでくる。これについてはあらためて後述する（第8章-4、第10章-6参照）。

> もちろん乳児は、ここに述べた「安心」「自信」「信頼」といった言葉（概念）で、自身の体験をとらえているわけではない。彼らが身体レベルで、すなわち肌で感じているだろう言語以前の体験を、私たちおとなの言葉に強いて翻訳すれば、こうとでもいえようか、という憶測である。乳児に直接インタビューをして確認したわけではない。
>
> このように発達心理学や発達理論には、乳幼児に対するおとなの視点からの「憶測」や「投影」を出ないところが避けられない。揣摩憶測による「おはなし」かもしれない。
>
> しかし、学者がさまざまな観察事実を手掛かりに、こうした揣摩憶測をあえてする背景には、乳児もけっして不可知・不可解な存在ではなく、自分たちと共通した存在（理解可能な存在）であるはず、という確信がひそんでいる。親たちがわが子を自分たちと同じ〈こころ〉をもつ存在と確信してかかわるのと相通じているだろう。

3　マザリングとアタッチメント

アタッチメントとは子からの「なつき」

鳥類やほ乳類など、自力で身を守れない時期をもつ動物の仔は、親に接近することで安全を得るという行動パターンを生まれつき備えている。これは生物的にプログラムされた行動で、動物行動学では「アタッチメント

attachment」と名づけている。「くっつき」という意味である。カルガモのヒナたちが親鳥の後に列を作ってくっつき歩いているのが、アタッチメントの好例である。

　ひとの赤ちゃんにおいてもアタッチメントと呼べる行動がみてとれる。それが精神発達に果たす役割を強調したのが、英国の精神医学者ボウルビィと、その共同研究者のエインスワースだった。学術用語としては「愛着」と訳されるが、日常語の「なつき」が本来の含意にぴったりの言葉だろう。

　発達をうながすポテンシャリティの図（104頁★8）に戻れば、「（c）関係への能動的な志向性」に相応しよう。フロイトが「小児性愛」と呼んだものと重なっているが、この用語が与えるセクシャルなイメージを避けて、ボウルビィらはあらためて動物行動学の概念でとらえ直したといえる。

　　アタッチメントとは、動物行動学的には「危機を感じて不安やおそれに駆られた個体が、ほかの特定の個体に接近することで安全感を取り戻そうとする性向」と定義されている。通常の環境下では親がその「特定の個体」となるのが一般である。
　　この定義には動物の仔が親に求めるものは〈愛〉よりも「安全」（安心）だとする考えがはらまれている。エインスワースは「新奇場面法；SSP」といって、1歳児を「知らない場所で知らない人とふたりきり」という危機状況においたあと親にどんな行動を示すかを調べて、ひとにもアタッチメントがみられること、そのアタッチメント行動はいくつかのパターンに分かれることを明らかにした。
　　しかし、高度に社会的・共同的な生存様式をもつ人間においては、子どものアタッチメントは安全を求めて接近する「動物学的行動」であることを超えて、相手との関係そのものを求めて接近する「社会的行動」へと発展する。つまり〈愛〉と呼んでもよいこころのはたらきにつながる。私たちにとって〈愛〉と「安心」とは深くリンクしている。
　　ひとの乳幼児は安全を脅かされていない状況にあっても、親を求め、親にくっつこうとする。日本語で「甘え」と呼ばれる行動である。ひとのアタッチメントはこうした性向をはらみ、動物行動学上の定義にはおさまらない。

マザリングを引き出す力

　カルガモのヒナとはちがって、乳児は運動能力が限られており、自分のほうから親に接近することができない。そこで、生存が脅かされたときには啼泣によって親の接近を求めるわけで、その意味では、啼泣もアタッチ

メント行動ととらえることができる。そこから引き出される親の接近的アプローチがマザリングである。このように乳児のアタッチメントは、ほかの動物とはちがい、子の側から一方向的には成り立たず、親の側も接近的に応える双方向性によってはじめて成立する。

　乳児のアタッチメント行動が生存的な安全を求めるだけのものであれば、養育者も泣けばミルクを与える、おむつを替えてやる、寒すぎず暑すぎないよう体温調整をしてやるなど、生存を守る身体管理（安全管理）で応えさえすれば必要十分な理屈になる。

　しかし、それで済ます親はいない。そのたびに抱っこしたり撫でてやったり頬ずりをしたり、子どもの「甘え」を満たす愛撫的なかかわり（フロイトの言葉では小児性愛的なかかわり）もおこなうのがマザリングである。これによってマザリングは、生存を護るだけではなく、関係の発達をうながすはたらきをもつことになる。

4　感覚の共有（分化）

外部からの調整があって身体感覚が分化する

　空腹ならミルク、寒ければ毛布など、私たちおとなの身体感覚のあり方にそったマザリングが重ねられる。これは自力で身体感覚を調整できない乳児にかわっておとなが調整をしてやることを意味する。この積み重ねによって、「空腹」とか「寒さ」とか言葉（概念）によって認識的に感覚をとらえ分けるわけではまだないが、それぞれの感覚のちがいを乳児は認知的に感じ分けられるようになっていく。つまり、先ほど3番目にあげた身体感覚の分化がはじまる（115頁参照）。

　その証拠に、マザリングを重ねるうちにしだいに親は、自分の赤ちゃんが泣いているわけをおおむね聞き分けられるようになる。「おむつだな」とか「おなかがすいたんだな」とか。これは不快のあり方によって泣き方にちがいが出てきた、すなわち身体感覚の差異が赤ちゃんに認知されはじめたことを示唆している。これが身体感覚の分化である。こうなれば赤

ちゃんの世話は、ずっとスムーズになる。

自分の子の泣き声はわかる

　乳児とその親たちを集めて泣き声をあてさせる実験がある。するとそれぞれの親はわが子がなぜ泣いているかはあてられるのに、よその子になるとあてられない。赤ちゃんの泣き方はその子その子でまちまちで、このときはこう泣くという一般性をもっていないためである。親は経験的にわが子の泣き声を聞き分け、親子の間（だけ）で「感覚体験が共有」されはじ

★ 10　感覚の共有

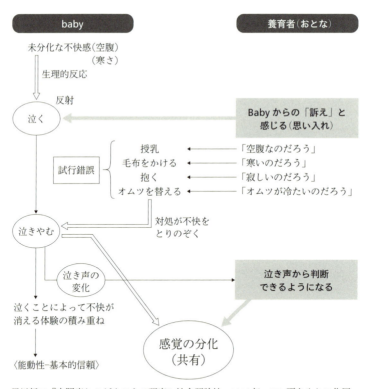

黒川新二『自閉症とこどもの心の研究』社会評論社、2016 年、101 頁をもとに作図

めた段階といえる。

「暑い」とか「寒い」とか、一般性をもった言語（概念）によってその体験を第三者とも分かちあう社会的な共有には至っていないけれども、乳児にとって他者（養育者）との体験の分かちあい、〈こころ〉の共有のはじまりである。赤ちゃんが個体の脳の内側でひとりで体験していた感覚世界が、その外側にいる養育者の感覚世界とつながるようになったことを意味する。

マザリングが発達の土台をつくる

日々の世話（マザリング）を通して乳児が発達していく道筋を模式的に示せば★10のようになる。このプロセスは児童精神医学者の黒川新二が早くからとりあげており、この図はその黒川の原図に少し手を加えたものである。

ここでわかるように、授乳したりおむつを替えたりという一見して身体管理的なマザリングが、一方で安心感や基本的信頼など「関係の発達」の土台を、他方で身体感覚の分化と共有という「認識の発達」の土台をつくり上げて、精神発達上の大きな役割を果たしているのである。

> マザリングが身体感覚の分化や関係発達の土台づくりに重要な役割をもつ事実は、このマザリングが放棄された極端な養育不全をもつ事例では、身体感覚の分化や社会性の発達がおくれる事実から実証される（第15章-9参照）。

5　首のすわりと探索行動

あらゆる刺激をスキャン

3か月頃には首がすわる。これによって乳児は観察したいものに自由に視線を向けて注視できるようになり、まわりの世界を知ろうとする活動、すなわち探索活動が自在なものとなる。啼泣とそれに対するマザリングによって芽ばえた能動性と安心感が、未知の外界への積極的な探索を支えている。

乳幼児健診では「首のすわり」が発達のチェックポイントのひとつにされている。まわりに能動的に関心を向けて観察しようとする探索活動のおくれは首のすわりをおくれさせ、また、首のすわりのおくれは能動的な探索活動をおくれさせるため、おくれをチェックするメルクマールになるのである。

　注意をひくものを見つめ、動くものを目で追い、音のするほうに顔を向けるなど、乳児期の探索は未知な外界のすべてを知ろうとするかのようにまわりのあらゆる対象に（物にも人にも）万遍なく向けられるところからはじまる。すなわち、まわりの刺激をすべてスキャンしている。

なぜ「ひと」へ関心が向くようになるのか

　けれどもやがて、ケアにあずかっている養育者をはじめとした「ひと」が、とりわけ積極的な探索の対象となってくる。ひとの顔や姿を注視し、ひとの動きを目で追い、観察を重ねる。同時に自分の手をしげしげと見ることからはじまって、自身のからだも熱心な探索の対象となる。

　最初はすべての対象に万遍なく向けられていた探索活動が、しだいに「もの（事物）」以上に「ひと（人間）」へと向かいはじめ、生後4〜5か月以内に「もの」への関心と「ひと」への関心とが分かれてくる。なぜだろうか。

　ものを対象にした探索は一方向的な観察なのに対して、ひとを対象とした探索は観察対象の反応を引き出す。ほとんどの事物は注視しても、ただそこにあるままだが、ひとは（とりわけ養育者）赤ちゃんが自分を注視していると気づけば、見つめ返したり、笑顔をみせたり、声をかけたり、近寄ったり、抱き上げたりという接近行動を思わず引き出される。

　ひとに対する探索活動は、観察対象の接近行動を引き起こすのである。このちがいによって「もの」と「ひと」とが分けられていき、そのなかでもとりわけ、いつもそばにあらわれて接近行動を示す「ひと（養育者）」は、他の諸対象とは明らかにちがったもの、特別なものとして認知されるようになる。一般に生後数か月になれば、はっきりとそのひと（養育者）を選んで笑顔（選択的微笑）をみせるのが、その証しである。

6　安心の共有と探索

既知が増えると未知が不安に──人見知りの原理

　乳幼児にとってまわりの世界は未知なものごとばかりである。わからないこと、対処しきれないことに囲まれて生きている。幼い子ほど不安になりやすく、よく泣くのはこのためだろう。乳児期には身体感覚的な不快への反応からの啼泣だったのが、幼児期に向かうにつれて情動的な不安や混乱への反応として泣くことが多くなる。しかし、そのなかでも探索活動が重ねられ、既知のものがどんどん増えてくる。

　これは、混沌に包まれていた世界が、しだいに「既知（なじんでいるもの）」と「未知（なじんでいないもの）」とに分かれて、「未知」が明確に意識されるようになることを意味する。その結果、未知のものへの不安や警戒がはっきりあらわれてくる。そのわかりやすい例が、平均およそ生後8か月前後にあらわれる「人見知り」である。見慣れない対象に直面したとき、とりわけその対象が接近的にあらわれてくる「ひと」である場合に乳児が示す強い情動的な不安と警戒を、私たちは人見知りと呼んでいる。

　この場合、まだ自力で身の安全を守れない幼児は、すでになじんでいる対象である養育者（親）にくっつくことで安全感（安心）を得ようとする。知らない人に出会った幼児が母親にしがみつく、母親の胸に顔をうずめるなどがそれで、まさしく「アタッチメント」である。

親の「安心」が子に伝わる

　この幼児の行動に対して、「何を怖がっているの！」と突き放したり叱りつける親はいない。しがみついてきた乳児をしっかり抱いてやって「大丈夫、お隣のおじさんよ」と、落ち着いた穏やかな態度を子どもに向けるだろう。ここでたいせつなのは、こうしたかかわりは、その場でのわが子の不安をなだめるだけではなく、発達を支える大きな役割を果たしていることである。

　養育者のほうは、その（乳児にとって）「未知のひと」に対して不安や警

戒を抱いていない。乳児はただ抱かれて護られるだけではなく、養育者のその安心感を肌で取り込んで安心を得るのである。そこには安心という「情動の共有」が生じている。

その共有に護られて、乳児は未知の相手をそっと探索しはじめる。母親の胸の陰から、ちらちら知らない人の様子をうかがう。幼児は、その人の様子ばかりでなく、母親のその人に対する雰囲気にもアンテナを向けて、いよいよ「安心らしい」と警戒が解ければ、その人への積極的な観察がはじまる。相手もそれに気づいて（ほほえみかけるなど）接近的にそれに応じて、ひとに対する探索活動がもたらす相互交流が生み出される。この相互交流によって、その人は乳児にとって「未知」な存在から「既知」の存在へと変わる。こうして乳児は「知っているひと、なじんでいるひと」を増やして、社会的な対人関係の世界をひろげていく。そのプロセスを示したのが、★11である。

★11　アタッチメントと情動の共有

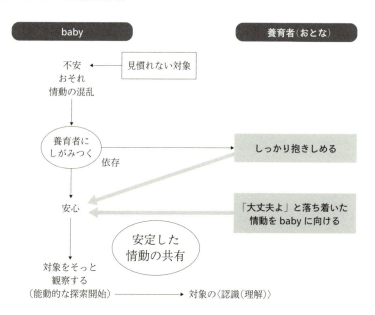

安心が好奇心をつくる

　私たちもそうだが、安全感・安心感のもてない状況下では、「知らないもの」は不安や警戒をもたらすものとなり、安全感・安心感がもてる状況下では逆に好奇心や探究心を引き出すものとなる。知らないものだらけの世界にいる乳幼児が能動的な探索活動を進めて、自分なりに世界を知っていけるのは、養育者を中心とするまわりのおとなたちによって護られている安心があればこそである。

　認識の発達が関係に支えられるとは、こういうことである。

7　バブリングと情動の共有

クーイング⇒応答⇒バブリング

　乳児の発声は啼泣ではじまるが、生後1〜2か月くらいから啼泣以外の発声が出てくる。「アーアー」「クークー」といった単音節のシンプルな発声で、「クーイングcooing」と呼ばれている。啼泣が不快への反応なのに対して、こちらは心地よいときに出てくる発声である。

　クーイングは、自然に生じる生理的な発声であって、対人的な意味や役割はないと考えられている。乳児はひとりきりでクーイングをするし、音声を知らない重い聴覚障害児でもこの時期になるとクーイングがはじまるからである。

　けれども、子どもをすでに自分たちと同じ存在、〈こころ〉をもつ存在であると思い入れているおとな（養育者）は、これをけっして無意味な生理的発声とはとらない。わが子のお喋り、語りかけととらえて、喜んで返事をしたり声をかけるなど応答的なかかわりをはじめる。そうするうちにクーイングは、「ダァーダァー」「バブバブ」といったより複雑な音節からなる発声へと変わっていく。この発声を「バブリングbabbling」と呼ぶ。日本語で「喃語」と呼ばれている赤ちゃんしゃべりである。

　クーイングは自然発生的な生理現象だけれども、バブリングはそうではない。クーイングを子どもからの語りかけと扱って、まわりがそれに言葉

を返すことによって、はじめてバブリングは生じてくる。もし、「生理的発声に過ぎぬ」としてだれも応答をしなかったとしたら、バブリングは生じない。

> 現実にはクーイングに応答しない親はいない。重い聴覚障害児はクーイングははじまるけれども、それがバブリングへと発展しない事実が知られている。クーイングへのまわりの応答が聴覚障害児の耳には聞こえないため、応答がないのと同じ結果になるためだろう。この事実から、クーイングは、それに対するまわりの音声的な応答があってはじめてバブリングへと発展すると考えられるのである。

やりとりの発生

このバブリングがあらわれるのが、おおむね生後6か月くらいからである。これは、まだ有意味言語ではない。しかし、養育者はすっかりそれを「おしゃべり」として扱って、クーイングにもまして積極的に応答をする。「そうかい、そうかい」と相槌を打ったり、その「おしゃべり」をまねして声をかけたり。

そしてこの段階になると、クーイングとはちがって、幼児のほうも明らかにおとなの応答を意識した発声をするようになる。バブリングをしていた子どもが応答を待つようにふと声をとめ相手を注視する。それに対して相手が応答してやるとさらに活発にバブリングをするという相互的・双方向的な発声、つまり「やりとり」が生まれてくるのである。「やりとり」となれば立派なコミュニケーションで、きたるべき音声言語獲得の土台がここにある。

情動を伝えあうコミュニケーション

もちろん、コミュニケーションといっても、「意味」を伝えあっているわけではない。ここでコミュニケートされ、共有されているものは「情動」である。バブリングでのやりとりの場面で観察されるのは、両者が心地よげに声を発しあい、ほとんど一緒になって声を出しあっている状態である。そこには親密な情動の交流、両者の情動がほとんど溶けあうように「共有」される状態が生まれている。

このように互いの情動の波長が重なりあい一体化が生じる現象を、精神医学者のスターン Stern,DN［1934-2012］は「情動調律 affect attunement」と名づけている。このプロセスを★12で示す。

　私たちは、こころのなかに生起するさまざまな情動を、めいめいの脳の内で孤立的に体験するのでなく、ほかの人と共感的に分かちあっている。分かちあうことによって、情動を処理しているのである。情動をともにできるのが人間で、幼児期の情動調律にその原点をみてとれる。バブリングによって、心地よい情動を養育者とともにするところからはじまって、喜怒哀楽、さまざまな複雑な情動を他者と分かちあう力をしだいに伸ばしていくのである。

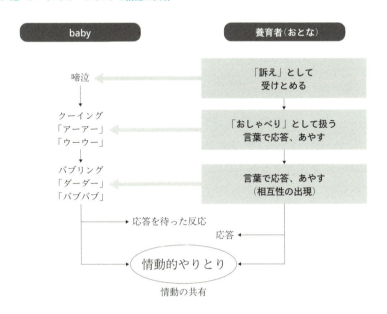

★12　クーイング、バブリングと情動の共有

8　関心の共有

探索活動が活発になる

認知のなかで「ひと」と「もの」とが分かれていき、ひととの間での安心や情動の共有が確かなものとなるのにあわせて、それを支えとして、事物に対する探索活動もさらに旺盛活発になされていく。運動能力も伸びて、注視だけではなく、手を伸ばして取ろうとしたり、触ったり、口にもっていったり、握ったり、引っぱったり、もてる感覚能力と運動能力を総動員して乳児は世界の探索を重ねるのである。

> このプロセスは、ピアジェが詳細に観察して描き出している。活発な探索活動によって、乳児はまわりのさまざまな事物は、それぞれ一定のかたちや性状を備えた実体であることを知っていく。外界はさまざまな性状の実体の集まりからなり、実体とは目の前から隠れても（見えなくなっても）、なくなってしまうわけでないこと（「対象の永続性」）も知っていく。もちろん、まだ言語以前で、認識的（概念的）に理解するわけではないが、そのような認知的なシェマが形成されるのである。

この探索活動は、ピアジェが強調したように乳児の自発的・能動的な行動である。けれども、実はその背後で養育者をはじめ、まわりのおとなたちがきわめて大きな役割を果たしている。

おとなたちが意識せずにしていること

第一に、まわりのおとなたちは乳児の探索をおのずと一定の方向へリードするはたらきかけをしている。たとえば、ガラガラだったら振ってみせる、笛なら吹いてみせるなどして、乳児の目を私たちが社会的に共有している「意味」と「約束」に向けようとする。つまり、少しでも認識的な発達をうながす方向へと子どもをいざなっているのである。

第二に、事物に対する乳児の関心を、ともに分かち合おうとするかかわりをおとなは絶えずしている。乳児にとって外界はまだ意味によって分けられていない（概念化されていない）混沌とした知覚世界であるけれども、おとなにとっては外界はすでに「意味をもつもの」と「意味をもたないも

の」とに分かたれ（分節化され）秩序づけられた世界となっている。

　そのため、たまたま乳児が猫とか犬とか、私たちにとって意味をもつ対象を注視していれば、私たちはすぐさまそれに気づく。そして、言葉のわからぬ赤ちゃんに話しかけてもむだと思う養育者はおらず、さっそく「ニャーニャ、かわいいねえ」「ワンワンだね」と声をかけ、一緒にそれに視線（関心）を向けるのである。

　いちいち意識しているわけではないが、子どもから引き出されるように養育者は日々これを繰り返している。また、探索活動を子どもにまかせきりにはせず、おとなのほうからも「ほら、お花よ」「ごらん、ワンワンよ」と、機会あるごと私たちにとって意味をもつ対象へと子どもの注意をいざなっている。

　このかかわりは、乳児が注視しているものにおとなが追随して視線（関心）を向けるところからはじまる。これが重ねられるうちに乳児のほうも

★ 13　探索行動と関心の共有

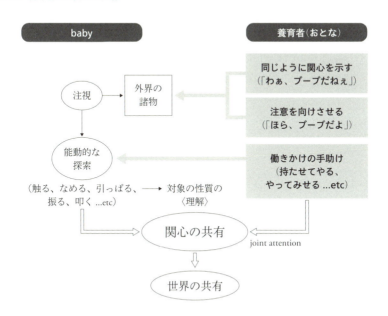

おとなの視線をたどっておとなが注意を向けているものに関心を向けるようになって、双方がひとつの対象に同時に注意を向けることが可能になる。「関心の共有」である。

　発達心理学では、これを「共同注意 joint attention」と呼び、発達上の重要なポイントとしている。共同注視がおくれる場合、精神発達、とりわけ関係（社会性）の発達のおくれがもたらされるからである（★13）。

意味と無意味のとらえ分け

　ここでだいじなのは、おとなは乳児が注視するものすべてに対して、かならず関心を向けるわけではないことである。探索活動のなかで乳児が（私たちにとって）あまり意味のない対象を注視しているときには、私たちはそれに気づかず見過ごしている。たとえ気づいても、「わあ、壁のシミだねえ」「ゴミくずだね」と語りかけ、一緒に眺めたりはしない。意識的・意図的にそうしているわけではないけれど、おのずとこうしたおとなからの選択が起きているのである。

　この結果、乳児にとって外界は、おとなが注意・関心をともにするもの、注意・関心をともにしないものとに分かれるようになる。それによって、外界を「意味をもつもの、注意を向けるべきもの」と「意味をもたないもの、注意を向けずともよいもの」にとらえ分けるこころのはたらきが根づいてくる。これについては、発達障害のところで、もう一度とりあげたい（第10章-14参照）。

9　模倣と行為（しぐさ）の共有

同型性が模倣を支える

　熱心な探索活動のうちで、乳児にとってとりわけ関心の対象となるのは日々接近的に交流しているまわりのおとなたちで、その姿かたちや所作をたえず観察している。自分の身体やその動きも探索的に観察しているので、やがて、自分の身体のかたちや動きもまわりのおとな（養育者）のそれと

共通という身体像がシェマとして根づいてくる。自分もまわりの人も「同じもの」（発達心理学者・浜田寿美男のいう「同型性」）という感覚である。もちろん、たんに視覚的な相似性への気づきだけではなく、感覚を共有し、情動を共有し、関心を共有し……という共有体験の積み重ねが、「同じ」の感覚の形成に大きくあずかっているだろう。

自分も相手も「同じもの」という感覚の定着によって、相手のしぐさを自分もなぞって「同じしぐさ」をしようとする「模倣」があらわれる。いうなれば「行為（しぐさ）の共有」である（★14）。

おおむね10～11か月頃からはじまる。イナイイナイバア、オツムテンテンなど、養育者との親和的な遊びのなかで養育者から子どもに示されるしぐさの模倣（赤ちゃん芸）からはじまり、しかるのちにだんだん遊びを離れ、バイバイ、チョーダイなど社会的な意味をもったしぐさの模倣が可能になっていく。

★14　行為の共有（模倣）

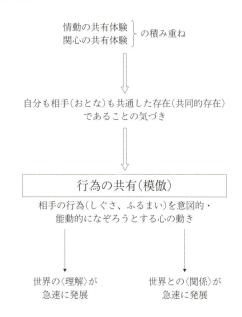

おおむね生後半年を過ぎると幼児は「イナイイナイバア」を喜ぶようになる。ピアジェ的にいえば、「対象の永続性」の認知と一体になった現象で、いったん見えなくなった親の顔があらわれることを繰り返し確かめて子どもが楽しむところが、この遊びのミソといえる。
　フロイト的にいえば、手の陰から「バア」とあらわれる親の笑顔がうれしくて幼児が笑い、それがまたかわいくて親は「イナイイナイバア」を繰り返し、そこに生じる性愛的・情愛的(エロス)な一体感、情動の共有体験が、この遊びのミソといえる。
　模倣が、まずこうした「遊び」のしぐさからはじまる理由には、（1）養育者から直接自分に向けられたしぐさであること、（2）わかりやすいクッキリしたパターンをもっていること、（3）楽しい情動の共有をともなっていること、があげられよう。

「知恵づき」の時期

　模倣ができるようになると精神発達はステップアップする。独力の手探りだった探索が効率化するからである。たとえばスプーンの「意味」は、ひとりでいじりまわすだけでなく、おとながどう扱うかを観察して真似てみれば容易にわかる。これが「認識の発達」を加速することになる。

　これに加え、相手の行為をなぞって追体験できるようになれば、自分の視点からではなく相手の視点からものごとをとらえる「脱中心化」（ピアジェ）も促進される。まだかたちから入っている段階だが、「バイバイ」など社会的なマナーも示せるようになる。どんなときにどうふるまうかというおとなの社会行動を、理屈ぬきの見よう見真似ながら、模倣を通して身につけていけるようになるのである。こうして「関係（社会性）の発達」も加速される。

　こうした認識・関係ともどもの発達の加速が、「知恵づき」と呼ばれているものである。

10　しつけと意志の発達

排泄はお手洗いで、食事は箸で

　模倣によっておとなの行動を子どもがなぞれるようになると、それを社会的・文化的な約束やルールにのっとった行動の習得へと導くおとなからのはたらきかけがはじまる。これが「しつけ」で、1歳を過ぎ、幼児期に

入るとはじめられる。

　排泄をどこでしようと生存に問題はない。食事を箸で食べても手づかみで食べても栄養に変わりはない。だからといって放っておく養育者はいない。排泄はお手洗いで、食事は箸と茶碗でというのが、私たちが社会的・文化的に共有している約束だからである。わが子が自分たちと同じ「社会的な存在」へ育つことへの親の願いが、しつけをうながす。

　もちろん、幼児に「これが文化だ」「社会的な約束だ」「だから学ばねば」という理解はまだない。しかし、愛着的・性愛的(エロス)なつながりで結ばれた親から「こうしようね」と差し向けられるため、理屈ぬきに幼児は取り組む。また、親自身もお手洗いを使い、箸と茶碗で食べているから、「自分もそうしたい」と積極的にそれを真似しようとするのである。「しつけ」という用語は「訓練（ディシプリン）」の語感をもつけれども、訓練ではなく、親子間の親和的な交流性を土台としている。

欲求をコントロールする力を身につける

　しつけは直接には、自分でお手洗いが使える、スプーンや箸を使いこなせる、衣服の着脱ができるなど、「身辺自立」を目的としている。しかし、それだけではない。しつけを通して幼児が、世界にはいろいろな約束やルールがあって、それはたいせつなものだという体感と、その約束やルールに従って欲求や衝動を自分でコントロールする力を身につけるところに精神発達上の大きな意味がある。

　排泄の欲求が起きてもオマルに座るまでは抑える、空腹でも食事の時間まで待つ。目の前にご馳走があっても「いただきます」の挨拶が済むまでは食欲を抑える。コントロールはこうした抑制からはじまる。しかし、抑制がコントロールなのではない。いったんオマルに座ったらがんばって排泄に努める、「いただきます」をしたら食べることに力を注ぐというように、衝動・欲求を満たす方向にコントロールが向かわねばならない。衝動・欲求は必要があって生じるものだからである。

動物はふつう衝動・欲求をコントロールしたりはしない。生存に必要だからである。生物的・生命的な衝動・欲求（フロイトの言葉ではエス Es）に従って行動することで、生存確率を高めている。人間も動物だから、本来はそうにちがいない。
　しかし、人間は高度な社会をつくり上げ、共同的に生きるようになった。そこで個々人がめいめい衝動・欲求のまま行動していたら、社会は成り立たない。このため人間にかぎっては、社会の規範（フロイトの言葉では超自我 über-Ich）に従って衝動・欲望を、さらにそれにともなうさまざまな情動をあえて自力でコントロールする必要が生じたのである。したがって、この自己コントロールの力は、先天的に備わった生物的な力ではなく、後天的に習得される「社会的な力」と考えられる。
　このため、関係（社会性）の発達に一定以上おくれをもつ場合、多かれ少なかれ、衝動・欲求の自己コントロールが不得手となりやすい。

　生命的・生物的なものからはじまり、やがて対人的・社会的なものにいたるまで、人間はさまざまな衝動・欲求にぶつかりながら生活を送っている。それらを社会的なルールや状況にあわせて、あるときは抑える努力を、あるときは満たす努力を使い分けながら自分の行動をコントロールしていく力、それによって何かを実現していく力は、通常、「意志」と呼ばれている。
　これは社会を生きるうえできわめて重要な力である。しつけの大きな役割は、この意志の力の土台をつくることにある。

11　言葉のはじまり

　一般にしつけのはじまる1歳代に入ると言語の獲得がはじまる。言語もまた人間が社会的・文化的につくり出した約束やルールで、しつけと言葉の獲得とが時期的に重なるのは、偶然でないかもしれない。しつけとのちがいは、言葉のほうは、おとなが意図的にはたらきかけなくても、子どもがおのずから自発的に習得していくところである。しかし、ここでもおとなは知らず知らずに大きなかかわりをしている。
　ここでは言語獲得のプロセスをたどるが、その前に言語がどのような構造をもっているかについて解説しよう。

言葉の構造——指示性(認識)と表出性(関係)

　まず、言語とはどんな構造をしているかを考えておきたい。

　情報伝達の信号系としてのコトバなら、ミツバチでもイルカでももっている。しかし、人間の言葉はたんなる信号ではなく、世界をとらえ分けるための意味(概念)や約束(規範)の体系をなしている。私たちがものごとを認知的にではなく認識的にとらえるのは、この人間固有の言語のはたらきゆえである。この言語のはたらきを、言語の「指示性」と呼ぶ。「これは○○です」など、対象を指し示す(あるいは認識する)機能である。

　それと同時に人間の言葉は相互交流のチャンネルであり、私たちは言葉によって体験を共有しあい、「関係」をもちあっている。この場合、たんに情報を伝えあうのではなく、何よりも情動を分かちあうはたらきを言葉は備えている。このはたらきを言語の「表出性」と呼ぶ。「おやまあ!」など情動を表出する機能で、情動とはひと同士のかかわりのなかでたえず生起し、またひと同士のかかわりを動かす大きな力となっている。

> 　私たちのかわす言葉には、「指示性」(認識)と「表出性」(関係)とがさまざまな濃淡で織り込まれている。たとえば、「今日は天気が悪いです」と述べれば、指示性をもっぱらとした表現で、天候に対するひとつの認識を表す(だけの)言葉である。これに対して、「今日は天気が悪いですね」と述べれば、そこに表出性が加わり、天候への認識だけではなく、その認識を相手と分かちあおうとする話し手の気持ち(情動)が加味されたものになる。「今日は天気が悪いねえ」となれば、さらに表出性が強まり、悪天候にたいする話し手自身の気持ち(情動)も加わったものになる。

　指示性と表出性からなる言語の構造は、認識の発達と関係の発達からなる精神発達の構造と対応している。言語発達の研究は、もっぱら指示性の発達に目が向けられやすい。しかし、喃語における「情動の共有」(スターンのいう情動調律;125頁参照)が言語コミュニケーションの出発点で、言葉の発達は表出性を基盤としてその上に指示性が構築されていく過程と考えられる。

> 　たとえば初語の「ママ」は、「あなたは母親である」という指示的表現としてではなく、

「おかあさん！」という表出的な表現として発せられたはずである。また、「やだ！」「いや！」という言葉を幼児は早く覚えるが、これも情動性の高い表出的な表現である。

以下、言語獲得のプロセスについて述べる。大まかには次のような段階を踏む。

（1）指さし
（2）一語文の段階（語の水準）
（3）二語文の段階（文の水準）
（4）文章の段階（文章の水準）
（5）言葉の綾の段階

（1）指さし

指さしが重視される3つの理由

8か月から10か月を過ぎると「指さし」がわかるようになる。指さしとは、同じ対象へ一緒に関心を向ける共同注意に、その対象を指でさすという動作が先行するようになったものをいう。「指をさして特定の対象を相手に向かって提示する」という身ぶりによる表現行為である。発達的には、まず相手が指でさしたものに眼を向けることからはじまり、やがて自分のほうが指をさして相手に注意を向けさせるようになる。

言語発達の研究において指さしが重視されるのは、有意味言語のはじまりにかならず先んじてみられる現象とされるからである。

- 相手への伝達を意図した明らかな「表現行為」とみなせること。
- 指さしでは「指さす人─指された対象─それを見る人」という、いわゆる「三項関係」が形成され、「話し手─話の内容─聞き手」という言語コミュニケーションの祖型とみなせること。
- 事実、指さしがみられない子どもでは、言語発達がしばしば大きくおく

れること。

　この3つの理由から指さしは言語発達の歩みのチェックポイントとして重視されてきた。胎内で母親の声を聞き覚えるところからスタートしたおとな（養育者）との絶えざる交流が、世界のとらえと世界とのかかわりをステップアップさせていき、その蓄積のうえに言葉が開花する。「指さし」は、次に有意味言語（言葉）がはじまることを告げる重要な言語発達の里程標とされるのである。
　以下に有意味言語の習得のステップをたどってみる。

> 指さしは言語獲得にいたるだいじな通過点ではあるが、そこを通ることが絶対条件ではない。視覚障害のため指さしが起きない子どもたちでも言語発達はちゃんと進むからである。聴覚的な対象にともに耳を傾ける、触覚的な対象にともに触りあうなどのかたちで「共同注意」の体験を重ねているのだろう。精神発達の道筋は、どこかでつかえたら行き止まりという一本道ではけっしてなく、さまざまなバイパスをもったプロセスであることの一例だろう。

(2) 一語文の段階（語の水準）

猫を「ニャーニャ」呼べるまで

　黒川新二は言語発達のステップを「語の水準⇒文の水準⇒文章の水準」の3ステップに分けている。優れた明確な分け方で、それにならって述べたい［黒川1980］。
　言葉はまず「一語文」、つまり「単語表現」の習得からはじまる。事物にはそれぞれ呼び名（表現）があるという理解が生まれたとき、一語文が可能になる。最初は、じかに見たり触ったりできる実体的な事物の呼び名からはじまる。文法でいえば、名詞である。「マンマ」「ワンワン」「ブーブ」など。
　一語文の獲得には、いろいろな事物の名称を記憶して語彙を増やしていけばよいだけにみえるが、実はそれほど簡単ではない。たとえば子どもが猫を「ニャーニャ」と呼べるようになるためには以下の気づきが必要にな

る。
　猫の姿かたちは認知的（知覚的）には一匹一匹みんなちがう。三毛もいればシャムもいる。しかし、認知的にはそれぞれ異なったものでも、なんらかの共通性をつかみとって、その共通性によって認識的には「同じもの」ととらえることができる。事物の呼び名とは、個々の「事物」についている名称ではなく、そうしてつかみとられた「種類」の名称である。この気づきがあって、はじめて言語は可能になる（これを最初に指摘したのが「アヴェロンの野生児」のイタールだった）。
　異なるものから共通した性質を見出し、ひとつの種類としてとらえるこころのはたらき。これが「抽象能力」と呼ばれるもので、乳児期からの旺盛な探索活動でまわりの実体的事物のさまざまな性状を認知的にとらえ分けてきた蓄積が、ここで大きくものをいうのである。
　だから、子どもが事物の呼び名を言葉として覚えるには、試行錯誤が必要となる。たとえば、わが家の白い子猫を「ニャーニャ」と覚えた子が、庭の歩く犬や動物園の熊を見ても「ニャーニャ」（四本足という共通性でつかむ）、白い毛糸のかたまりも「ニャーニャ」（白くふわふわしているという共通性）、ときには自動車も「ニャーニャ」（動くものという共通性）と呼ぶといったことが起きる。どれもけっして誤りではない。
　しかし、子どもが犬を「ニャーニャ」と呼べば、きっとまわりのおとなは「あれはワンワン」と訂正してやるだろう。子どものほうも呼んでみて、これでいいのかな、というふうにおとなの反応をうかがったりする。こうした相互交流がさかんに行われながら、そこからさまざまな事物をどんな共通性で括って（抽象して）、ひとつの種類（概念）として把握するかという社会的な約束（つまり言語）を子どもは学んでいく。いいかえれば、いよいよ認識的な世界のとらえ分けがはじまるのである。ここが言語発達の急所である。

非実体と代名詞へ
　一語文では、まず実体の呼び名からはじまり、やがて非実体的なものご

と（運動、状態など）にも呼び名があると気づいてその認識表現を覚えていく。「アンヨ」「ナイナイ」「オーキイ」など、動詞や形容詞である。これがこなせるようになれば、次の「二語文の段階」（文の水準）に移行している。

代名詞の使いこなしは、さらに後になる。同じ対象が視点のおき方で「ボク」にも「キミ」にも「カレ」になるというややこしい相対的な呼称だからである。相手は自分のことを「キミ」と呼ぶのに自分からはそれが「ボク」になるのはふしぎで、それが理解できるには相手の側に立ってものを見る「脱中心化」（ピアジェ）が進まねばならない。

同じく「右／左」「上／下」など相対的な位置関係のあらわす言葉もマスターに手間がかかる。同じ位置が視点によって「右」にも「左」にもなるからである。

> あるものを別のものに見立てて遊ぶ「象徴遊び」が、言語発達にあわせてはじまるのは偶然ではない。象徴遊びも、言語と同様、「異なるものをなんらかの共通性によって同じものととらえる」というこころのはたらきのあらわれだからである。積木と電車はちがうものである。でも、直方体という形や、押して動かすその動きを共通のものとみれば、積木を「電車」と見立てることができる。お皿にのっているという共通性でとらえれば、ままごとの「ケーキ」と見立てることもできる。
> 「ごっこ遊び」も同じである。自分はテレビのウルトラマンではない。でも、今こうして闘っているしぐさや決めのポーズの共通性によって「ウルトラマン」になりきって遊ぶことができる。ピアジェが「象徴機能」と呼んだものは、実はこのようなこころのはたらきだと考えればよい。

(3) 二語文の段階 （文の水準）

つながりがとらえられる

「二語文」とは、単語をふたつ以上並べて言えることではなく、表現が「単語」の水準から「文」の水準にステップアップしたものをいう。

複数の単語を関連づけてひとつの表現としたものが「文」である。ものごととものごとのつながりをとらえ、事物そのものだけではなく、事物の状態や性質や動きにも呼び名があることを理解し、それによってものごと

とそのあり方とのつながりを認識し、それをひとつに表現できるようになった段階である。

助詞は隠れている

「ワンワン　アンヨ」「パパ　カイシャ」「クック　ナイナイ」「ワンワン　オーキイ」。品詞でいえば、動詞や形容詞が出てくる。これらは外界の対象のあり方をとらえた表現であるが、主観的な、自分自身のあり方の認識とその表現が出てくる。「ポンポン　イタイ」「ワンワン　コワイ」「マンマ　ホチイ」。

ものごととそのあり方との関係をつなぐ品詞は、日本語では助詞である。しかし二語文では、すぐには助詞は出てこない。助詞が言語表現において存分に使いこなせるのはもっと先になる。「は」と「が」の使い分けを考えてもわかるとおり助詞は複雑微妙だし、ものごとの関係を的確にとらえ分けるにはより高い認識力が求められるからである。だから最初のうち、助詞表現は出てこない（いわば、隠れている）。本当は「ワンワン（ガ）アンヨ」「パパ（ハ）カイシャ」「マンマ（ヲ）ホチイ」。表現としてはあらわれなくても、助詞的な関係の認識が芽ばえてきていることを二語文は告げている。

（4）文章の段階（文章の水準）

時間や因果が認識できる

助詞を使った表現があらわれ、関係の把握や表現が十分身についてくれば、文と文とが関連をもってつながったもの、すなわち「文章」の水準にステップアップする。これはものごとの時間的なつながりやものごとの因果的なつながりなど「目に見えない（感覚的にはとらえられない）関係」の認識ができるようになったことを意味する。

表現としては「ソシテ」「ソレカラ」、「ダカラ」「ダッテ」等々の接続詞の使いこなしとなってあらわれる。「時間関係」や「因果関係」によって

世界を統合的にとらえようとするのは、おそらく人間だけにちがいない。そのような認識レベルに到達したことを告げている。

*

　一般には文章の段階がクリアされれば、基本的な言語能力は獲得されたものとみなされる。この後は、内容的により複雑高度な理解や表現に向かって言葉を磨いていけばよいことになる。しかし、実はもう一段階、構造的なステップアップがないと、本当には言葉が身についたことにはならない。

(5) 言葉の綾の段階

「考えておきましょう」

　文章の水準に達し、語彙や文法が習得されても、それで社会的な言語能力がすっかり身についたとはまだいえない。生活のなかで私たちが実際に使う言葉は、言葉どおり（語彙や文法どおり）ではないからである。

　言葉には嘘もあればまこともある。さらに「反語」もあれば「ジョーク」もあれば「婉曲」や「言外の意」がある。こうした言葉の綾は一筋縄ではいかない。たとえば、頼みごとをした相手が「考えておきましょう」と答えたら、これはしばしば婉曲の断りである。しかし、本当に「なんとか考えてみよう」というときもある。「馬鹿だなぁ」といわれたとき、それは言葉どおり軽蔑や批難とはかぎらない。むしろ同情や慰めの言葉かもしれない。親愛や愛情の表現のこともある。やっぱり批難軽蔑の場合もある。同じ言葉がまったく正反対の意味であったりして、これでどうしてコミュニケーションが成り立つのだろうか？

表出性の読みとりが重要になる

　「比喩」もけっこう厄介である。「死ぬほどつらい」といいながら生きているし、それはまだしも「死ぬほど大好き」など、字義どおりに考えると

わけがわからない。

　日常のやりとりでは、言葉そのものから情報をつかみとるだけではなく、言葉の外にあるものからひろく情報を汲み上げながらコミュニケーションするわざが必要である。私たち（おとな）は、それをおおむね身につけている。相手と自分とがどんな関係にあるのか、どんな状況やコンテキスト（文脈）のなかで語られたのか、どんな表情や態度のもとに発せられたのか、等々を手がかりに、またそれなりの人間心理への洞察を手がかりに、しばしば表現どおりではない「言葉の綾」を読み解いているのである。言語のもつ「指示性」よりも「表出性」の読みとりが、ここではきわめて重要になる。

社会性の発達に依存する

　このわざは辞書や文法書でいくら勉強しても身につかない。対人的・社会的な交流の実体験の積み重ねを通して経験的に習熟していく以外に手はない。したがって社会経験のまだ少ない小さな子どもでは無理だし、知的には高くても関係（社会性）の発達におくれがある場合も、やはりこの段階でつまずくことが起きる。

　こうした言葉どおりでない（ある意味で非合理な）言語使用は、私たち人間がはなはだ複雑な「心理的存在」であるところから生じたものだろう。そして言語のこちらの面をどこまでこなせるかは、関係（社会性）の発達のレベルに大きく依存している。一筋縄ではいかない人間心理、対人関係の機微への洞察力が求められるからである。

12　認識の社会化

体験世界からの離陸

　言語の獲得とともに、幼児は世界を感覚を通してナマで知覚したまま認知的にとらえるのではなく、社会的に共有されている意味や約束を通して認識的にとらえ分けて、その世界を生きるようになる。これは体験世界の

きわめて大きな転換である。

　その世界のなかで、幼児の探索活動は、まわりのさまざまなものごとの「意味（概念）」や「約束（規範）」がどうあるかに活発に向けられるようになる。それによって、さまざまなものごととものごとの関係、さらに時間的なつながり、因果的なつながりなど人間固有のとらえ方が磨かれていき、やがて、ものごとの法則性をつかんだり、ものごとを理屈（論理）によって判断できる力を養っていく。この力が十分身についた段階が、ピアジェのいう「形式的操作期」である。

自己中心性から脱中心化へ

　認識とは社会的・共同的なものだから、その発達には自分の目にどう見えるかだけでなく、ほかの人の目からはどう見えるかという視点の移動ないし追体験が必要になってくる。さもないと社会的にほかの人と共有できる客観的な認識にはうまくたどりつけない。

　ピアジェは幼児期にはそれが十分できず、ひとりよがりな認識になりやすい事実を実験的に明らかにし、「自己中心性 égocentrisme」と名づけた。認識の基軸がいつも自分におかれるという意味である。自分と相手とは見ている位置がちがうからちがって見えるはずとか、自分にはお気に入りのおもちゃでも相手はおとなだから興味がないだろうというふうには頭がまわらない。相手も自分も「同じ」と思ってしまうのである。

　　感覚の共有⇒情動の共有⇒関心の共有という体験の積み重ねから、自分もまわりの人も「同じ」（共同的存在）というとらえが育まれて、そこから模倣（しぐさの共有）がはじまると先に述べた（本章-9参照）。言語も、認識とその表現の社会的な共有である（そこを歩いている白いものは、自分にもほかの人にも同じく「ニャーニャ」である、など）。これらの共有体験から、自分の認識もほかの人の認識も「同じ」と幼児が考えるのは、むしろ当然というべきだろう。
　　そうとすれば、幼児期の「自己中心性」は知的な未熟さゆえの誤判断というよりも、関係（共同性）が発達していく過程で必然的に通過すべき現象と考えられる。この「同じ」（自他の共通）というとらえがまず根づくことによって、それが土台となって、次に自分とほかの人とは「ちがう」（自他の差異）というとらえが可能になるのであろう。

このような自分だけのとらえ方を抜け出し、ほかの人たちと共有できる法則性や論理性をつかんで、それに拠った認識ができるようになること。自分の視点だけでなく他者の視点からもとらえた（つまり他者と共有できる）認識がもてるようになること。これをピアジェは「脱中心化 décentralisation」と呼んで、幼児期から児童期に向かうときの重要な発達課題とした。いうなれば、「認識のしっかりした社会化」である。

13　関係の社会化

二人関係の世界

　ここまでみてきたとおり、幼児期の精神発達は子どもと養育者との交流に支えられている。いうなれば親の懐のなかで幼児は育つのである。乳児期から幼児期初期までの交流は、子どもと養育者とのふたりの間での一対一の関係を基軸に発展してきた。この一対一の関係を対人関係論では「二人関係（二者関係）」と呼んでいる。

　もちろん、乳児期からすでに多数の人たちとの交流ははじまっている。多くの子どもたちは、母親、父親、きょうだいなど何人もの家族の間で育つ。親ひとり子ひとりといった家庭もあるけれども、その場合も親子ふた

★ 15　二人関係の世界

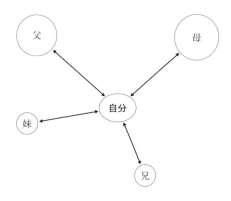

りだけで密室的に育っているわけではない（親が社会生活をしているかぎり、親以外の人とのかかわりにもかならず開かれている）。

しかし、乳児からみれば、母親がおっぱいをくれているときは母親、父親があやしてくれているときは父親というふうに、そのつど、直接接している相手と自分との一対一の関係（二人関係）が、関係のすべてとなっている。自分と母親、自分と父親、自分ときょうだい。関係の中心にはいつも自分がいるのが、乳児期から幼児期はじめの関係世界の特徴である（★15）。

このように乳児期から幼児期のはじめのうちは、「母親は自分にだけでなく、きょうだいにとってもだいじなお母さんなのだ」「母親は自分とばかりでなく父親とも親密なつながりをもっている」というような自分がじかにかかわっていない人と人のつながりは、まだこころの視野に入っていない。関係の中心にはかならず自分がいる。その意味でも、「自己中心性」の世界なのである。

三人関係の世界へ

しかし、幼児期半ばを過ぎれば、これまで見えなかった関係がしだいに見えてくる。たとえば、お母さんが妹の世話をしているときは、自分は

★16　三人関係の世界

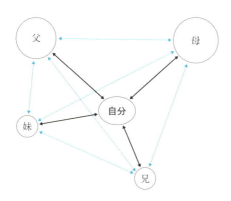

待っていなければならない。お母さんとお父さんが一緒にお出かけするときは、自分はおばあちゃんとお留守番。そうした体験を通して、一対一ではない三人以上からなる対人関係の世界へと目が開かれていく。別の言い方をすれば、まわりの人は自分とつながっているだけでなく、自分のあずからないところで互いにつながりあっているという「見えない関係」がみえてくる。ピアジェの概念でとらえれば、対人関係における「脱中心化」のはじまりである（★16）。

　こうした関係世界を、「二人関係」に対して「三人関係（三者関係）」と呼ぶ。この世界は、二人関係の世界にくらべてずっと複雑なうえ、しばしば葛藤をもたらすものとなる。二人関係の世界では相手と自分との間だけを考えていればよいけれども、三人関係の世界ではそうはいかないからである。ふたつ（以上）の関係を同時に生きなければならなくなる。

　相手は自分のためだけの存在ではないという発見、複数の関係の間から生じる矛盾、あちらが立てばこちらが立たずの葛藤、嫉妬という感情……。このような複雑なこころ模様に生まれてはじめて幼児はぶつかり、これをやりくりしていかねばならない。むずかしい発達課題である。

　　　フロイトが「エディプス・コンプレックス」として取り出した現象は、乳児期からの二人関係の世界に充足してきた幼児が三人関係の世界に開かれていく過程で体験するこころ模様と発達課題という意味では、十分な普遍性をもっている。
　　　フロイトの時代（家父長的な色彩が濃く、おとなと子どもの生活が峻別された時代）には、それが自分─母─父という三角関係の葛藤というかたちで体験されるのが典型だった。しかしこれは、その時代と社会とに規定された特殊性だったと考えるべきだろう。日本の子育て文化においては、きょうだいの間で親の膝をとりあうといった体験に典型が見出せるかもしれない。
　　　フロイトの発達論は、「生物的な個体」として生み落とされた子どもが、家族との交流に導かれて「社会的な個人」になっていく道筋をたどったものである。それゆえ、養育者との性愛的関係（二人関係）の世界から他者との社会的関係（三人関係）の世界へと子どもが踏み出すための──ピアジェ的にいえば対人関係の脱中心化がはかられるための──「関門」あるいは「試金石」としてエディプス・コンプレックスが重視されたのである。

三人関係＝社会のひな形としての家族

　夫婦、恋人、親子といった二人の関係からなる世界は、だいじな世界で

はあるけれど、まだ社会ではない。「社会」とは、三人以上の人びとのネットワークから成り立つ共同世界を指す。三人関係の対人世界に開かれることによって、子どもはいよいよ本格的に社会化の道を歩みはじめる。「関係のしっかりした社会化」である。

　人間は社会をつくり、そのなかで支えあいながら生きている。支えあうとは、ただ仲よくもたれあうことではなく、競争と協力、対立と妥協、主張と譲歩、自愛と他愛など、相反的なものを調和させながらかかわりあうことを意味している。

　その社会を生き抜くためには、自分の欲求や衝動を上記の相反性のなかで、あるときは抑え、あるときは貫くというように自己コントロールする意志の力が必要となる。そこで生じる多くの葛藤を自分なりに能動的に処理する力も求められる。むずかしい課題である。そこでまず、家族という保護された親和的な世界のなかでの三人関係を社会体験のひな型としてくぐり抜けることが、将来、厳しい社会に踏み出していくための下準備となるのである。これが、フロイトが「エディプス・コンプレックス」として取り出したものの真の意味と考えられる。

＊

　こうした下準備を経て、定型発達では、幼児期の終わりまでに「社会的な個人」の祖型がほぼできあがる。次のステップとして、学校という本格的な社会的な交流の場で生活時間の多くを過ごし、ピアジェ的にいえば「具体的操作期」、フロイト的にいえば「潜在期」の発達課題に取り組むことになる。そして、発達期の最後のステップである思春期（青年期）を通って、おとなになる。この学童期から思春期までの発達プロセスについては第Ⅳ部であらためて考えることにしたい。

第 II 部

育つ側のむずかしさ
発達障害をもつ子どもたち

第3章で、精神障害の分類とはどのようなものかを述べたが、ここからは子どもの精神障害を具体的にみていきたい。

　小児医学では「子どもは小さなおとなではない」と強調されるが、児童精神医学でもまったく同じ。子どもの精神障害は、たとえ同じ診断名が与えられた場合でも、おとなのそれの子ども版ではない。子どもの精神障害は、精神発達の道筋とかならず絡みあっており、そこに固有の姿があらわれるからである。この本で精神発達の道筋についてページを費やしてきた理由である。

　その視点から子どもの精神障害をみていくため、この本では診断分類の引き出しの一つひとつをとりあげて個々別々に解説する教科書的な書き方はとらずに述べていきたい。できるだけ精神発達の文脈のなかで社会的な状況にも目を向けながら、全体的にとらえたいからである。つまり、子どもが育つということ、子どもを育てるということ、その切り口から子どもの精神障害といわれるものを述べてみたい。

> 　教科書的記述法を選ばないもうひとつの理由は、実際の一人ひとりのあり方は、教科書に羅列された操作的診断分類の「引き出し」にぴたりと入るとかぎらないからである。
> 　とりわけ近年の傾向として、教科書どおりの典型な症状群をなさないものが多くなっている。どの「引き出し」にも入りきらない、いわゆる「グレーゾーン」の増大である。精神科や心療内科の敷居が低くなって裾野がひろがるにつれて、そうしたケースが浮かび上がってきたのだろうか。それともなんらかの社会変化によって、各種の症状（病態）の既存の典型パターンが崩れてきたのだろうか。
> 　このため、症状（だけ）を指標にすれば診断の不一致はなくなるはずという操作的診断のコンセプトがうまくいかなくなってきた。グレーゾーンのひろがりによって診断があいまい化して「特定不能の（NOS）」と冠される診断や、医者ごとの診断の不一致が増えている。治療においても、まず診断を確定し、その診断に対して用意されているアルゴリズム（あらかじめプログラムされた治療手段や薬物選択のフローチャート）に従って治療を進めるという、現代精神医学ではもっとも「科学的」とみなされる方法が入口からつまずく。

診断の確定よりも、広い全体的な視野のなかでさまざまな可能性を頭におきながら目の前のケースを個別的に理解し、支援法も個別的な工夫や試行錯誤をしていくほうが実地臨床的には合理的といえる。「引き出し」を探すよりも、目の前のそのひとの苦しみや生きづらさがどこにあるかを診る。

　精神発達とのつながりがもっとも直接的な「発達障害」から入ってみよう。子どもの側がなんらかのかたちでもっている育つことの困難さが、発達のおくれとしてあらわれる現象である。現在、非常に大きな問題となっていることもあり、くわしく述べる。精神発達との関連ぬきには語れないため、そこと往復しながら述べていく。そのため、すでに述べた第4〜8章の記述との重なりや繰り返しが出るのをお許しいただきたい。

第9章 発達障害とは何か

1 この本での定義

なぜこの概念がわかりにくいのか

「発達障害developmental disorder」とは新しい言葉で、この言葉がひろまったのは、1987年、米国精神医学会の診断分類マニュアル、DSM-Ⅲ-Rに登場してからだろう。

しかし、1994年に改訂されたDSM-Ⅳでは早くもこの用語は消えている。わずか7年の命だったけれども、日本にはそのまま根づいて、ほとんどだれもが知る言葉になっている。ただし、使われ方、用語の内容や範囲はまちまちで、未消化というべきかもしれない。何を「発達障害」と呼ぶかという定義も、さだかではない。

定義ぬきで、日本の精神医学領域では以下の4つをあわせて「発達障害」と総称されることが多い。ひとによっては、❶は除いていたり、もっぱら❷を指す言葉として用いていることもあるが。

❶知的障害（精神遅滞）
❷自閉症スペクトラム（広汎性発達障害）
❸特異的発達障害（学習障害）
❹注意欠陥多動性障害（ADHD）

研究の流れをさかのぼれば、これら4つは別々の研究領域で互いにほとんど独立して研究されてきたものだった。「発達障害」の概念にわかりに

くさがあるとすれば、無定義なうえ、別々の源流の川の水が混じりあわさったものだからかもしれない。

❶～❹を貫く共通点は平均的な精神発達、すなわち定型発達にくらべたとき、なんらかの精神機能（こころのはたらき）の発達に「おくれ」をもっている点である。ここでは、発達障害を次のように定義しておこう。

> なんらかの精神発達のおくれをもち、それが生きにくさをもたらしているもの。

ポイントは「おくれ」と「生きにくさ」

これが、この本における発達障害の定義である。そのうえで、どんな精神機能（こころのはたらき）の発達がおくれているか、どの程度おくれているかのちがいによって❶～❹まで概念的に種類分けができる。それを簡単に示したものが★17である。

★17　発達からみた発達障害の概念的分類

❶**知的障害**（精神遅滞）
《認識（理解）の発達》の全般が、平均水準よりも一定以上おくれるもの。
⇒認識のおくれの程度によって、**軽度・中度・重度・最重度**に分ける。

❷**自閉症スペクトラム**（広汎性発達障害）
《関係（社会性）の発達》の全般が、平均水準よりも一定以上おくれるもの。
⇒　認識のおくれはみられない**アスペルガー症候群**
　　認識のおくれは軽度の**高機能自閉症**　　に分ける。
　　認識のおくれも大きい**自閉症**

❸**特異的発達障害**（学習障害）
全般としてのおくれはないが、ある特定の精神機能の発達だけがピンポイントでおくれるもの。
⇒例：**発達性言語障害、発達性読字障害、発達性書字障害、発達性計算障害**など。

❹**注意欠陥多動性障害**（ADHD）
全般としてのおくれはないが、「注意集中困難」「多動」「衝動性」の3つの行動特徴が年齢不相応に目立つもの。

全般的なおくれと部分的なおくれ

すでに述べたとおり、精神発達の基本構造は「認識(理解)の発達」と「関係(社会性)の発達」の2軸からなるため、発達の大きなおくれは基本的にこの2軸に沿ってあらわれる。すなわち、

❶認識の発達全般のおくれが前面に出る**知的障害**
❷関係の発達全般のおくれが前面に出る**自閉症スペクトラム**

である。このふたつは「全般的な発達のおくれ」として一括りにすることができる。

これに対して、❶❷のような全般的なおくれはなく、ある発達領域だけが取り残されたようなおくれをみせるものもある。❸**特異的発達障害**、❹**注意欠陥多動性障害**がそれである。

❸は、ある特定の能力の発達だけが特異的／限局的におくれる学習障害。「特異的発達障害 specific developmental disorder」と呼ばれてきたが、おくれるのは言葉・読み書き・計算など学習を通して習熟される能力のため「学習障害 learning disorder」の呼び名が生まれ、今はこの名のほうが通りがよい。極端な手先の不器用さやいわゆる運動神経の鈍さも「発達性協調運動障害」と呼ばれて学習障害に入れられる。はさみを使ったり自転車に乗ったりするわざも、学習を通して身につける能力だからである。

❹は、注意集中や衝動コントロールの力の発達だけがおくれる注意欠陥多動性障害（ADHD；attention deficit/hyperactivity disorder）。乳児期には子どもはみんな注意の集中的持続や衝動のコントロールはできない。一般には成長につれてそれらの力が発達してくるのに、それが大きくおくれるものである。

❸❹については別の章でくわしく述べる（第12章参照）。

クリアカットに分けられない

以上のような発達のおくれ方のちがいによって、これら4つは概念的には別々の種類として分けられている。しかし、実地に個々の子どもたちに

接すると、表の分類どおりクリアカットに分けられるとはかぎらない。

　認識の発達と関係の発達は支えあっているため、知的障害と自閉症スペクトラムとはつながっている。さらに知的障害や自閉症スペクトラムの子どもは、言葉や読み書きや計算などにしばしばおくれをもち、学習障害と同様の問題を示す。注意集中困難、多動、衝動性も、ADHDとはかぎらず、知的障害や自閉症スペクトラムにも多かれ少なかれみられる。ADHDの児童が、学習障害のような知的能力にみあわない読み書きや計算の不得手さを示すこともある。

　こうした近似性・重複性によって、❶〜❹は「発達障害」という同じ引き出しに入れられるようになったともいえる。

2　全般的な発達のおくれ
───知的障害と自閉症スペクトラム

　全般的な発達のおくれには「知的障害」と「自閉症スペクトラム」とがある。おくれが認識面に強くあらわれるか、関係面に強くあらわれるかのちがいだが、操作的診断分類であるDSMではまったく異なるカテゴリー（前者はⅡ軸、後者はⅠ軸）に分けられてきた。

　しかし、先に述べたごとく両者はつながっている。特別支援学校等で多数の児童生徒に日々接する教員なら、けっして教科書どおりには分けられず、どちらともみえる子どもたち、どちらともつかない子どもたちがたくさんいることを経験的にご存じだろう。

　この事実を踏まえて、ここでは両者を切り離さずに眺めていこうと思う。そのほうが現実にかなっているし、視野もひろがるかもしれない。

　先に発達障害はそれぞれ源流の異なる研究の流れをもってきたと述べた。あらかじめ、知的障害と自閉症スペクトラムの研究の流れを、おおまかにさかのぼっておきたい。

（1） 知的障害（精神遅滞）研究の流れ

知的障害の3条件

ものを考えたり理解する力が一般よりも明らかに低い人たちがいることは古代から知られており、「白痴ideot」「知恵おくれ」などの呼称で呼ばれていた。無能力者として排除や差別の対象とされる一方、俗世の汚れに染まらぬ存在、さかしらな常人にはない何ものかをもった存在とみる畏れのまなざしも、社会のどこかにあった。

現在では「知的障害」「精神遅滞」という呼称にかわり、おおむね次の3条件を満たすものとされている。

(1) 知的能力（認識の力）が平均を明らかに下回っている（IQ 70未満）。
(2) そのために生活上の困難が生じている。
(3) 発達期（18歳以前）にはじまっている。

この3条件は1959年にAAMD（アメリカ精神薄弱学会）が提案したのがはじまりで、その後なんどか改訂されているけれど、基本線は変わらず、妥当な定義として一般に用いられている。

教育の領域──知能検査の開発

知的障害が研究的な対象となったきっかけは、近代国家の成立によって公教育制度がはじまったことだった。子どもを全員、学齢ごとに集めて教育をはじめたところ、ついてこられない生徒たちが出てきた。それを事前にチェックできないかという教育施策上の要請から、「知能検査」が生み出された。

フランスの心理学者ビネー Binet,A［1857-1911］とシモン Simon,T［1873-1961］による「知能測定尺度」がその最初［1905］。その子どもが普通教育に適するかどうかを知るための検査だった。

この検査はすぐさま心理学者ゴッダード Godderd,HH［1866-1957］によっ

て米国に輸入され、米国では知的障害（当時の言葉では、精神薄弱feeble-mindedness）を診断するための検査として使われるようになった。このため心理学領域では、知的障害の研究は「知能検査」の開発研究、ひいては「知能」とは何かというテーマとともに歩んできた。ターマンTerman,LM［1877-1956］、ウェクスラーWechsler,D［1896-1981］といった研究者がこの流れを主導してきた。

> なお、ゴッダードは優生学に力を入れ、知的障害の遺伝性と劣等性とを強調した家系研究［1912］をおおやけにしてセンセーションを起こしたが、彼の死後、調査のずさんさや資料の改ざんが判明した。

医学の領域──病因の探求

一方、近代医学の成立によって、知的障害（医学名は精神遅滞mental retardation）を脳の病、つまり外因性精神障害とする見方が生まれた。医学領域ではその病因の追究が主なテーマとなり、多様な病因が見出された。WHOによる原因分類を★18に示す。

医学の最終目標は予防で、医学的原因をつきとめることで未然に防ぐことがめざされている。フェニルケトン尿症が知的障害をもたらすことを食

★18　精神遅滞の原因別分類（WHO）

0. 感染および中毒………先天風疹、先天梅毒、脳炎、核黄疸、鉛中毒、胎児アルコール症など
1. 外傷または物理的要因………出生時の機械的損傷や低酸素症、出生後の脳損傷など
2. 代謝・成長または栄養の障害………フェニルケトン尿症、ガラクトース血症、クレチン病など
3. 出生前粗大脳疾患………神経線維腫、結節硬化症、頭蓋内新生物など
4. 不明の出生前影響にもとづく疾患および状態………小頭症、先天性脳奇形、ローレンス・ムーン・ビードル症候群など
5. 染色体異常………ダウン症、クラインフェルター症候群など
6. 未熟産にともなうもの………低体重出生児、早産児など
7. 精神医学的障害によるもの
8. 心理社会的環境喪失によるもの
9. 上記の臨床的要因のいずれもみられないもの

餌療法（脱ケトン食）で防ぐ方法を見出したのが代表的な成功例だった［1954］。

　また、これも「予防」をめぐる問題といえようが、染色体やDNAによる出生前診断の進歩が、障害の可能性のある胎児の人工中絶のいかんをめぐってあらたな倫理的問題を提起している。

教育の領域——「育む」ことの追求

　公教育の誕生が「知的障害」という概念が生まれる発端となったように、この子どもたちと深く取り組み続けてきたのは、何よりも教育の領域であった。

　かつてピネルは「体系的な教育を長期にわたって継続しても成功の見込みはまったくない」と知的障害に対する悲観論を述べたけれど、アヴェロンの野生児に取り組んだイタール、イタールから学んだセガン Seguin,E［1812-1880］、セガンから学んだモンテッソーリ Montessori,M［1870-1952］と受けつがれながら、この子どもたちへの教育的・療育的な取り組みの礎ができあがり、現在の障害児教育につながっている。

　知的障害を「治す」ことはできなくても、その子を「育む」ことはできるはず。よりよくより豊かに育むには、何が必要か、何をすればよいのか、もっぱら教育のなかでそれが追究されてきた。

（2）自閉症スペクトラム（広汎性発達障害）研究の流れ

カナーが着目した「自閉的孤立」

　自閉症の研究は紆余曲折が多いため、少しくわしく述べる。

　1943年、米国の児童精神医学者カナーの論文「情緒的接触の自閉的障害 Autistic disturbances of affective contact」が、自閉症研究のはじまりだった。そこでカナーは11名の子どもを詳細に分析して、次の4つの共通特徴によってひとつのグループをなしていると報告した。

（1）人生早期からの極端な自閉的孤立（関係の障害）
（2）コミュニケーションのための言語使用がみられない（言語の障害）
（3）同一性保持への強迫的欲求（強いこだわり）
（4）事物を取り扱うときの巧みなスキル（ひとへのかかわりや関心の乏しさと事物に対するそれとの大きな落差）

　（1）の「自閉的孤立」とは具体的には、視線があわない、声をかけても振り向かない、抱いても身をあずけない、笑いかけてもほほえみ返さない、あやしても喜ばない、一緒に遊ばない、ひとの接近を避ける、といった通常の乳幼児にみられる対人交流性の極端な乏しさを指したものである。（2）（3）（4）はのちに詳述。

　これらの特徴把握は現在も古びておらず、たとえば英国の自閉症学者ウィングWing, L〔1928-2014〕が自閉症スペクトラムの中心症状としてあげている「ウィングの三つ組」（対人関係の障害／コミュニケーションの障害／イマジネーションの障害）は、カナーの（1）〜（3）をいいかえたものである。

　これらに加えてカナーは、

（5）潜在的な知的能力は低くないこと（計算、暗記などに高い能力を示す子がいる）
（6）外因性精神障害（脳障害）を示唆する検査所見は見出せないこと

をあげたが、これはのちに疑問符がつく。

家族研究に力が注がれる

　未知の疾患を発見したとき、医学者がまず考えるのは、既存の疾患分類の引き出しならどれに入るか、既知の疾患なら何に近いかである。カナーは断定は避けながらも、伝統的な診断分類でいえば内因性精神障害の引き出しに入り、統合失調症に近縁な疾患（ひょっとしたら統合失調症の最早発例？）ではないかと推した。薬物療法もなく慢性化した重い統合失調症が多くみ

られた時代で、その特徴にとても似通っていたからである。

　カナーはそれを「早期幼児自閉症early infantile autism」と名づけた。「自閉autism」とは本来は統合失調症のもつ対人的・社会的な関係障害をあらわす用語である。この命名からわかるとおり、先の4つのうち（1）の関係の障害が基本的なものだとカナーは考えた。関係ができなければコミュニケーションのための言語使用ができなくても当然で、（2）は二次的なものだろう、と。

　このため、自閉症研究はもっぱら精神医学の領域内で、統合失調症研究の流れのなかで取り組みがはじまった。米国精神医学の礎を築いたのはカナーの師のマイヤー Meyer,A［1866-1950］で、統合失調症とは「生物学的素因」と「環境要因」との反応から生じる疾患だというのが彼の学説だった。そのため、統合失調症の「家族研究」に力が注がれていた。ひとつは生物学的素因を探る遺伝学的な家族研究。もうひとつは環境要因を探る社会学的あるいは対人関係論的な家族研究。

　1950年代の米国では力動精神医学が学界をリードしていたため、精神分析学的な対人関係論による統合失調症の家族環境の研究がさかんになされた。生物学的素因は変えられなくても、環境要因なら変えられる。どんな環境要因が反応をもたらすかがわかれば、統合失調症の予防や治療につながる。思春期発症が多いこの病気には家族環境、養育環境になんらかの要因がひそんではいまいか。こうした考えにもとづいて追究されていた統合失調症の家族研究の流れは、そのまま自閉症研究にも注ぎ込んだ。

カナーはなぜ家族に着目したのか

　自閉症家族研究のもうひとつの背景には、カナーその人が、この子どもたちの家族には共通の特徴がみられたと強調したことがあった。知的に高く、情緒的にクールで、いささか強迫的──いわば「学究肌」とも呼ぶべき性格特徴で、事実、カナーの診た自閉症児の家族には知的エキスパートとして成功した人の割合がきわめて高かった。カナーは理論や仮説を立てるには慎重で、それよりも経験事実を重んじる研究者だった。自身の臨床

経験にもとづいてこの家族特徴を強調する一方、「この子どもたちの孤立が、人生の初めからであったということから、全体像を、もっぱら初期の親子関係のあり方に帰するわけにはいかない」と最初の論文ですでに述べ、それを病因とはしなかった。

研究者たちの関心の中心は、カナーが第一にあげた自閉的孤立にあった。なぜ、発達早期からこんなに人と関係が結べないのか。乳幼児の社会的な関係形成は一般には家族との間からはじまる。自閉症児の家族環境のなかに関係形成を妨げるなんらかの要素がひそむのだろうか。もしそうならば、それを変えることで自閉症を改善できないだろうか。そこに研究のポイントがおかれた。

ラターの脳障害説

ところが1970年代に入り、すでに成人した最初の11名の追跡調査の結果、知的なおくれが顕著になった者が多かった事実（5名）、てんかん発作がみられた事実（2名）をカナー自身が明らかにした［1971］。先にあげた（5）（6）に疑問符がついたのである。他の研究者たちの追跡調査もほぼ同様の結果だった。この結果を踏まえて、自閉症研究の流れを大きく転換させたのが英国の児童精神医学者ラター Rutter,M［1933-］だった。

ラターは、自閉症とは外因性精神障害の引き出しに入るなんらかの脳の障害で、既知の障害でいえば先天性の言語障害（発達性言語障害、当時の呼称でいえば発達失語）と近縁なものではないかと新説を立てた（発達性言語障害については第12章-1参照）。つまり、（2）の言語の障害のほうが基本的なもので、（1）の関係の障害はコミュニケーションができないことから二次的に派生するものに過ぎない、と。カナーの説を逆転させたのである。

自閉症の謎は解けた？

自説を実証するためにラターは自閉症児の知能検査のデータを集め、特定の検査項目に大きな落ち込みがあることを明らかにした。ラターの考えではそれは「抽象能力（概念形成能力）」を問う検査項目で、自閉症とは言

語能力の土台となる「抽象能力」の先天的な欠損（認知欠陥）にほかならないというのが結論だった。

このラター説は、一時は定説化され、これで自閉症の謎は解けた、あとは脳のどこに異状があれば抽象能力の障害が起きるかを突きとめるだけだと思われたのである。自閉症研究は脳の探索に向かった。この説は日本では「認知障害説」あるいは「言語認知障害説」の名でひろまった。

追跡調査で成人後も障害は続くとわかり「早期幼児自閉症」ではなく、ただ「自閉症」と呼ばれるようになった。また、関係の障害や統合失調症との近縁性を示唆する名称である「自閉症」を避けて、「広汎性発達障害 pervasive developmental disorder」という別称がつくられた。ここにおいて、はっきり「発達」の障害ととらえられるようになったといえる。

撤回されたラター説

しかし、80年代に入ってラター説の誤りがはっきりしてきた。よく観察すればすでに乳児期から関係の障害はみてとれ、これを言語の障害（抽象能力の障害）からくる二次的なものと説明するのはとうてい無理があった。自閉症に特異とされた特定の知能検査項目の低さも、ほかの諸項目もみな低いためにそこだけが際だった落ち込みにみえないだけで知的障害でも低く、そこに自閉症固有の障害性をみるのは理屈にあわなかった。そして、言語能力も抽象能力も備えながら関係の障害を抱えるアスペルガー症候群が（再）発見されるにいたって、ラター説は撤回された。

> アスペルガー症候群とは、オーストリアの小児医学者ハンス・アスペルガー Asperger,H [1906-1980] が、カナーとは独立に研究して1944年に「自閉的精神病質 autistische Psychopathen」の呼び名で発表したものだった。一言でいえば、知的なおくれはなく対人関係や社会行動の独特なアンバランスだけが目立つ自閉症のグループだった。アスペルガーは、これを疾患や障害ではなく、一種の個性と考えた。この仕事は日本では早くから知られていたが、英米では1981年にウィングが紹介するまで知られていなかった。ウィングは、カナーが見出した知的なおくれの大きなグループからアスペルガーの見出した知的なおくれのないグループまで、自閉症は広い幅をもつ連続的な障害だとして「自閉症スペクトラム」という総称を提唱した。

やがて撤回されることになるラター説が、当時の学界にこぞって受け入れられて定説扱いされたのはなぜか。70年代が、精神医学の潮目が大きく変わった時代だったせいだろう。
　戦後の米国精神医学界で主流だった精神分析的な力動精神医学に対して、生物主義を柱とする正統精神医学の強い巻き返しが起きていた。そこでは、自閉症を脳の障害としてとらえ、知能検査の客観データから結論を導いたラターの研究は、正統精神医学のコンセプトにかなった科学性・実証性の高い画期的な仕事かのように映ったのである。

関係論への回帰

　ラター説の浸透とともに環境要因を探る研究は一気に下火になった。脳の障害だから環境は無関係とされたためと、自閉症児の家族環境に目を向けるのは家族への偏見につながると斥けられたためである。家族との関係にかぎらず、自閉症のもつ「関係の障害」（社会性の障害）は、二次的なものに過ぎぬとして研究者の関心から外れていった（日本では自閉症における「関係の障害」や「対人関係」のあり方を扱うこと自体、悪しき「心因論」だとしてタブー視される時代が続いた）。
　しかし、ラター説の破綻によって、研究の焦点はふたたび逆転して、カナーの自閉的孤立、つまり関係の障害へと回帰した。やはりこちらが基本的な障害だった、と。なぜ対人関係がこんなにも困難なのか。いかなるしくみで関係の困難さが起きているのか（病理）、何がそのしくみを生み出すのか（病因）。このふたつがあらためて問われるようになった。
　このふたつに統一的な答えが見つかれば、自閉症ははじめて、病因と病理の同一性にもとづく近代医学的な「疾患単位」に位置づけることが可能となる。

病理を探る──「心の理論」の登場

　そのしくみ（病理）を探って自閉症の感情認知に目を向けたのが、ホブソン Hobson,P だった。彼は子どもにさまざまな表情写真をみせて「喜ん

でいる」とか「悲しんでいる」とか感情をあてさせるという単純明快なテストを使って、自閉症児の正答率が著しく低いことを実証した。ここからホブソンは、自閉症は表情を手がかりに人の感情を読みとる能力におそらく先天的な欠陥があり、そのように情動的なとらえが障害されている結果、関係の障害が生じると考えた。カナーの最初の論文のタイトル「情緒的接触の障害」にあらためて目を向けたといえる。

　一方、このホブソンの「感情認知障害説」に異をとなえて、情緒的接触よりも「心の理論Theory of mind」が欠けているのだと主張したのが、バロン=コーエンだった。

　「心の理論」とは類人猿研究と哲学とから生まれた仮説的概念で、「自分たちはめいめいが〈こころ〉をもち、それぞれその〈こころ〉のなかで考えている、という理解のしかた」のことである。この理解のしかた（theory）をもつゆえ、人間は相手がどう考えているかを判断した行動ができる。哲学者のダニエル・デネットは、他人の考えを他人の側に立って正しく判断できるかどうかを見分ける簡単なテスト（誤信念課題）を案出し、それに正答できれば「心の理論」が備わっているものと仮定した。バロン=コーエンはそのテストを使ってみたのである。

　たとえば「サリー・アン課題」と呼ばれるテストでは、サリーがボールを籠にしまって出かけたあと、そのボールをアンがこっそり箱に移しかえるという場面を子どもたちにみせる。そのうえで、戻ってきたサリーがボールを探すのに籠と箱とどちらを開けるか？　と問う。定型発達の子どもは「籠」と答えるのに、自閉症児の大多数は「箱」と答える。この結果から、自閉症の本態は「心の理論」の先天的な欠如で、相手の〈こころ〉がわからないために関係の障害が生じると説明した。

　このバロン=コーエン説は、自閉症のもつ関係の障害をたくみに説明した説としてひろく行きわたったけれども、これにも綻びが出てきた。自閉症の診断基準を満たしながら誤信念課題に正解する子がいる事実（約20%）、年長になるにつれその割合がさらに増える事実があり、はたして自閉症を「心の理論」の先天的な欠損として説明できるか疑問が生まれたのである。

発達的に考えるかぎり、表情から「喜怒哀楽」などの意味を読みとる力も「ひとにはめいめい心がある」という理解も、先天的に備えつけられた能力ではなく、対人交流を重ねながら経験的に学習されていくものである。自閉症のように発達早期から対人交流に大きなおくれをもっていれば、その結果、それらの習得が遅れてふしぎはない。ホブソンもバロン＝コーエンも原因－結果のとらえ方が逆立ちしていた。

遂行機能障害説

　そこで新しい考えとして「遂行機能の障害」という病理仮説も出てきた。人間の社会行動は、目標を決め、やる気を出し、計画を立て、計画内容を吟味し、それにかなった行動を選び、うまくいっているかを判断し、それによって行動を調整し……という一連のプロセスからなっている。反射行動、衝動行動、無意識的行動以外の人間行動には、どんな些細な行動でも、かならずこのプロセスがはたらいている。この一連のプロセスを「遂行機能」という概念で括って、自閉症とは、そのプロセス（遂行機能）にあずかる脳の領域や神経回路のどこかの故障だとする説である。

　「抽象能力」「感情認知」「心の理論」など、ある特定の精神能力を仮定して、その能力の生得的な欠陥として自閉症を説明づける病理モデルが行きづまり、一連の包括的なシステムを想定して、その「システム障害」として説明するモデルに移ってきたといえようか。でも、包括的すぎて「遂行機能の障害」という説明ならほとんどどんな障害にでもあてはまって、自閉症がまさに自閉症であることのしくみの説明にはまだなっていない。

病因を探る——脳研究・遺伝研究

　ラターの脳障害説以来、脳に病因的な所見を探す研究が進められ、検査技術の進歩とあいまって、さまざまな所見が報告されてきた。しかし、それらの所見は、脳の場所もまちまちだし、ケースによってあったりなかったりで、脳のこの異状こそ自閉症をもたらす必要条件だと研究者たちの見解が一致する所見は見出せていない。脳障害を起こす原因としても、胎生期の感染症、ワクチンの副作用、化学物質中毒等々をはじめいろいろな（ほとんどあらゆる）可能性がとりあげられてきたが、医学的に実証されて

これこそ「原因」と研究者みんなが同意するものは出てきていない。脳障害説は自然科学的には依然として「仮説」を出ず、事実、ICDやDSMなどの診断基準には脳の生物学的所見はマクロなものもミクロなものもまったく入っていない。
　家族研究のもうひとつの流れ、遺伝学的な研究も進められた。一卵性双生児の研究で自閉症の一致率は有意に高く（60〜80％）、遺伝子（DNA）のなんらかの関与が明らかになった。しかし100％一致するわけではなく、遺伝子の関与は自閉症を決定づけるものではなく、そのリスクファクター、つまり「素因」となるのだろうと考えられた。また、ある特定の遺伝子が素因をつくるのではなく、多数の遺伝子の総合的な組み合わせによって素因がかたちづくられるとわかってきた。
　先天的な素因があっても、自閉症になる子とならない子がいるのはなぜか。後天的な要素、すなわちなんらかの生物的あるいは社会的な環境要素が絡んでいるのだろうか。仮にそうだとすれば、その環境要素とは？　自閉症研究は半世紀をかけてぐるっと一回りして、出発点だったマイヤー（159頁参照）の「素因」と「環境」との反応（相互作用）という視点に戻ってきている。

＊

　発達障害の研究史をたどってみれば、知的障害の研究は、昔から知られていた存在が近代になって医学的な「障害」というあらたな視点からとらえ直されていく歩みだった。一方で自閉症の研究は、昔はまったく知られなかった存在があらたに発見されて、これはいったい何か？　の問いをめぐる歩みだった。
　ここに振り返ったとおり、学問研究とはまっすぐ進歩しているわけではない。紆余曲折や行きつ戻りつの歴史で、新しい研究成果ほど正解に近づいているとはかぎらない。それが研究というものである。最新の研究を追尾するばかりでなく、過去の諸研究を過去のものとして捨て去らず、それぞれが的を射ていたところ（かならずあるはず）、的を外していたところを

再吟味することによってみえてくるものがあると思う。

3　発達の分布図

発達スタート（0歳）

精神発達にはかならず速い−遅い、高い−低いの個人差（個体差）が生じる（第7章-1）。

そうだとすれば、知的障害や自閉症スペクトラムは、その個体差として発達が平均よりも大きくおくれたものを指すと考えればよい。それを模式的に描けば以下のようになる。

ある日、子どもが1000人生まれたとして、その子どもたちの発達を追っていったとしよう。生まれた時点では、関係の発達（X軸）も認識の発達（Y軸）もほぼゼロのレベルだから、★19のように1000人とも座標の原点0のところに集まっている。まだ発達レベルの個体差はあらわれていない。ここをスタートラインにして発達の歩みがはじまる。精神発達は認識の発達と関係の発達とが支えあって進むため、発達は両者のベクトルとなり、子どもたちは1000人とも図の0⇒Zの方向に発達の道を歩みはじめる。

この歩ませる力、発達の原動力は非常に多数の因子からなるため、発達

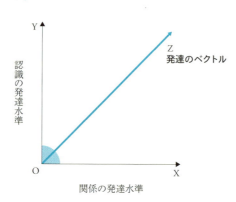

★19　出生時点の分布

の脚力には自然の(確率的な)個体差が生じる。そのため、全員が同じ足並みでこの道を歩んでいくのではなく、速い遅いの差がおのずとあらわれる。

差が気になりはじめる（2歳）

歩みはじめて2年後、子どもたちが2歳になった時点を★20に模式する。どの子も0歳時よりも進んでいるが、その進み方に個体差があらわれてきている。真ん中が1000人を平均したときの発達レベルだが、その平均よりも先まで歩んでいる子から平均にたどりついていない子まで幅ができている。基本的には0⇒Zのラインに沿って発達は進むけれど、認識の発達と関係の発達のいずれがよりよく進むかのバランスにも個体差が生じるため、ラインの上下にも幅をもった分布となる。

このように発達の個体差が出てくるため、この年頃になれば「うちの子は少しおくれているのではないか?」「ほかの子と何かちがうようだ」と親の気づきや心配が出てくるようになる。ただ、まだまだ差は小さく、発達障害の診断基準を満たすほどではなく、これからの歩みによって追いつく余地も十分見込めるため、相談機関や医療機関では「もう少し様子をみましょう」というアドバイスにとどまるかもしれない。

★20　2歳時点での分布

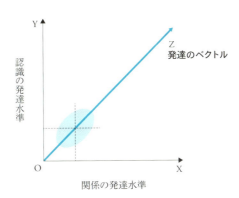

明らかな差が出てくる（4歳）

さらに2年後、4歳になった時点が★21である。2歳時点の分布がそのままZ方向に平行移動するのではなく、移動とともに分布の長さと幅がずっとひろがっている。

このころには、発達におくれをもつ子は明らかにそれが見てとれ、なんらかの発達障害がはっきり疑われるようになる。分布が長く伸びて、平均水準（定型発達）との差がはっきり開いてくるからである。なぜ、差が開いてくるのだろうか。

マラソンを思い浮かべればわかりやすい。全員一かたまりでスタートするが、選手集団はしだいにばらけて10km地点では先頭から後方まで長く伸びているだろう。脚力、足の速さに個人差があるためである。この速さの差のため、走るにつれてしだいに水が開いて、20km地点になれば先頭と後方との距離はさらに大きくひろがっている。それと同じ理屈で、1000人の発達分布の幅は、年齢が上がるにつれてひろがっていくのである。

正規分布に落ち着く（成人）

そして発達期の終わった時点、つまり精神発達がおよそ「完成」した時点で、子どもたちの関係発達の水準と認識発達の水準は構造的にほぼ決ま

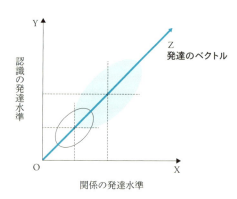

★21　4歳時点での分布

る。★22の模式図は、成人になった1000人の分布を座標上にプロットしたものである。

大多数は平均周辺の中心部に密集している。しかし、発達の個体差として、中心から大きく外れたところにまで分布はひろがっている。ただし、確率的に分布はほぼ正規分布になるため、中心（平均）周辺に密集し、そこから外れるにつれて人数はぐっと減って、周辺ほどまばらになっている。また、基本的に0⇒Zのラインに沿って分布するため、aやbのようなところにいる者は存在しない。

定型発達と発達障害

私たちもみんな、この分布図のどこかにいる。そして、中心部の密集したところにいる場合を定型発達と呼び、そこから一定以上外れた周辺域にある場合を発達障害と呼んでいるのである。その呼び名を書き込んだものが、次頁の★23である。

この分布図で、認識の発達が平均を大きく下回ったところに分布しているものが知的障害である。関係の発達が平均を大きく下回ったところにあるものを自閉症スペクトラムと総称し、さらに認識の発達レベルのちがいによってそれをアスペルガー症候群、高機能自閉症、自閉症と下位分類し

★22　成人時の分布

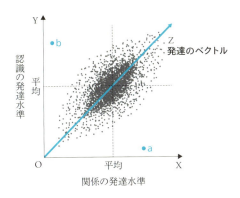

ている。

中心域とそこから右上方に伸びた広い領域が定型発達と呼ばれる。中心を外れて上方に伸びているところは厳密には「定型」とは呼べないけれど、高いほうに外れても生活の不利にならない（むしろ有利）として、disorderには入れられていない。現実には、高いほうには外れすぎた場合にも困難が生じるのだが。

なぜ診断の不一致が起きるか

このように分布図にしてみると、それぞれの障害が相互に切れ目なく連続的につながっていることがよくわかる。障害相互だけではなく定型発達との間でも切れ目のない連続性をもっている。こうした連続的な切れ目のない分布に、あえて人為的な境界線を引いて「アスペルガー症候群」「自閉症」「知的障害」「定型発達」等に切り分けるのが診断であるため、実際にはどちらともみえる、どちらともつかないケースがたくさん出てきて、たとえ操作的診断を用いてもやはり診断の不一致が起きざるをえない。

診断の不一致が起きるもうひとつのわけは、子どもはまだ発達の道を歩んでいるからである。それを★24に示す。X歳のときAにいた太郎くんは発達の道を歩んで、X＋α歳ではA'のところにたどりついている。太郎く

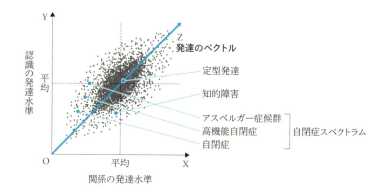

★23　発達の分布と呼び名

んなりにずいぶん成長してきたわけだけれど、ほかのみんなも発達しているため、分布のなかでは平均から水が開いて、X歳のときよりも重い診断名に変わるだろう。

BにいたB花子さんはB'までたどりついたため、逆により軽い診断名に変わるだろう。このように診断の時点によって、診断名は変わる可能性をもっている。前に診てもらった病院では「〇〇」だったのに今度の病院では「××」という不一致はまれではない。厳密にいえば、発達期が過ぎるまでは確定診断はできない。この意味で、発達障害の「早期診断」やそれにもとづく「診断の告知」にはきわめて慎重であるべきだろう。

「様子をみましょう」ではなく！

必要なのは、「もう少し様子をみましょう」と先送りすることでもなく、早々と診断名を告知することでもなく、発達の分布図のなかで、いま太郎くんはどこを歩いているかを知ることである。「太郎くんは〈知的障害〉ではないか」「いや、太郎くんは〈自閉症〉ではないか」ではなくて、「いま6歳の太郎くんは認識の発達ではほぼ4歳あたり、関係の発達ではほぼ2歳あたりを歩んでいる子ではないか」というように。そして、おくれているところを支え伸ばすことに留意した子育てのかかわりを早速はじめる

★24　なぜ診断が変わるのか

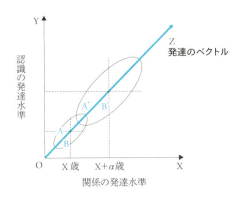

ことである。

> 　医学治療は、その疾患の病因や病理にはたらきかけて改善をめざすのが本筋だから、それらが確かめられる（診断が確定する）までは、はじめられない。その病気でなかったのにその薬を与えてしまったら医療過誤。そこで「様子をみましょう」（診断がつくまで待ちましょう）となる。
> 　しかし、その子の発達のおくれているところを支え伸ばすはたらきかけは、そうではない。ふつうの子育てでなされているかかわりを、よりていねいで濃やかな工夫や配慮のもとに行うことだからである。たまたまその時点で少しおくれていたに過ぎず、発達障害には入らない子どもだったとしても、その子にとってマイナスにはならない。診断が確定できてからはじめるのでは、後手にまわってしまう。

　その太郎くんが15歳、さらに20歳のころどのあたりを歩いているかは、もちろん、まだわからない。いまより先にいるのは確かだけれども。
　「できるだけがんばって歩いて、少しでもみんなと距離を縮めてほしい。少なくともますます水が開かないようにしてやりたい。それを応援するにはどうしたらよいだろうか」と考える者もいるだろうし、「今の太郎くんでよい。このまま自分のペースで無理なく歩ませてやりたい。この子のそだちのペースを守ってやるにはどうしたらよいだろうか」と考える者もいるだろう。どちらがよいか、迷いや葛藤が生まれたり、まわりの人たちの間で意見のちがいが生まれることもある。一回かぎりの人生を前に正解のない問題かもしれない。

必要なのは診断名ではなく「フォーミュレーション」
　めいめいの子育て観、人生観、幸福観など価値観の問題が深くかかわってくる。その人の立ち位置によってもちがいが生じるし、おくれの程度もふくめて太郎くんのもっている諸条件に規定される部分も多いだろう。太郎くんの成長の歩みに寄り添うなかで、見方や考えが変わってくるかもしれない。太郎くん自身はどう思い、どう感じているかもできれば知りたい。
　結局、私たちに必要になってくるのは診断名ではなく、このようなことがらをもふくめた全体的な判断や「フォーミュレーション formulation」である（63頁参照）。

4　外因・内因・心因

病因論ふたたび

　ここで発達障害の「病因」という問題を少し整理しておきたい。

　伝統的な精神医学では、精神疾患を病因別に、外因性、内因性、心因性（環境因性）とに分けた（第3章-2参照）。外因性とは脳実質に物質的な故障が起きて生じる疾患、内因性とは遺伝子に規定された素因が関与して生じる疾患、心因性とは環境との相互作用によって心理メカニズムに失調が起きて生じる疾患である。

　精神疾患はこの3つのうちのどれかに属すると考えられてきた。これ以外に特異なパーソナリティがもたらす対人不調や社会不適応として精神病質という概念（のちのパーソナリティ障害）もつくられたが、これはあくまでも「個性」であって疾患ではないとされた。

　現代の精神医学は病因によるとらえ分けをやめている。しかし、考え方は残っていて、たとえば「自閉症は脳障害（つまり外因性）で、心因性の障害ではない」というような言い方は今でもよくなされる。先に自閉症の研究史でたどったように、カナーが新発見したこの障害が3つの引き出しのどれに入るかは大きな問題となって、それをめぐって論争も起きた（第9章-2-(2)参照）。

　　この論争には3つの側面があった。(1) 未知のものに遭遇した科学者がそれが動物か植物か鉱物かを侃々諤々論じあうような純学術的な議論、(2) 米国精神医学界内における力動精神医学（環境的要因を重視）vs.正統精神医学（生物的要因を重視）のヘゲモニー争い、(3) 当事者への配慮性の高まりから生まれた安易な心因論（環境因論）への倫理的批判。

「どの引き出し?」ではなく「どんな組み合わせ?」

　しかし、振り返れば、自閉症スペクトラムにかぎらず、精神疾患をこの3つの引き出しに厳密に入れ分けることには一定の限界があった。

　人間の精神活動は、脳という物質に支えられているわけだから、当然、

脳の物質性（つまり外因）に左右される。その脳は遺伝子（DNA）の組み合わせで設計され構築されるわけだから、遺伝子的なもの（つまり内因）によって左右される。それとともに、脳の成熟は環境からの栄養や刺激に規定され、さらに人間の精神活動はたえず社会的・共同的な相互作用によって生起しているのだから、社会的・環境的なもの（つまり環境因）によって左右される。そうだとすれば、どんな精神現象もこれら3つのすべてをかならずはらんでいる。精神疾患、精神障害もひとつの精神現象だから、やはり、この3つを多かれ少なかれはらんでいる。

　自閉症とは外因性、内因性、環境因性のどれか？　の択一ではなく、自閉症とはどんな外因と内因と環境因とから形成されるのか？　と立体的に問うべきだったのである。問題の立て方が逆立ちしていた。あらためて考え直してみたい。

　その前に医学における「原因」（病因）とは何を指しているかにも触れておこう。

5　必要条件・負荷条件・決定条件

結核菌は原因ではなく「必要条件」

　近代医学は、病気にはそれぞれ固有の「原因」、つまり「病因」があるという前提に立っている。これは「特定病因論 specific aetiology」と呼ばれ、近代医学が細菌医学をベースに確立されたところから生まれた。コレラはコレラ菌、ジフテリアはジフテリア菌というように病気にはかならず決まった原因があって、それを突きとめて取り除くことが医学の王道だとする考え方である。自閉症の原因は何かといった議論にも、この考えがはたらいている。

　けれども、ほとんど常識化したこの考え方には問題点がある。すでに述べたとおり、たとえば結核の「原因」は結核菌とされるが、実際には私たちの多くは結核菌に感染歴があり、しかし発病者はごくわずかである。むしろ、栄養状態とか免疫力のいかんが結核発病を決定している。ただ、い

かに栄養状態や免疫力に問題があっても結核菌がなければ、結核にはならない。

すなわち、結核菌は「必要条件」に過ぎず、結核の発病を決める「決定条件」ではない。低栄養状態、免疫力の低さなどの「負荷条件」が加わってはじめて発病が決定づけられるのである。

疾患とは、(1) なんらかの特異的な必要条件に、(2) なんらかの非特異的（非特定的）な負荷条件が加わり、(3) 必要十分な決定条件が成立したときにはじめて発病すると考えられる（必要条件＋負荷条件＝決定条件）。耐性の強い結核菌の濃厚感染で栄養状態や免疫力とはほとんどかかわりなく発病するケースから、通常では問題にならぬごく軽微な感染が重い免疫不全のため発病を招くケースまで、(1) と (2) のウェイトは、その病気や状況しだいで幅がある。

＊

自閉症スペクトラムの病因を考えるとすれば、自閉症が生じるためにはどうしても必要な条件（裏返せば、それがなければけっして自閉症が生じない条件）があるだろうか。あるとすれば、具体的にどんなものだろうか。必要条件を備えた子どもを実際に自閉症スペクトラムへと押しやる非特異的な負荷条件があるだろうか。あるとすれば、どんなものが負荷条件となるだろうか。

6　発達障害と外因

脳障害は負荷条件

外因（すなわち脳障害）から考えてみよう。

知的障害を例にとれば、WHOの分類（156頁★18）にみるとおり、きわめて多種多様な外因（0〜6）から起きる。それぞれ性質も内容もちがうこんなに多様な脳障害が、なぜどれも等しく知的障害という同じ結果を生むのだろうか。その一方で同じ脳障害をこうむりながら知的障害にならない

子もいるのは、なぜだろうか。

　それらの外因（脳障害）は、知的障害の決定条件ではなく、発達の足を引っぱる非特異的な負荷条件としてはたらくものだからだろう。脳の障害は、どんな種類、どんな内容のものであれ、精神発達に対して負荷を与える。一般には身体医学的な意味で重い脳障害ほど負荷も大きくなり、発達のおくれをもたらしやすい。しかし、あくまでも負荷条件に過ぎぬため、たとえ同じ脳障害があっても、その負荷よりも発達の力がまさって、おくれをきたさない場合も一方で起きる。

> ダウン症（染色体異常）のように負荷が大きく、ほぼまちがいなくおくれをもたらす脳障害も、もちろんある。しかし、同じダウン症でも、そのおくれの程度には大きな個人差が出てきて、どの程度の知的障害となるかは染色体を調べてもわからない。

　ラターの自閉症脳障害説以来、自閉症の脳研究が進み、脳障害を示唆する異状所見がいろいろ報告されてきた。ところがそれらの所見は場所も性質も報告によってまちまちで、「自閉症ならかならず脳のここがこう」とすべてに一致した所見は見つけられていない。また、同じ所見があっても自閉症ではないケースもある。知的障害の場合とまったく同じで、それらの脳障害は関係発達の足を引っぱる非特異的な負荷条件と考えればすべて説明がつくだろう。

自然現象としての発達障害

　その一方、知的障害では、外因（脳障害）をもたないものもたくさんあり、むしろこちらがはるかに多い。ペンローズが「生理群」と呼んだものである（156頁★18のWHO分類では「9.上記の臨床的要因のいずれもみられないもの」がそれにあたる）。ペンローズは知能の分布、すなわち知的な発達レベルの人口分布がほぼ正規分布をなし、平均から大きく外れる人が一定の割合でかならず生じることを明らかにした（108頁★9）。平均を外れて身長の高い人や低い人が個体差としてかならず出てくるのと同じ自然現象である。

　関係の発達レベルの分布ではどうだろうか。バロン＝コーエンや鷲見ら

の調査研究は、自閉症スペクトラムにおいても、やはり、同じ可能性を示している。脳障害はやはり非特異的な負荷条件に過ぎず、むしろ自然の個体差（正常偏倚）による自閉症スペクトラムがずっと多くを占めると考えたほうがよい（第7章-3参照）。

自然の個体差が生じるのは、ペンローズの研究が示したとおり、精神発達がきわめて多数の諸因子からなる現象のためである。そのため、精神発達には、その歩みの早い遅い、到達水準の高い低いに幅広い連続性をもった個体差が確率的に生じざるをえない。この諸因子には、生物的なものから環境的なものまでさまざまな因子が考えられるけれども、発達の生物的な構造部分にあずかる因子としては遺伝子（DNA）が大きな役割を担っている。そのため、この自然の個体差の問題は、次の「内因（素因）」の問題とつながっている。

> こうしてみれば先にも触れたように「発達障害=脳障害」ではない。にもかかわらず、それが通説化されているのは、かつてグリージンガーが「精神の病は脳の病なり」と述べたのと同じ理由による。
> ひとつは、人間の精神自体に非合理な現象はありえず、それが起きるのは脳の故障であらねばならないというのが近代合理主義思想、およびそれに立つ正統精神医学の「要請」だからである。発達障害は定型発達から外れた「非合理」な発達現象だから、脳の障害であるべきだ、と。これは裏返せば、脳に障害さえなければだれもが定型発達（平均的な精神発達）をするという考え方である。しかし、これは身体が健康ならだれもが平均身長になると考えるのと同じで、けっして科学的・合理的な考え方とはいえない。
> もうひとつは、「脳障害」と言い切ることで、本人の「こころがけの問題」とされたり親の「育て方のせい」とされたりのいわれなき誤解・偏見から本人や家族を護らんとする社会的な顧慮からである。誤解・偏見の打破はだいじだけれども、今は前近代的な迷妄と戦わねばならなかったグリージンガーの時代ではない。むしろ、近代的な合理主義思想の浸透が、非合理な（とみえる）者、秩序（とされるもの）から外れる者、すなわちdisorderへの不寛容やあらたな偏見をひそかに生み出そうとしてはいまいか、と省みたい。

「脳は無関係」ではない

知的障害や自閉症はかならずしも（あるいは、むしろ多くは）脳障害によらないとは、もちろん、脳は無関係という意味ではない。精神機能は脳を離れて宙に浮いているわけではなく、脳の物質的なあり方となんらかの対応

性をもっている。たとえば自閉症のこころのはたらきの特徴と自閉症の脳の物質的な動態の特徴との間には、なんらかの相関性・並行性が見出されるはずである。自閉症のこころのはたらきに平均的なそれと相異なる現象が生じているとすれば、それと対応して脳の物質的なあり方にも平均的なそれと相異なったところがみられて当然だろう。しかし、それは病因論（因果論）を用意するものではない。

> 巨人ファンと阪神ファンがいる。両者の脳には明白なちがいが認められる。巨阪戦を観戦中、同じ刺激に対して両者ではまったく相異なる脳の神経興奮や脳内物質の分泌がみられ、その結果、一方には喜びの情動反応、他方には怒りの情動反応が励起される。しかし、これをもって、Aさんが巨人ファンでありBさんが阪神ファンであるのは、この脳のちがいに起因するといえるだろうか。

7　発達障害と内因

素因がもっとも有力な条件

　内因（すなわち素因）とは、遺伝子（DNA）によって先天的に用意された素質、天分のことだと考えればよい（プラスにはたらけば天分と呼ばれ、マイナスにはたらけば素因と呼ばれる）。家族研究は、知的障害でも自閉症スペクトラムでも、一卵性双生児の一致率が有意に高いことを明らかにしている。したがって、これらの発達のおくれには遺伝子による素因が深くあずかっていることがわかる。けれども一致率は100%ではなく、素因ですべて決まるわけではないこともわかっている。

　素因とはあくまでリスクファクターであって、決定条件ではない。また今のところ、素因がある者のほうがその障害となる確率が明らかに高いといえるだけで、素因がなくても別の条件からその障害が生じる可能性が否定されたわけではない（つまり必要条件かどうかは厳密にはわからない）。とはいえ、現時点での自閉症研究では、この素因（内因）が自閉症スペクトラムが生じるためのもっとも有力な条件と考えられている。自閉症は内因性障害の引き出しに入るのではないかとしたカナーの出発点に戻ったといえる。ただ、そう考えたとき、問題点がひとつある。

ふつうの遺伝子の組み合わせ

　これらの障害は配偶者を得るには一般に不利で、婚姻率は全体として非常に低い。とすれば、次世代にその遺伝子が受け継がれる確率は低く、素因による障害の発生率はしだいに下がっていくはずである。ところが実際には知的障害も自閉症スペクトラムも少しも減ってこない（自閉症スペクトラムではむしろ増加をいう者があるほど）。素因の役割を大きく見積もるほど、この矛盾にぶつかることになる。

　ここから考えられるのは、素因をもたらすのは、なんらかの異質な（病的な）遺伝子ではなく、ふつうの遺伝子だろうということである。それも少数の遺伝子ではなく、多数の遺伝子が複合的に関与しているのだろう（多因子遺伝）。

　一つひとつは多くの人たちがもっているふつうの遺伝子が多数集まってトランプの手札がそろうようにある特定の組み合せができたとき、それがこれらの障害の素因をかたちづくる。素因をつくる個々の遺伝子は私たちの間にありふれたものだから、自然淘汰で消えることはなく、いつもある確率で素因となるカードの組み合わせをつくり出し続けることになる。だから素因をもつ者の割合が、ひいては障害の発生率が減ることがないのだろう。

生きづらさをもたらす「個性」

　もしそうだとすれば、これらの素因はふつうの遺伝子の確率的な組み合わせの結果であって、なんらかの異常や故障の結果ではない。多因子遺伝とは正常な、ふつうの遺伝現象である。したがって、素因による発達の障害（disorder）は病理現象ではありえない。

　ペンローズの表現を借りれば「生理」的な現象で、私たちの顔立ちや身長や気質が多因子遺伝によってつくられ（それだけですべてが決まるわけではないが）、めいめいの個性をかたちづくるのとまったく同じ現象である。ハンス・アスペルガーが、病気や障害ではなく「個性」と考えたのは正解だった。ただ、現実社会のなかでは、その個性がさまざまな生きづらさを

もたらすため、障害（handicap）とみなされると考えればよい。

　結局、ペンローズが疫学研究から「正常偏倚（正常に生じるかたより）」という概念でとらえた現象が、現在は遺伝子研究から「多因子遺伝（確率的に生じる正常な遺伝子の組み合わせ）」という概念でとらえなおされたといえる。

　では、その遺伝子の組み合わせは、具体的に何をどう規定するがゆえに「自閉症」と呼ばれる現象のリスクファクターとなるのだろうか。現在の遺伝子研究はそこまではつきとめていない。そこがわかれば、この素因がもたらすものが自閉症スペクトラムの必要条件かどうかがはっきりするだろう。

> カナーは経験のまま自分の診た自閉症児の親に特有の共通特徴がみられたと強調した。そのため、親への偏見を助長したとのちに不評を買ったり、自閉症家族因論の元凶かのようにいわれたりした。しかし、多因子遺伝的な素因という視点に立てば、カナーが診た特徴の際だってそろった典型的な自閉症児において、その親たちに共通性がみられたのも偶然でなかったかもしれない。
> 　児童精神医学者カナーの高名を知って相談にくる親たちはもともと学究的なインテリ層にかたよっていたのではないかという見方もあったが（わたしも以前そう思っていた）、カナー自身それを疑って調査していた。「50人の自閉症児の次のカルテ番号を選び、比較対照群としたが、かれらの両親の教育と職業上の地位はかなり低かった」［カナー 1956］。つまり、来談者全体には、特にかたよりはなかったということである。親には社会的成功につながる優れた学究肌をもたらす「天分」としてはたらいた遺伝子の組み合わせが、紙一重の差で子どもには自閉症の「素因」としてはたらいたのではあるまいか。

8　発達障害と環境因（心因）

　以上に整理したように知的障害や自閉症スペクトラムは、多種多様な脳の障害が非特異的な負荷条件となって生じる少数と、一定の確率で自然に生じる正常な個体差（つまり個性）として生じる多数からなり、その個体差がだれに高確率で生じるかといえば多因子遺伝による素因をもつ者に高くあらわれる——そのような性質をもった発達のおくれと考えることができる。

　では、心因、すなわち環境の影響はどうだろうか。

病因論とは因果関係の説明だから、原因と結果からなり、原因と結果は別でなければならない。外因性では脳の物質的故障が〈こころ〉の失調を、内因性では遺伝子による素因が〈こころ〉の失調を結果する。ところが「心因性」はどうか。言葉どおりにとれば〈こころ〉の失調が〈こころ〉の失調を結果するという意味となりトートロジー（同語反復）である。「環境因」と呼ぶほうが正確で、これまで生きてきた、あるいはいま生きている環境との相互作用によって〈こころ〉の失調が結果したものを指す。ここからは「環境因」の言葉で考えていきたい。

環境は必要条件ではない

　知的な大きなおくれは、幼いときの病気のせいか、もって生まれたものらしい。これは古くから経験的に気づかれており、もちろん、それに対して「前世の因縁」「たたり」などの意味づけがされることはあったけれど、「親の育て方が悪かった」みたいな環境因的なとらえ方は出てこなかった。近代になり、知的障害が医学研究の対象とされ、その病因が追究されはじめてからも、環境に主因を求める医学者はまずいなかった。

　自閉症が見出されたとき、環境の問題がはじめて大きな研究テーマとなった。統合失調症に対するマイヤー説（生物学的素因×環境的要因＝発病）が背景にあったからである。しかし60年代の環境研究は、これという結論がまとまる前にラター説の台頭とともに未整理のまま消えてしまった。自閉症スペクトラムは、はたして環境因性（つまり、なんらかの環境的問題を必要条件とした）障害でありうるだろうか。

　答えは否である。カナーが初めから指摘していたとおり、きわめて早期からはじまる自閉症スペクトラムの「関係の障害」が、環境から引き起こされるとは考えにくい。環境因性の障害が生じるためには、環境との強い相互作用が必要だけれども、それ以前の早期にすでにはじまっているからである。関係の形成をおくらせるなんらかの条件が個体としての子どもの側に先にあって（この条件こそ、自閉症の必要条件かもしれない）、それが関係の障害を発達のきわめて早い段階から引き起こしはじめると考えねばならない。

精神失調や障害を引き起こすほどの「強い相互作用」は、生存が激しく脅かされる危機的な環境ストレスにさらされた場合か、そこまでではない環境ストレスでも長期に続いたり、反復的に繰り返される場合に生じうるものである。自閉症スペクトラムの徴候は早ければ生後数か月以内にすでに観察できる。それまでに危機的ストレスにさらされた事実は見つからないし、環境からの長期的ないし反復的なストレスが精神失調を生み出すには期間が短すぎる。

環境に影響を受けやすい

　しかし、病因（必要条件）ではないから、環境は無関係かといえば、そこはまったく逆である。この子どもたちの精神発達は、定型発達の子どもたち以上に環境からの影響を受けやすいからである。

　この世に完全無欠な環境などありえないし、育児をいつでもだれでも完璧にこなせるわけではない。また、あらゆる人間関係がそうであるように、親子関係だって順調とばかりいかなくてあたり前である（だからどんな問題であれ、それを「環境のせい」にしたければ、何がしかの材料は見つけられるものである）。けれども、たいていの子どもはそんなものは押し分けて成長の道を歩んでいける。

　ところが、この子どもたちは押し分けて進む発達の脚力が弱くて、そこでつまずきやすい。通常ならありふれた環境負荷に過ぎないものも過大な負荷となりやすく、いわば「環境に弱い」（環境からの負の被影響性が高い）。その一方、環境から成長の糧をみずからの力でつかみ取りながらしっかりと歩む脚力も弱い（環境からの正の被影響性が低い）。

　このような事情で、この子どもたちには環境との相互作用が、長い発達の道のりのなかで負荷条件として影響しやすい。発達の歩みがゆっくりで、それだけに変化もゆるやかなためその影響に気づかれにくいけれども、環境とのかかわりによって心理失調の生じる可能性は発達障害をもつ子のほうが大きい。発達のおくれそのものによるハンディキャップの陰に隠れて、それらの影響が見落とされないことがだいじ。長期的にはパーソナリティの形成にも影を落とすからである。

　環境のいかんは、発達障害をもつ子が成人までの歩んでいく発達の歩み

に大きく影響する。素因的なリスクファクターをもって生まれた子が、それがリスクだけにとどまるのか、実際に自閉症スペクトラムへと進むのか、どの程度まで進むのか、これは環境とのかかわりぬきに語れないかもしれない。

　　60年代の環境研究は、この点で有意義な可能性をはらんでいたが、次のような弱点・問題点があった。
　（1）環境の影響とは「相互作用」であるのに、もっぱら環境が子どもに与える作用という一方向でみる視点しかなかった。
　（2）統合失調症研究の流れのなかにあったため「精神発達」の視点から観察したり理解しようとする研究は乏しく、その代わりにおとなの精神分析的研究から生まれた概念や解釈をそのまま持ち込んで説明づける傾向が強かった。
　（3）少数の観察例から敷衍した理解が多く、その内容も研究によりまちまちで、ここまでは確かだろうという一般性のある共通理解に達しないままの百家争鳴だった。
　（4）人間は心理的存在なので、人間に起きる現象はなんであれ心理的に意味づけたり説明づけたりは（しようと思えば）できる。思いつきに過ぎないものから、もっともらしいものまで。そしてどう意味づけるかには、意味づける者の価値観や理念が意識的・無意識的にはたらいている。この種の意味づけが、「親子とはかくあるべきだ」「子育てとはこうあらねばならない」といっためいめいの子育てへの価値観や理念のもとにステレオタイプな家族因論（＝家族責任論）となって自閉症に向けられた（同じことは不登校でも起きたし、現在も少年犯罪や、いわゆる「児童虐待」に対して起きている）。

環境喪失という問題

　ところで、環境的なものは病因ではないと述べたのと矛盾するようだが、WHOの知的障害の原因分類には「8.心理社会的環境喪失によるもの」という項目がある。

　これは、現在「児童虐待」と呼ばれているような養育環境の極端な不全を頭においたもので、そうしたケースでは、知的な発達がおくれることがたしかにある。そればかりか、関係の障害、すなわち社会性の発達のおくれがしばしばもたらされる事実も明らかになっている。ときには自閉症スペクトラムの診断基準を満たすほどの場合もあり、ADHDや学習障害の診断基準を満たすことはめずらしくない。これは極端な環境不全が、発達のおくれやアンバランスをもたらす深刻な負荷条件となることを意味している。

極端かつ長期の環境不全が、多様な脳障害や自然の個体差から生じる発達障害と（少なくとも操作診断的には）区別できない行動特徴をもたらしうる。この事実は、これまで繰り返し述べたとおり、精神発達がいかに環境との相互作用に拠っているかを示している。

> 　児童精神医学者の杉山登志郎は、これらの事実を踏まえて「児童虐待」を「第四グループの発達障害」と呼んでいる［杉山2007］。知的障害が第一グループ、自閉症スペクトラムが第二グループ、学習障害・ADHD・発達性協調運動障害が第三グループ。そして第四グループが子ども虐待。もしそういう表現が許されるなら、「環境因性の発達障害」と呼んでもいいかもしれない。この第四グループについては、のちにくわしく述べる（第15章参照）。

　こうした外因／内因／環境因の絡んだ諸条件が、知的障害から自閉症スペクトラムにわたる発達障害の「原因」（決定条件）をかたちづくるものである。これらの条件が、どんなしくみによって知的障害や自閉症スペクトラムにみられる具体的な諸状態を生み出すのかは、この先で考えていきたい。

第10章
発達障害における体験世界

　以上に述べてきたのは研究的な、つまり外からとらえた発達障害である。ここからは、知的障害や自閉症スペクトラムの子どもたち（前頁で杉山のいう第一・第二グループ）の体験世界を考えていこう。この子どもたちは具体的にどんな体験のなかで生活しているのだろうか。

　教科書や診断マニュアルには、おおむね外から観察した子どもの行動の特徴が記されている。そのような客観的な把握がたいせつなのはもちろんである。とはいえ、私たちは行動を生きているわけではない。外側から「行動」と観察されるものは、本人の内側からすれば「体験」であり、私たちは体験の世界をこそ生きている。子どもを理解するとは、その体験を理解することである。

> 　外からの目には太郎くんがいつも落ち着かず乱暴だということと、太郎くんの目には外がどう映り、何をどう感じているかということは、むろん無関係ではないが、別のことである。「多動で衝動的だからADHDである」とは外からみた太郎くんの行動の理解であって、太郎くん自身の体験の理解ではない。
> 　診断は「行動」からなされても、ケアに取り組むには「体験」に入っていかねばならない。たとえば、行動の観察的把握から入って行動の変容をめざすところから出発した行動療法でさえも、今は「認知行動療法」、すなわち患者の体験に目を向け、その体験のしかた（体験の意味づけ）の変容をはかる治療法へと移っている。正確には「認識行動療法」と呼ぶべきだろうか。

　体験とは当事者の〈こころ〉のなか、主観のなかで起きているものだから、当事者からていねいに聴くことが必要だし、それに加えて推測や想像に頼るほかないところがある。言葉によるコミュニケーションがまだ不十分な幼い子や、発達に大きなおくれをもつ子ならいっそうだろう。発達論

は「揣摩」の部分を避けられないと前に述べたが（第8章-2参照）、それと同じところがあるのをお断りしておかなければならない。

　もうひとつお断りしなければならないのは、ここで述べるのはどこまでも「おおむねこう」という一般的理解で、太郎くん、次郎くん、花子さん、めいめいの体験のあり方は、あたり前ながら、それぞれちがう。どんな子どもたちの体験世界もめいめいそれぞれだけれども、とりわけ発達障害をもつ場合、一人ひとりの体験のあり方の個人差、個人間のばらつきは大きく、より多様多彩となる。個人ごとの独自性がとても高く、知的障害の体験世界はこう、自閉症ではこうと単純には決めつけられない多彩さがある。それを承知のうえで、そこをあえて一般化すればおよそこうだろうかというのが、これからの話である。

> 　精神発達とは、一個の個体（孤体）として生まれた子どもが、感覚を共有し、情動を共有し、関心を共有し、ふるまいを共有し、認識を共有し……というようにまわりの人びととの分かちあいを進めて社会的・共同的な存在へと育っていく歩みである。つまり、発達の歩みとともに私たちの体験のしかたは基本的なところはみんなと「同じ」になっていく。まわりの人びとが「痛い」と体験する刺激は自分も「痛い」と体験する、みんなが「赤いバラ」と体験する対象は自分も「赤いバラ」と体験する、みんなが「悲しみ」を体験するシチュエーションでは自分も「悲しみ」を体験するというように。
>
> 　発達障害は、認識的にせよ、関係的にせよ、体験の共有におくれをもつところに本質がある。そのため、さまざまな体験のしかたが、かならずしも共有的なもの（みんなと「同じ」もの）とならず、個人ごとのオリジナル性が高くなる。そのため、定型発達の人との間にちがいが生じるだけでなく、同じ発達障害をもつ者同士の間でも体験のあり方のちがいは大きい。めいめいがとても個性的（当事者の手記等を読みくらべるとわかる）。だから、発達障害ではこうと安易な一括りはできない。

1　発達の領域分け

つねに分布図のなかで考える

　発達の連続的な分布図において、認識の発達が大きくおくれているA領域、認識の発達も関係の発達も大きくおくれているB領域、関係の発達がおくれているC領域と分けて、順にその体験世界をたどってみよう（★25）。分布図の中心部分を占める平均的な子どもたち（T領域）と見くらべ

ながらたどることにする。そうすれば、相互のつながりをふくめて、発達のおくれがどんな体験をもたらすのかの全体的なパースペクティブを得られると思う。

なお、臨床の本なので、この子どもたちのぶつかる困難のほうに焦点をあわせた記述となるけれど、もちろん子どもたちの体験世界はけっして困難一色に塗りつぶされているわけではなく、楽しみもあれば喜びもある。そちらをどう引き出し、どうひろげるか。そちらのほうが、ずっとだいじなことだろう。

2 不安・緊張・孤独

どんな子も怖がりやさん

ひろく一般論でいえば、発達におくれが大きいほど、その子どもたちは、そうでない子どもたち（T領域）にくらべて不安や緊張のずっと高い体験世界を生きている。認識の発達におくれがあれば、自分にはよくわからない世界のなかにおかれる。どうとらえたらよいかわからないこと、どうしたらよいかわからないこと、そんなことでいっぱいの世界となるからである。

★25　発達の領域分け

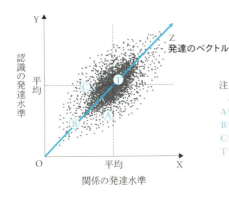

一方、関係の発達におくれがあれば、ひとと支えあう力がよく育たず、そのぶん自分ひとりで世界を受けとめていかねばならないからである。人間は関係のネットワークによって相互に支えあいながら生きているのだが、そのネットが薄くなる。こうした問題を抱えているうえ、さらにそれだけに尽きない問題があることを、これから発達的にみていこう。

> 　この社会はおとなの認識レベルでつくられている。だから、発達障害があってもなくても、子どもはみんな、よくわからない対処しきれない世界を生きている。小さな子どもほど怖がりやさんで不安になりやすいのはこのためである。だからこそ、子どもはおとなに向かっての発達をうながされると考えてもよい。そして発達の道を歩んで、怖がりやさんを足早に抜け出していく。おくれをもつ子はその歩みがゆっくりで、不安や緊張の高い体験世界をなかなか抜け出せない。図のA領域とT領域との間にはまずそのような体験のちがいがある。

聴覚優位の世界

　生まれ落ちたばかりの子どもにとって、まわりは未知のわからない世界で、しかもはじめて出会う視覚的・聴覚的な刺激が洪水のようにあふれている世界である。この強い刺激の世界は新生児にとっては混乱的で、私たちおとなの体験に引き寄せていえば「不安」とか「緊張」と呼ぶべき体験をもたらすものである。その世界へ過度にさらされないよう、新生児はほとんどの時間をまどろんでいる。しかし、この時期からすでに、その未知の世界を知っていこうとする探索活動（ピアジェのいう循環反応）ははじまっている。知らないままの世界は生きられないからである。

　乳児の体験世界は聴覚優位ではじまる。胎内から母親の声を聴き慣れたものとしており、さまざまな聴覚刺激のなかから際だったものとしてその声を聴き分けられる。視覚のほうはまだピントの調整ができないため、まわりはぼんやりとしかみえず、これは過剰な視覚刺激に翻弄されない護りとなっている。しかし、すべてがぼんやりしているわけでなく、眼前20cmくらいの距離に焦点が固定されていて、そこはくっきりと像を結ぶ。抱かれたとき抱いた者の顔にピントがあう距離で、養育者の顔を見覚えることができる。愛着の形成（関係の発達）に一役買っているだろう。

探索行動と視覚の発達

　生後およそ3か月を過ぎると、首がすわって能動的な探索活動が可能になる。その時期に一致して、視覚のほうも周辺の事物に焦点をあわせられるようになる。いろいろなものを自由に注視できるが、この時点ではまだピントが甘くて鮮明にはみえない。しかし、そのほうが細部のちがいや変化にとらわれず、対象の基本的なアウトラインの把握がうまく進むだろう。こうして乳児は生まれたときには訳のわからなかった体験世界を認知レベルで自分なりにとらえ分ける（ピアジェ流にいえば「シェマ」をつくり上げる）ようになる。探索の発展に足並みをそろえて視力も進んで、1歳頃にはおおよそおとな並みの視覚能力をもつようになり、3歳には完成する。

　　このように乳児期の視覚の発達と探索活動による認知の発達とはパラレルに進む。乳児の活発な認知活動（探索行動）が外界をたえず視覚的に観察させて、それが視覚の発達をうながすともみえるし、視覚の発達につれて詳細な観察が可能となっていき、それが認知の発達をうながすともみえる。精神機能と身体機能の発達は、このような双方向的・循環的な表裏一体性を備えている。〈こころ〉と〈脳〉との関係もこうした表裏一体性をもったものだろう。

　この探索活動は乳児の自発的・能動的な活動だが、第8章で詳述したように、まわりのおとなの側もその活動にたえずはたらきかけている。このはたらきかけがやがて、乳児期の感覚運動期的な認知活動を、意味によって世界をとらえる認識活動へとうながしていくのである。

「言葉のおくれ」で顕在化する

　生後すぐにはじまる以上のような探索活動において、探索の脚力が相対的に弱く、その歩みがゆっくりなのがA領域の子どもたちである。そのゆっくりさが活動性の乏しさとなって、その意味でおとなしく手がかからない乳児だったりすることがある。その逆に疳が強い乳児だったりすることもある。外界の認知的なとらえ分け（シェマの形成）がおくれるため、T領域の子とくらべて感覚刺激にふりまわされやすく、すでにこの時期から不安や緊張が高まりやすいためだろう。

第10章　発達障害における体験世界　　2　　189

しかしこの時期にはA領域（中心は知的障害）とT領域（定型発達）との開きはまだ小さく、T領域のなかにも気質の個体差としておとなしい乳児もいれば疳の強い乳児もいるため、まだ、それほど差は目立たない。
　A領域とT領域との差がはっきりあらわれてくるのは、一般には幼児期、言語発達の時期に入ってからである。A領域の子どもたちは、乳児期における認知発達が不十分なうえ、その認知発達を土台に認識の発達を推し進めていく脚力も弱い。認識発達の歩みにおいてT領域との水の開きが明らかになり、それはしばしば「言葉のおくれ」のかたちで顕在化する。認識の発達と言語の発達とは表裏一体だからである（第8章-11参照）。認識発達のおくれ具合とほぼパラレルに、一語文⇒二語文⇒文章と進む言語発達のステップアップがおくれる。
　子どもは一般に、言語発達が進むにつれて情動的にぐっと落ち着いてくる。感覚という変化の絶えないものに依存した認知的なとらえが、共同的な意味と約束によって構造づけられた認識的なとらえに移って、体験世界が秩序性と安定性を増すためだろう。それだけまわりが安心な世界になるといってもよい。
　言葉の大きなおくれは、たんにコミュニケーションの困難だけではなく、この体験世界の秩序化・安定化のおくれをもたらす。そのぶん、秩序づけられていない不安定な体験世界を生きねばならないことを意味する。これもT領域よりA領域の子どもたちのほうが高い不安や緊張、混乱性を強いられやすい理由だろう。

3　発達のおくれと言葉のおくれ

A領域では「伝わる」

　発達障害における言葉のおくれがどういうものか、触れておこう。
　言葉は表出性と指示性とからなっている（第8章-11参照）。A領域にある場合、認識発達のおくれの程度とほぼパラレルに言葉もおくれる。しかし、関係の発達にはおくれが少ないため、表出性は相応に伸びる。そのため、

語彙や文法という意味で言葉はおくれていても、身近な人との間では気持ちや意思の疎通は成り立つことが多い。情緒的な関係のきずなに支えられるためである。「（言葉はなくても）この子の言いたいことはわかるし、わたしの言いたいこともこの子に伝わる」と多くの家族は語る。

　しかしながら、指示性がおくれているため、よその人との間で情報をやりとりするような疎通はむずかしくなる。この言語の指示的な疎通の困難さが、他者との社会的な関係を伸ばすうえでのハンディキャップともなる。

「自閉症の言語症状」といわれるもの

　B領域（中心は自閉症）に向かうほど「言葉のおくれ」もより大きくなり、カナーが自閉症の第2の特徴にあげ、ラターにいたっては基本的な障害ではないかと考えたほど目立つものとなる。認識発達のおくれが言語の指示性のおくれとなり、関係発達のおくれが表出性のおくれとなり、両々相まって言語発達全体が著しい遅滞をみせるのである。まったく言葉が出ないケースもあれば、出てきてもコミュニケーションのために使える言葉になかなかならない。例をあげてみよう。

❶オウム返し

　B領域における代表的な言語症状とされるものに「オウム返し（エコラリア）」がある。子どもの体験世界は聴覚優位ではじまるが、聴覚的に聞き覚えたコトバを構音能力の発達とともに発語する現象である。「言葉」のように聞こえるが、まだ表出性も指示性ももたない機械的な発語である。

　これは病理現象ではなく、どの子でも言語発達のプロセスで通る現象である。定型発達でも「オウム返し」がみられる時期があるのだが、すばやく通り過ぎるのでほとんど気づかれないだけである。B領域ではこの段階から先へなかなか進めず長くそこで足踏みしているため、特徴的な症状として目立つのである。

❷代名詞転倒

　言語がかなり使えるようになったケースでも、しばしば次の特徴が指摘される。ひとつは「代名詞転倒」と呼ばれ、自分を「あなたyou」、相手

を「わたしⅠ」と呼ぶ現象である。主語が省かれない西欧語ではきわめて奇異な現象に映る。

　しかし、言語発達の途上、ものごとの呼び名を探索する段階で、まわりから「あなた」と呼ばれれば、それが自分の呼び名と考えるのは自然で、これを越えるにはピアジェのいう脱中心化が必要である。定型発達でも代名詞習得の途中でよくみられる現象で、日本語では幼児の認識水準にあわせて、「あなたは何歳？」のかわりに「ボクいくつ？」と訊くなどおとなのほうが代名詞を転倒させている。B領域では脱中心化がおくれるため、この現象が長引くのである。

❸自己流の言い回し

　もうひとつは、社会的には通じないその子だけの自己流の言葉や言い回しが目立つ現象である（カナーの事例にはクレヨンの赤を「アネット」、青を「セシル」と呼ぶ例が出てくる）。

　これも言語発達途上の試行錯誤で、どんな幼児でも、しばしば自己流の表現をおこなっている。けれども、一般にはまわりのおとなとの交流によって修正され、社会的にみんなと共有される表現になっていく。B領域ではその交流に薄いため、修正されず、そのままその子独自の言い回しとして定着するのである。

むしろ表出面にB領域の特異性がある

　以上❶〜❸の特徴はよく目立ち、特異な現象にみえるため、教科書的には「自閉症の言語症状」にあげられている。けれども実はT領域の子でも一過性に（足早に）通っている道で、むろんA領域の子にもみられる。

　B領域の特異性は、言語の表出的な面にこそあらわれる。音声言語は、喃語における情動交流からはじまる表出性を土台として発達するけれども、関係のおくれからB領域ではこの土台が十分できていない。そのため、オウム返しではもちろん、コミュニケーション言語が出てきた場合でも、表出性（情動性）をともなわない独特のモノトーンな口調となりやすい。構音は正確でもイントネーションやリズムに乏しい。こうした表出性に欠け

た発話は、定型的な言語発達では一過性にもみられない現象で、関係の発達におくれをもつ子の言葉に特有のものである。

　C領域（中心はアスペルガー症候群）に入ると言葉の発達がどうなるかは後述（本章-15参照）。

4　認識発達のおくれと孤独

意味や約束がわからず共同世界に入れない（A領域の子）

　A領域の子どもたちは、言語コミュニケーションの力不足をはじめ、さまざまな知的な技能習得に困難を抱え、それが社会生活上のハンディキャップとなる。私たちの目もそこに向けられやすい。

　けれども認識発達のおくれは、ものごとの判断やコミュニケーションや技能習得に困難をもたらすだけではない。世界を意味や約束を通してほかの人びとと分かちあうこと、人びとのもつ共同世界へ参入することの困難をもたらす。これはまわりの人たちが当然のものとして共有しあい享受しあっている世界に入りきれないまま生きねばならぬことを意味している。

　ここに、認識の発達におくれをもつ者固有の体験世界がある。A領域の子どもたちは、たとえ関係の発達におくれはなくても、この一点で私たちの知らない独特の孤独や寂しさを抱えている。この子どもたちの逸脱的とみられる行動、いわゆる問題行動のわけを探っていくと、不安や緊張の問題に加え、この孤独の問題に行きあたる。

アンディの体験世界

　オーストラリアの児童文学者、パトリシア・ライトソンの『ぼくはレース場の持主だ!』（猪熊葉子訳、評論社、1972年）には、おくれをもつ子ども（アンディ）の体験世界が的確に描かれている。著者の作家としての人間洞察力に加え、障害をもつ子どもたちに実際に深く接してきた経験からきている内容である（大学でその領域を専攻している）。これを例にとってみたい。

> **例**　アンディは、少しずつまわりの子たちと水が開いて、今は幼なじみの友人たちとは別の小学校に通っている（A領域の比較的軽度なところにいる少年である）。しかし、友人たちはアンディを仲間はずれやみそっかすにせず、さりげない心くばりをしながら、昔どおり遊び仲間にしている。
> ある日、みんなでローラーボードで坂道を代わる代わる滑り降りて距離を競いあう遊びに興じていた。アンディはボードを乗りこなせないため、見ているだけだが、一緒に楽しんでいる。たとえ滑れなくても、いまみんなで何をしているかはよくわかり、その遊びの場、友だちとの間に自分も「参加」できているからである。ここでは世界をともにできている。だから、ここでのアンディは生き生きしている。
> ボード遊びを終えて帰る道すがら、みんなは新しい遊びをはじめる。これは空想遊びで、めいめい市中の有名な建物や公共施設の持ち主のつもりになるという遊びだった。どんな建物や公共施設を思いつくか、持ち主となった自分がそれをどうするつもりか、そのやりとりを楽しむ遊びだった。ところがローラーボードとはちがって、この遊びにはアンディは入り込めない。
> 《淋しそうな、人をよせつけないような表情がアンディの顔にあらわれた。アンディはふたたび友だちとのつながりを失ってしまったのだ。次の角を、アンディはそっとひとりで曲がった。みんなはしばらくそれに気づかなかった。》（同書23頁）

　なぜアンディは入れなかったのだろうか。これは単純にみえるけれども、意味と約束からなる世界、すなわち観念の世界が十分にもてないとできない遊びだからである。

　現実の世界では自分は公会堂の持ち主ではない。でも、観念の世界でなら自分を持ち主とみなしたり持ち主としてふるまうことができる。その観念の世界を友だちとともにすることもできる。その一方、自分たちは現実の世界ではただのマイクやジョーで、その友だち同士として互いの観念の世界につっこみを入れあって興じることができる。こうした二重構造がこの遊びを成り立たせている。

　アンディにはこの二重構造が飲み込めない。公会堂の持ち主ではないマイクが持ち主だというのもよくわからないし、そもそもそんなやりとりのどこがおもしろいのかピンとこない。

多層の世界を行き来できない

　"認知"の世界は知覚したままの世界であって一層構造である。しかし、"認識"の世界は多重の意味づけや約束からなった多層構造をもっている。

フィクションの世界もあれば現実の世界もある。現実の世界も、職場にいる世界、家族といる世界、友だちと遊んでいる世界、それぞれ意味や約束の異なる別の世界で、私たちの体験世界はこうした複雑な多層性からなっている。
　認識の発達とは、認知的な一層構造の世界から、このような多層構造の世界に足を踏み入れていくこと、いいかえれば体験世界を多重化して、それらの世界の間を自由に行き来できるようになることを意味している。
　認識の発達におくれるとは、私たちが自由におこなっているこの行き来から取り残されることを意味している。この場面はアンディが取り残された瞬間で、そこにはボードが乗りこなせないとか、読み書き計算ができないといった技能の問題を超えた困難さと孤独がひそんでいる。
　発達におくれをもつ者がしばしばみせる「かたさ」とか「融通のきかなさ」のうちには多層の世界を自由に行き来できないところから生じる場合が少なくない。アンディの物語も、この問題をめぐって展開していくのである（一読をおすすめしたい［滝川 2013a］）。

＊

　A 領域 ⇒ B 領域に向かうとどうなるだろうか。どちらも認識の発達に大きなおくれをもつ点は共通で、A 領域にあてはまる諸特徴は B 領域にもそっくりあてはまる。しかも、B 領域に向かうほど、これらの特徴はさらに強くあらわれる。認識の発達力に弱さがあるうえに認識発達を支える関係的な交流も薄くなるため、おくれがいわば「二乗」されるからである。アンディ的な「孤独」がいっそう深いものとなる。

5　関係発達のおくれと孤独

みえない孤独（B 領域の子）
　それに加えて、B 領域ではひととの実際のかかわりも極端に薄くなり、その意味でも深く「孤独」である。二重の孤独といってもよい。

私たちも孤独になったり、深い孤独を感じることはある。けれども、私たちのそれは、社会的な対人関係世界のなかを深く生きているがゆえにこそ、そこでの関係を失ったり関係から疎外されたりしたときに起きる体験である。だからその際には、孤独を孤独として感じとって、それに苦しんだり悩む。あるいは、そういう体験を「孤独」と呼んでいるのである。
　これに対して、B領域では対人関係世界に入ること自体が大きくおくれており、生まれたときから孤立的な精神生活を常態としている。それが常態なので、その孤立性を私たちのいう意味での「孤独」とは感受していない可能性が高い。
　でも、それをあたり前として（超然と）生きられているかといえば、けっしてそうではなく、その孤立性がさまざまな生きにくさ、不全感、苦しみをもたらしている。人間世界は共同的に生きるように（ひとりでは生きられないように）つくられているからである。B領域にある子どもがしばしば示す激しいパニックや失調行動の背後には不安や緊張があり、そのさらに奥には、このみえない「孤独」がひそんでいる。

「無心な存在」とみることのあやうさ
　発達障害の体験世界について、不安・緊張・孤独をまず最初にとりあげた理由のひとつは、A～B領域の子どもたちがなんらかの失調をきたすとき、その背後には、これらの問題がきっと隠れているためである。それをどうケアするかは、大きな臨床課題となる。
　しかも、このことは一般にはかならずしも理解されていないことが、もうひとつの理由である。
　知的障害に対する「むずかしいことはわからないから、苦労知らずに無心に生きているだろう」という思い込みは世の中から消えてはいない。それが「どうせわからないのだから」という粗略な扱いを生んでいないだろうか。無心な存在とみることで、その苦労やつらさを見過ごしていないだろうか。

もちろん、不安や緊張や孤独に少しでも脅かされずに生きてほしい。一層構造の体験世界を生きているとは、そのぶん裏表や陰日向のない、無垢で真率なこころの世界を生きているともいえる。その無垢な世界が傷つかずにあってほしい。それが、この子どもたちにかかわる者の願いであっても無理はない。
　ノーベル賞作家、パール・バックの一人娘には重い知的障害があった。その娘との旅路――前半は娘の治療を求めてたずね歩く旅路、後半は娘を託せる施設を探しての旅路――をつづった作品に『母よ嘆くなかれ』（原題：The Child Who Never Grew［1950］）がある。どうして私の子が！　という悲しみ、その悲しみにどう耐えていけるのか。その問いを前に書かれたもので、多くの親たちに読み継がれてきた。その一節。
　「しかし、私は悲しみと恐怖という重荷を背負っているのに対し、娘の幸福な子供っぽい精神は何の負担をも負っていないのです。（中略）心に悲しみを抱きながらも、娘が無心に遊ぶ様を見て、私は、この子はきっと天国の天使のように人生を送るに違いないと、考えるようになりました。彼女にとって生存のきびしさは生涯わからないに違いありません。彼女は、自分が他の人たちと違っていることもわからないでしょう。彼女は永遠に子供の喜びと無責任さをもって生きて行くのです」（『母よ嘆くなかれ』松岡久子訳、法政大学出版局、1950年、50-51頁）

　現実には、おくれをもつとはいえ「子どものまま never grew」ではありえないし、（私たちと同じく）悲しみも苦しみももって生きる存在としてこそ理解しなければならない。とはいえ、ここには、わが子を手元から離した母親パール・バックの、その娘への祈りが込められている。この本につづられた長い旅路の風景には、バック自身の深い孤独の影が落ちている。

C領域で浮かび上がる固有性

　C領域では、どうなるだろうか。
　先に掲げた分布図（187頁★25）のとおり、関係（社会性）の発達だけにおくれがあり、認識の発達においてはA〜B領域のようなおくれはもたない。とはいえ、認識の発達すべてにおくれがないわけではない。私たちの認識には、知力と関心さえあれば独力でも発達する部分と、対人交流や社会的なかかわりを通さないかぎり知力が高くても発達のおぼつかない部分とがある。C領域の子どもたちの認識世界は、後者がいわば「穴」になっている。
　認識の発達と関係の発達とは支えあっているため、認識の発達が進んで

いるぶんだけ、C領域における関係発達のおくれは、B領域の子どもたちにくらべれば軽度である。しかし、それゆえに、B領域では認識面もふくめたおくれ全体の大きさに埋もれてしまう関係発達のおくれ固有の問題が、純粋に見てとりやすい。

このC領域の体験世界については、のちにまとめて述べたい（本章-15参照）。

6　高い感覚性の世界

　発達障害における感覚への注目は、イタールがコンディヤックの『感覚論』を手に、野生児ヴィクトールのケアに取り組んだとき以来のものといえる。イタールはヴィクトールにさまざまな感覚刺激を与えるところからはじめている（今でいえば「感覚統合訓練」に相応しようか）。

　感覚はあらゆる体験の窓口で、感覚ぬきに私たちの体験世界はありえないし、感覚のはたらきを通した環境との交流なしには生物的にも社会的にも精神発達はありえない。その一方、新生児は私たち成人がもっている感覚のあり方をそのままもって生まれてくるわけでなく、感覚のはたらきは精神発達のプロセスを通して分化し馴化されていくものである。

　このため、感覚機能のあり方が精神発達のあり方に影響を与えると同時に、精神発達のあり方が感覚機能のあり方に影響をもたらすという双方向的な循環構造がみられる。これが発達のおくれにしばしば複雑な感覚上の問題が見出される理由だろう。発達の筋道をたどりながら、できるだけ整理してみたい。

>　発達障害において「感覚過敏」がしばしば指摘される。それゆえ感覚機能の中枢性障害を病因に想定する研究者もいる。しかし、単純にそういえるかどうか。
>　聴覚を例にとってみよう。聴覚過敏とは、通常の人には聞きとれない微かな音、遠くの音まで拾ってしまうため、それに混乱する現象だろうか。もしそうなら聴覚能力が非常に高いことを意味する。中枢性障害によって聴覚能力が落ちるのは知られている現象（中枢性難聴）だが、逆に障害によって能力が高まることがありうるだろうか。あるいは、聴覚能力の問題ではなく、音刺激に対する耐性の問題なのだろうか。それとも、絶対音感の持ち

主が通常の人なら気づかぬわずかな音程のズレにもひっかかるのと類似したなんらかの特殊な音感があるのだろうか。

感覚過敏というとき、その「過敏」とは何を指しているのか、ていねいな吟味が必要。異なった種類の感覚現象がすべて「過敏」の一語で一括りにされてしまっている可能性がある。

（1）身体感覚

未分化と鈍感はちがう

一般の発達では、乳児期のマザリングを通してさまざまな身体感覚が分化していく（118頁★10参照）。しかしA〜B領域にあって発達の脚力が弱い場合、その身体感覚の分化がうまく進まない。マザリングによる外からの調節を手がかりに身体感覚をみずから認知的に分化させる力が子どもに不足しているためである。発達障害の感覚の問題を最初期にまでたぐっていけば、この段階での分化のおくれにまでさかのぼれるケースも少なくない。

例1 寒くて鳥肌が立っているのに薄着でいる。暑くて汗まみれなのに厚着でいる。脱ぎ着して体温を調節するすべを知らないためかと観察すると、それ以前に暑いとか寒いとかいう観念がないというか、そのからだの感覚をしかるべくとらえていない様子である。

例2 彼はセーターをどうしてもいやがる。毛がチクチクする感触が極端に気になるらしい。皮膚感覚が敏感なのだろうか。その彼が、手をすりむいて血をにじませていた。さぞヒリヒリ痛かろうと思うのに気にせぬ様子で遊んでいる。皮膚感覚が鈍いのだろうか。

こうした現象を「知覚の非恒常性 perceptual inconstancy」と呼び、そこになんらかの先天的な感覚障害を疑う研究者もいる。しかし、発達的な視点からみれば、これらの現象は、身体感覚がととのったかたちに分化しきれていないため、自分のからだに起きていることを的確にキャッチしてそれにあわせることができない現象と考えられる。

感覚が未分化とは、無感覚とか鈍感ということではない（外見上そうみえることはあっても）。不快な身体感覚は生じていながら、それが何かをはっきりとらえ分けられないため、とにかく避けようとするか（セーターのチク

チク)、そのまま放置しているか(暑さ、寒さ、擦過痛)のどちらかになりやすい。敏感なのか鈍感なのか、両者が入り混じってみえるのは、このためだろう。

　もちろん、こうした場合、「本人が気にしていないから」と放っておくのではなく、そのつど着脱をさせてやる、傷の手当てしてやるなどのケアがたいせつ。はっきり分化していなくても不快な感覚を体験しているのは確かだし、マザリングによる外からの調節が感覚の分化をうながすことに相応する発達支援にもなる。

言葉で呼び分けられることの意味

　発達におくれがなく身体感覚を相応に分化させているT領域(定型発達)の子どもでも、幼児期に入るまでは認知的(感覚運動期的)なとらえ分けにとどまっている。幼児期に入って言語が獲得されるにつれて、はじめて「暑い」とか「寒い」とか「痛い」とか、概念によってそれらを認識的にとらえ分けられるようになる。これは、次のようなきわめて大きな発達的変化をもたらす。

(1) 個体内部だけでの感覚体験だったものが、ほかの人との間でコミュニカティブに共有できる体験となる。
(2) 自分に生じている感覚を、言葉によって対象化して客体視できるようになる。
(3) ただの生理的な感覚ではなく、それが意味性をもった体験となる。

> **例**　歩いていた幼児が転んで地面に両手をついた。幼児はびっくりしたようなきょとんとした表情を浮かべる。母親が「痛くない、痛くない。大丈夫よ」と励ましの声をかけたとたん、幼児はワッと泣きはじめた。母親は駆けよって幼児の手を撫でてやり、幼児は泣きやんだ。

　みかける光景だと思う。この子は転び上手だったので身体的にはさほど強い痛みを感じたわけではない。母親の「痛くない」の言葉から、いま

「痛さ」を体験をしていると気づき、また、これは避けるべき苦痛であるという意味もわかってきているため、不安が生じて泣き出したのである。撫でられることで、その「痛さ」を母親に分かちもってもらい、それによって安心して泣きやんだ。身体感覚が認識的に分化する（言葉で呼び分けられる）とは、こういう処理が可能になることを意味している。

孤独な対処

　A〜B領域のように認識の発達が大きくおくれるほど、上の幼児のようなことができなくなる。「身体感覚の社会化」がおくれるといってもよい。

　不快な身体感覚が生じたとき、前頁（1）のような共有ができないため自分ひとりで（孤独に）対することになり、（2）ができないため的確なとらえや処理がむずかしく、（3）のように起きていることの意味もわからない。そのため、感覚刺激によって混乱しやすい。この混乱が、まわりの目には「過敏さ」と映る。

　この傾向は、認識のおくれに加えて関係の支えにも乏しいB領域では、いっそう強くなる。感覚分化のおくれがより大きくて混乱性が高まるうえ、だれかに依存するすべを知らないため、それをまったく自力（だけ）で処理しなければならない。お母さんに撫でてもらって安心するといった処理がきかないのである。その結果、一般には病理的とされる処理のしかたがあらわれるケースもみられる。以下のような現象である。

> **例**　カナーの論文に自閉症児は「針で刺されると、刺した人ではなく針を怖がる」と述べた箇所がある。予防注射をするのをよい機会に、それを確かめてみた医師がいた。もし、そのとおりなら診断の一助にもなる。その子は処置室に入っても多動で落ち着かなかったが、いざナースに抑えられて注射をされるときには泣きも騒ぎもせず、身じろぎもせずに無表情に注射を受け、人はもちろん針を怖がる様子すらみせなかった。

　不慣れで不安緊張の高まる病院で、しかも注射という身体的な侵襲に対し、「解離」を起こした可能性が考えられる。解離とは、意識と体験とを切り離し、苦痛な体験を意識に入れない心理メカニズムである（のちに詳述、

第15章-7)。PTSDで生じやすい病理現象とされているが、B領域の子どもたちが強いストレスにさらされたときにも起きる。自分だけで独力で苦痛から身を護れる心理メカニズムなので、孤立性の高いB領域の子どもにとって、なけなしのストレス防御策となる面をもつからである。この解離状態を外からみれば、無感覚や感覚の鈍さに映る。

＊

　定型発達の子では、体験のとらえが認知レベルから認識レベルへとステップアップする幼児期に入ると、身体感覚の受けとめ方が（1）（2）（3）のように大きく変化する。それによって身体に生じるさまざまな感覚に対して、それを対象化して能動的に対処することがずいぶんできるようになる。ところがA～B領域ではそこがおくれ、感覚への混乱性をみせるのである。身体感覚のうち、触覚については後述（第10章-13・15参照）。

（2）視覚・聴覚

意味を通してしか見えない──定型発達者の視覚

　視覚や聴覚など遠隔受容器による感覚はどうだろうか。視覚を例に考えてみよう。すでに認識を十分発達させた私たちの視覚体験は以下のようなものである。

> **例**　いま窓に目をやったとしよう。窓ごしにさまざまな色彩や明度や彩度をもった視覚刺激が飛び込んでくる。しかし、私たちはそれらを視覚器官がキャッチしたそのままの刺激世界として生理的にとらえることはできない。見た瞬間、私たちの目にとびこんでくるのは、家や木や車や人や空……そのような「意味」の集まりである。ただ自然にあるがままの純粋な色やかたちの渾然たる集まりとして視覚することは、そうしたくてもできない。見たとたんに「家」や「木」が見えてしまう。
> 　室内に目を戻せば、瞬時にテーブルやカップやポットが目に入る。白色や灰色や青色が微妙に入り混じって陰影をつくっているひとつの「かたまり」がまず視覚され、それを観察して「ポット」だとわかるのではない。その逆で、最初にぱっと「ポット」が見え、その後に吟味的に観察して、それを構成する複雑な色調や輪郭の細部をとらえるのである。

世界を意味（概念）や約束（規範）を通してとらえる認識の力が、「ものを見る（視覚）」という精神機能に発揮されると、それはこういうかたちであらわれる。
　外界には無数の視覚刺激が洪水のようにあふれている。しかし私たちは、カメラがそれらの光学情報をそっくりフィルムに焼きつけるように、それらすべてを意識にとらえるのではない。それらのなかから家や木など社会的な「意味」をもつ視覚刺激のゲシュタルト（構造をもったまとまり）だけを能動的に〈図〉として切り出し、それ以外の「意味」に乏しい視覚刺激は〈地〉として背景にしりぞけている。このしくみによって、過剰な視覚刺激を一気に整理して、外界を自分たちにとって秩序づけられた世界へと構成づけている。これが私たちの「視覚的認識」である。
　このような視覚のわざをもつことで、私たちは視覚的な体験世界を安定した恒常的なものにキープでき、さらに意味の共有によってその体験世界をほかの人と社会的に分かちあえる。聴覚でも同様で、私たちはあふれる音刺激にとりまかれながら、有意味な（必要な）音声だけを〈図〉として前景化させて（ほかのノイズは背景にしりぞけて）聞きとっている。雑踏のなかでも会話ができ、騒がしい走行音のなかでもカーステレオを楽しみながらドライブできるのは、このためである。

ナマの知覚刺激であふれる世界
　こうした知覚は、私たちにとってあまりにも自明の現象、自然な現象となっているため、生まれつき外界はそう見え、そう聞こえるものかのように感じている。けれども、発達的にみるかぎり、このような知覚のあり方は乳児期の認知的な体験世界では生じていない。認識の発達とともに「意味」のある感覚刺激（だけ）を選り分けてとらえるようになってはじめて可能となる、人間固有の知覚のあり方なのである。
　裏返せば、この認識的な知覚のわざを獲得するにつれて、感覚器官が生理的にキャッチしたままナマで外界をとらえる認知的知覚はできなくなる。目をやったとたんに「家」や「木」となって（つまり、意味で切り出されて）

見えてしまうからである。純粋な色彩や形態のかたまりとして（あるがままに）は見たくても見えない。

これに対して認識の発達におくれているA〜B領域の子のどもたちでは、こうした認識的な知覚のわざが十分身についていないぶんだけ、感覚運動期の認知的な知覚のしかたをそのまま残している。感覚器官が生理的にキャッチしたとおりに外界をとらえ、それによって外界をナマで（あるがままに）とらえ分ける知覚である。その世界は、感覚したままの色彩や形態による「純粋知覚」の世界といってもよい。反面、過剰な感覚刺激のあふれ返る混乱的な世界ともなりうる（後述）。

感覚性はさらに磨かれる

A〜B領域では、ただ、認知的な知覚様式を残しているだけではない。認識的（意味的）に世界をとらえる力の不足をこの力で補わねばならないため、感覚的な認知の力はいっそう磨かれていく。これが、この子どもたちに非常に高い感覚性（感覚能力）をもたらす。この高い感覚性が、発達障害をもつ子どもたちの体験世界を特徴づけている。意味化（概念化）されていない、シャープでナマな感覚そのものの世界である。

例1　《彼女は蓄音器の側に坐って身じろぎもせず、ベートヴェンの「第五交響楽」を終りまで聴きました。そしてそれが終わった時、彼女はもう一度初めから聴かせてほしいというのでした。彼女の好みには間違いはありません。それに何か本能的なものが働くのか、彼女は自分の莫大な数にのぼるレコードの一つ一つを正確に知っています。彼女は字が読めないのですから、どうしてわかるのか私にもわかりませんが、何しろ彼女はどのレコードも他のレコードからちゃんと区別をし、そして自分の求めるレコードは自分で見つかるまで探すのです。》（パール・バック『母よ嘆くなかれ』松岡久子訳、法政大学出版局、1950年、53頁）

例2　《私が知っている小さな男の子―（中略）―その子は明るい色の布の端を集めることに創造的な喜びを感じているのです。その子は布の色合いや地の違いを見ては喜んで、何べんでもそれをいろいろと分類するのです。決してあきることを知りません。》（同書54頁）

例3　《1歳半のとき、彼は18の交響曲を区別でき、第一楽章がはじまるとすぐに、その作曲家がわかり、「ベートーベン」などといった。同じ頃、彼は何時間でもおもちゃ

やビンやつぼのフタを回しはじめた。円柱を回すほど非常に手が器用で、それをみつめて興奮し、こうこつとしてとんだりはねたりした。今、彼は鏡で光を反射させ、その光を捕えることに興味をもっている。彼のもつ興味は誰にもかえることはできない。》（カナー「情緒的交流の自閉的障害」の症例9、十亀史郎他訳『幼児自閉症の研究』黎明書房、1978年、35頁。この本でのカナーの引用はいずれも同書による）

　例1と例3は、音感のよさとそれによる豊かな聴覚世界をもっていることを示している。もちろん、世の中にベートヴェンを聴いて楽しむ人びとはたくさんいる。しかし、ほとんどの愛好家の場合、ただここちよい音刺激として楽しむのではなく、そこでもどこか意味を（精神性を）汲みとっていないだろうか。「実に深みのある演奏だった」とか「テクニックは申し分ないが、インスピレーションに欠けていた」とかの感想が生まれるはそのためだろう。この子どもたちはそうではなく、純粋な音の世界そのもの（だけ）に「身じろぎもせず」没入するのである。鋭い音感やリズム感をみせるなど、音に対するヴィヴィッドな感受性は発達障害に少なからずみられ、単純に視覚優位とばかりはいえない。

　例2は、布の色合いや手触りの微妙なちがいを感覚的に味わったり組み合わせの変化を飽かずに楽しんでいる。例3は、滑らかに回転を続ける物体が視覚にもたらす独特のここちよさや安定感、壁や天井を実にすばやく走りまわる反射光のめくるめきに忘我できる感覚性をもっている。A〜B領域にある子どもたちは、多かれ少なかれ、このような純粋な感覚体験を享受する能力をもっていて、これはこの子どもたちのたいせつな力である。楽しめる力は、生きるに欠かせない力なのだから。

　一般には認識の発達とともに後退していく直接的なナマの感覚能力を、この子どもたちは逆に発達させるわけで、定型発達にある人たち一般がもつ感覚体験のあり方との差は大きなものとなる。それは次のようなあらわれ方をする。

記憶力の卓抜さ

例　《ブロックとビーズと棒を子どもにそろえて与えたところ、それがけっしてきちんとした並べ方ではなかったにもかかわらず、彼らはあとから何度も初めと同じようにまとめなおしていた。この点では子どもの記憶力は卓抜なものである。数日後、多

数のブロックを再配置したが、ドナルドT.とスーザンT.においては驚嘆すべきものがあり、彼らは、以前みた何の規則性もない状態をそっくりそのまま再現し、ブロックは一つ一つ前と同じ色を向け、上面の絵や字の部分、その方向、すべて前回同様に並べなおした。一つのブロックの欠如、無数のブロックの存在を一瞥で判断し、足りないものは断固としてそろえようとした..》（カナー「幼児自閉症における全体と部分の観念」、前掲書78頁）

　この「記憶力の卓抜」さは、A〜B領域の子どもたちに、程度の差はあれ、しばしばみられる。高い感覚性と結びついた記憶能力である。これは感覚したものを感覚したままに（視覚的なものなら写真的に）ナマに頭に焼きつける記憶のしかたで、「直感像記憶 eidetic memory」と呼ばれている。イメージ的な記憶である。

　これは特殊な能力ではなく、乳児期（感覚運動期）における認知的な記憶とはこういうものだろう。小さな子どもほどこの記憶の能力を残しているけれど、一般には成長につれて、この能力は後退していく。トランプの神経衰弱は子どものほうが強くておとなになると弱くなるのがその一例。認識の発達とともに概念的な意味記憶が記憶の主力になるからで、ランダムなブロック配列や神経衰弱のカードのような「無意味」なパターンを記憶するのは難しくなる。

　その私たちからみれば、ドナルドやスーザンのみせる記憶力は驚嘆に値する。しかし、認識的（意味的）にではなく認知的（感覚的）に世界をとらえている者にとっては、ごく自然のわざなのである。なお、成人後も（認識が発達したあとも）この認知的記憶能力を高く残している人も一部いて、直感像資質者と呼ばれている。

　　　意味記憶は時間がたつうちに薄れたり変容していくけれども、この直感像記憶は、ちょうどフィルムに焼きつけられた映像のように正確に長期にそのまま保たれる。またこの記憶は瞬時になされる。ここに記されたドナルドやスーザンにそれがみてとれるだろう。このため、この記憶能力がとりわけ高い場合、私たちの目には常人をはるかに超えた天才的能力と映り、「イディオ・サヴァン（白痴の天才）」とか「サヴァン症候群」と呼ばれる。
　　　認識の発達におくれをもつ子どもたちは一般には「もの覚えがよくない」と思われている。たしかに学校で学ぶような内容を覚えるのはとても不得手である。しかし、これは意味記憶が不得手ということで、感覚的にものごとをキャッチしてそのまま記憶する力は（私たち

以上に）備えている。認識的な意味記憶の弱さを、それでカバーしているからである。サヴァン症候群は、その際だった例とみればよい。もって生まれた個体差（天分）として感覚能力や直感像記憶の能力がもともと高かった子どもにたまたま認識発達のおくれという条件が重なったため、その能力が磨きぬかれたものにちがいない。

　しかし、この記憶力の高さゆえの困難が生じることがある。この記憶は時間とともに薄れることも変わることもない。だから、不快な感覚体験がいったん記憶されると、生々しい感覚性を保ったまま、いつまでも残ってしまう（意味記憶では不快な記憶ほど時とともに薄れていく）。それが、ささいな刺激でよみがえって、あたかもその不快感覚がいま生じているかのような混乱やパニックを引き起こす。これは「タイムスリップ現象」（杉山登志郎）と呼ばれ、この現象が発達障害の示す感覚の混乱性（過敏性）の裏にひそむ場合がまれならずある。

「無意味な常同行動」にみえるが……

　おくれをもつ子どもたちが水遊びや砂遊びに熱中するのも、感覚体験の享受である。水道の水を流し続けたり砂場の砂を手ですくってはこぼしているだけの常同的な遊びにみえるが、蛇口からの水流のゆらぎや踊る飛沫、指の間を抜ける砂の感触や落ちる砂のきらめきを、豊かな感覚性で楽しんでいるのである。紙破りもこの子どもたちの好きな遊びで、ビリビリビリ……と紙が裂けていくときの手応えや音色の変化を繊細にキャッチしている。

　意味の世界を生きている私たちの目には「無意味な常同行動」と映るかもしれないけれども、認知的な体験世界を生きる者にとっては味わい深くて興味尽きない遊びなのである。この世界に没入しているときは不安や緊張を免れられるのかもしれない。ただし、そのままではどこまでも孤立的な遊び、孤独な楽しみを出ないため、発達支援的には、その体験をほかの人と一緒に味わっていけるようなはたらきかけの工夫が必要になる。

　　この高い感覚性の世界が、芸術作品（たとえば山下清の貼り絵とか大江光の音楽など）となって社会化（共有化）されることもある。細密で色彩にとんだ絵画やきれいな旋律が芸術として評価され、それらの作品から発達障害のもつ感覚性の世界をかいまみることができる。一方、障害者の作品ゆえの過大評価がひそんでいまいか、掛け値なしの芸術性はどうかと議論されることもある。こうした議論が出るのは、技術レベルの評価は別として、それらの作品が認識発達におくれをもつ者、つまり一層構造の体験世界を生きている者の、その世界の表現だからであろう。多層の体験世界をもつ者からの視点（あるいは芸術観）

でみれば、その芸術表現が「浅く」みえたり「単純」にみえるのはやむをえないかもしれない。

7　感覚世界の混乱性

過剰な感覚刺激

　高い感覚性が豊かな感覚世界をもたらすだけならよいけれども、他方で感覚の混乱性（過敏性）をもたらし、これがしばしば失調を生む。認識の発達におくれをもつ子どもたちの感覚過敏の理由のひとつには、不安や緊張がベースにあるためと考えられる（本章-2参照）。不安や緊張は感覚を先鋭にする（夜道をこわごわ歩いているときには、かすかな物音も聞きつける）。認識のおくれの大きな子どもでは、それが常態になっている可能性がある。

　しかし、それだけではない。認知的な体験世界を生きていることそのものが、A～B領域の子どもたちに感覚の混乱性（過敏性）がもたらされる最大の理由である。

　私たちのまわりには無数の視覚的・聴覚的な感覚刺激があふれている。生物的にみれば感覚受容器は（可視域・可聴域の刺激であるかぎり）それらをすべて生理的にキャッチしているはずである。

　認識の発達とは、それらのなかから社会的に「意味」を構成するものだけを〈図〉として切り取れるようになること、窓の外に目をやれば、無数の視覚刺激の洪水ではなく、ただちに「家」や「木」や「道」からなる「町並み」がみえるようになることである。さまざまな聴覚刺激が飛び交っていても、会話の相手の「言葉」（意味ある音声）だけが〈図〉となって耳に入るようになることである。

　これに対して、認識の発達がおくれて、感覚したままに外界を認知的にとらえる度合いが高いほど、その体験世界はさまざまな感覚刺激にじかにさらされ、入り乱れる刺激に混乱させられやすい世界となる。それが感覚刺激への「過敏さ」としてあらわれるのである。豊かな感覚性をもたらす能力が、同時に感覚の混乱性（過敏性）をもたらす。

発達的にいえば、乳児期にはだれでもナマで感覚したままの体験世界のただなかにいる。だから乳児は一般に過敏で、ささいな刺激にも泣き出す。しかし、まどろみの時間が長いこと、視覚がいきなりシャープに発達しないこと、養育者が刺激の少ない静かで穏やかな環境に赤ちゃんをおくよう努めていること、刺激に混乱して泣けばすぐあやされること、などの諸条件によって護られている。

　その護りのなかで乳児は感覚刺激の入り乱れる外界を少しずつ認知的（感覚的）にとらえ分けていき、次いでそれを土台に幼児期には認識的（意味的）なとらえ分けをするようになる。これによって体験世界が、意味によって整理され秩序づけられた安定した世界、そしてほかの人とも分かちあえる共同世界へと発達していく。A～B領域は、このプロセスに大きくおくれている子どもたちである。

　おくれをもつ子どもたちは、自分自身で過剰な刺激の洪水からみずからを護る行動をとる。たとえば耳を両手でふさいで過剰な音刺激を制御しようとする、正視を避けて目の隅で斜めに見たり、注視を避けてチラッと一瞥だけすることで過剰な視覚刺激を制御しようとする、など。

知覚の非恒常性

　これに加えて、「知覚の非恒常性」もしばしばみられる。近くの大きな物音にまったく無反応だったかと思えば、遠くのかすかな物音に過敏に反応するなど、鈍感なのか敏感なのかわからない現象である。

　これはひとつには、身体感覚における「非恒常性」と同じ性質のもので、発達のおくれが大きいため、感覚体験が十分に分化していない場合の現象と考えられる。

　もうひとつには、私たちの知覚体験とはもともと非恒常的なものだからである。恋人とのやりとりに夢中なときはまわりの物音は耳に入らず、恋人を待ちわびているときは遠くのかすかな足音も聞きつけるとか。それと同じ現象に過ぎないけれども、発達障害では、どんなときどんな刺激に注意関心が向くかが、一般の人たちの通例とかならずしも同じでないため、その非恒常さが奇異な現象かのように目につくのである。

8　感覚の混乱性への対処努力

　このように感覚刺激に過度に混乱させられやすい体験世界に対して、子どもたちはなんとか適応しようと自分たちなりの対処努力をしている。

なぜ配置が変わると混乱するのか

例1　《ジョンの両親が新しい家へ引越す準備をしたとき、引越し屋が、自分の部屋の敷物を巻くのをみると、子どもは狼狽し、新しい家で、前と同じように家具が配置されるのをみるまで、彼は大騒ぎした。新しい家で家具がもと通り配置されると、満足し、うそのようにしずまり、家具を一つ一つ愛情をこめてなでてまわった。》（カナー「情緒的交流の自閉的障害」の症例10、前掲書48頁）

例2　《家では、家具の配置、寝台や幼児用高椅子の場所、食卓上の皿の位置等、変えてはならない。フリデリックW.の母は、「ある本棚に３冊並べていましたが、並べ方をかえると彼はいつも元のように並べなおしました」と報告している。ハーバートB.は「食卓に同じお皿を同じように並べることを要求し、変わっていると激怒して泣く」。ジョイS.は「物事の進行に気をつかう。たとえば紅茶のときなど飲み終わってカップや把手が正しく置かれるまで怒るといった具合です」。ジョセフC.も「石炭入れが同じ所でひっくりかえるようにしている」。ギャリーT.の父は「すべてのものを決まった場所に置かねばならない。彼は洋服入れの戸を閉じ、ぼろはすぐひきのばすよう主張する。また食事のときの席順が変わっていると怒り、彼が知っているとおりにしようと努力する」。》（カナー「幼児自閉症における全体と部分の観念」、前掲書79頁）

　いずれもカナーがあげた例で、ここには感覚に頼った認知的な体験世界がどんなものか、そこを少しでも安定的に生きるためにどんな努力がなされているかが示されている。

　例1のジョンは、「自分の部屋」とか「居間」といった意味（概念）によって認識的にその場をとらえることがまだできないため、そこにある事物の色彩や形態など直接に視覚されるものを手がかりに認知的にその場をとらえている。そのため、敷物が巻かれたり家具の位置が変わったとたん、そこはジョンには見知らぬよそよそしい世界になってしまうのである。「自分の部屋」というように意味によってとらえていれば、視覚的には変化しても、その意味が変わるわけではなく、自分の部屋のままでいてくれる。意味によって認識的にものごとをとらえられることがいかに体験世界の安定をもたらすか、これでもよくわかる。

　　言葉（意味）の世界に入れていない発達障害の子どもへのコミュニケーション手段として写真カードが役だつのは、たんに言葉の代替物ではなく、写真は視覚的に変化せずそのままでいてくれるため、安心な手がかりとなるからだろう。

パターンを変えない努力を

感覚に頼ってとらえている世界を少しでも安定した（恒常性をもった）世界としてキープするには、その感覚的なあり方ができるだけ同じパターンで変わらぬことが望ましい。

例2は、そのためのさまざま努力例である。この子どもたちは、刺激の変化にあふれる混乱的な環境世界にあって、とらえやすいシンプルな一定のパターンを確保しようとしている。自分の努力で（自分でもとに戻す、要求してもとに戻させるなどして）なんとか保ちうる恒常パターンを、外界を少しでも恒常的な安定した世界として体験するためのよすが（定点）としている。身のまわりの事物の配置とか順序とかが、しばしばそれに選ばれる。そのパターンが変わるのは、よすがを失い、世界が崩れかねないほどの一大事で、パニックまで引き起こすのである。

関係という支えがない不安

例3　《マルコムH.は、散歩につれだされるときどうしても前に通ったのと同じ所を通るといってきかず、道筋を変えることを肯んじなかった。ステファンN.の母は「毎日歩く道を変ようものなら火がついたように怒ったものですが、今では少々いやがってもちがった道を歩くのを納得するようになりました」といった。》（カナー「幼児自閉症における全体と部分の観念」、前掲書81頁）

これもパターンの変化へのおそれだが、例1、例2とはニュアンスのちがいがある。探索活動がすすむにつれ、子どもにとって既知のものと未知のものとがはっきり分かれてくる。そこでは未知なものは、安心があるときには好奇心（探索心）の対象となり、安心がないときは警戒の対象となる。どんな子でもそうである。もともと不安・緊張の高いマルコムやステファンにとって、通ったことのない道は未知のもので、激しいおそれや警戒をもたらしたのである。

これはどの子でも通過する一般現象で、はじめてのことがらに尻ごみする幼児はめずらしくない。ただ一般には、はじめての道でも母親が手をつないでくれれば安心して歩けるというふうに関係の支えによってクリアでき、それによって新しい道を既知のものにしていける。ところが関係発達

におくれをもつふたりは、親が一緒でも歩けなかったのである（しかし、それでも少しずつ発達していくことをステファンが示している）。

「こだわり」は適応のための対処行動

　このようなパターンへの極端なこだわり、カナーが自閉症の特徴にあげた「同一性保持への強迫的な欲求」は、認識発達のおくれのために認知に大きく頼っている子どもたちの共通特徴である。かならずしも自閉症にかぎらず、A～B領域のひろがりのなかのどこにいる子にも、多かれ少なかれ観察される。

　ただ、B領域に向かうほど、認識発達のおくれも強まるうえに関係発達のおくれが加わるため、例3のマルコムのようなことが生じ、極端なほど際だってくるのである。そのため、この「こだわり」は自閉症の「障害特性」に数えられている。しかし、これは障害ゆえの病理現象ではなく、適応のための合理的な対処努力と考えねばならない。

　だから、「こだわり」を（悪い癖や病的症状かのように）ひたすらなくさせようとするはたらきかけは、リスクが大きい。それよりも、できるだけ穏やかですっきりした簡素な環境条件をととのえる工夫、わかりやすい簡潔なパターンで生活がまわっていくような配慮がたいせつだろう。ただ、簡素とは殺風景ということではなく、簡潔なパターンとは杓子定規ということではない。

　　　ものごとをパターン化させたり、パターンでものごとをとらえることで安定を得るのは、だれしも日常していることである。日々の日課、行動の手順、事物の置き場所等々、おおむねパターン化されているのが私たちの生活である。パターン化によって、ものごとが秩序づけられるし、そのつどそのつどいちいち考えたり選ぶよりも定まったとおりに行動したほうが精神的な省エネルギーになるからである。パターンへのこだわりとは「障害の特性」ではなく「人間の特性」なのである。
　　　ほぼ一定のパターンでつつがなく回っているのが平穏無事な私たちの日常である。この子らが望んでいるのも、それにほかならない。私たちも不測の事態によっていつものパターンが崩れ、当惑や混乱を強いられることがある。しかし、多層の世界（ワンパターンでない世界）を生きているため他のパターンに切りかえたり、認識の力によって対処を工夫したり、関係の力で支えあったりして切り抜けることができる（それでも及ばないほどの非日

常的事態が起きたときは私たちもパニックになる)。

　考えてみれば、「認識」というこころのはたらき自体、きわめて高度な世界のパターンづけといえる。「意味(概念)」や「約束(規範)」によって世界をパターンナイズしてとらえ、そのとらえのパターンを社会的に共有しているのである。

＊

　C領域に入ると、この感覚の混乱性(過敏性)はどうなるだろうか。認識発達には基本的なおくれをもたないC領域では、この問題は生じないであろうか。ところが、C領域でも感覚の混乱性(過敏性)が大きな問題となってくる。ここまでは認識発達とのつながりに的を絞ってきたが、実は感覚の問題は関係の発達とも深いつながりをもっているからである(本章-15参照)。

9　高い衝動性の世界

　私たちの体験世界をかたちづくり動かしているものには感覚のほか、衝動、欲求、情動がある。生存を守るために行動をつき動かす生物的な力が「衝動」で、それが具体的に「○○を求める」というかたちとなったものが「欲求」である。欲求がもたらす強い衝迫、欲求が満たされたときの快感(充足感)、欲求が満たされないときのフラストレーションは「情動」としてあらわれる。

コントロール力は社会的に学習される

　A～B領域の子どもたちは、これらをコントロールすることが一般に不得手である。とくにB領域ではそれが大きい。その理由は、このコントロールの力が育まれる道筋を振り返ればわかる(第8章-10参照)。

　動物はみな生物的な衝動・欲求に従って生きている。人間の場合は、生物的に生きるだけではなく、社会的・共同的にも生きているため、その欲求も生物的なものにとどまらず、さまざまな対人的・社会的な欲求が加わるようになる。欲求の社会化にともなって、情動も単純な喜怒哀楽にとど

まらず、複雑でデリケートな社会的感情へと発達する。

　衝動・欲求は生存を守るために生じるものだから、生物的にはそれに従うのがもっとも適応的な行動のはずである。けれども、共同体を生きている人間は、あえて衝動・欲求、さらに情動をコントロールする必要がある。さもなければ共同社会が成り立たない。衝動・欲求のコントロールとは、社会的な約束（規範）や状況にあわせて、あるときはそれを抑えるべく努め、あるときは満たすべく努めることをいう。この制御力が育たねば社会生活はむずかしい。この制御力は、生得的に備わった生物的な能力ではなく、社会的な学習を通して後天的に培（つちか）われる、いわば「社会性の力」である。

　このため、発達のおくれ、とりわけ関係（社会性）のおくれをもつB領域では、この力の獲得がうまく進まない。衝動・欲求・情動のコントロールの不得手さ、つまり「衝動性」がしばしば障害特性とされるのは、このためだろう。発達の道筋をたどりながらみてみよう。

コントロール力獲得の道筋
　乳児は衝動や欲求が生じても、自力で満たせない（つまりコントロールできない）。そのフラストレーションが情動性をはらんだ啼泣（ていきゅう）となり、それを聞きつけた養育者は乳児の欲求を判断して満たしてやっている。これがマザリングで、このかかわりの積み重ねを通して、乳児は啼泣によって（養育者の力を引き出して）欲求を満たすことを知っていく。これがコントロールの力、意志の力の最初の萌芽である。

　乳児期の後半に入ると、欲しいものがあれば、自分から手を伸ばしたり、おとなに向かって声を出して注意をひいたり催促したりするようになり、おとなもそれにしかるべく応えてやるという「共同作業」によって、欲求をみずから満たそうとするコントロール力がさらに培われていく。

　幼児期に入ってしつけがはじまると、いよいよ、衝動・欲求を自力で能動的にコントロールするわざの本格的な習得がはじまる。しつけを介して子どもは、満たす方向だけでなく、抑える方向への力を育んでいく。車の

運転（コントロール）にアクセルとブレーキとが必要なのと同様、衝動・欲求のコントロールにも両方向の力がいるのである。

　しつけは、すでに述べたとおり（第8章-10参照）、乳児期に形成された養育者との愛着的・性愛的(エロス)なつながりに支えられた親密な交流に介されて進む。このプロセスは、「しつけ」の語感が与えがちな親から子への一方向的な訓練ではないことにあらためて留意したい。子どもと養育者との間の親和的な交歓こそが、それを推し進める力となっているのである。

> 例　首尾よくオマルにウンチができると「でかした！」とばかりに喜びやす親の笑顔、その笑顔とオマルのウンチとを見くらべながら誇らしげな様子の幼児といった情景。スプーンや箸のしつけも、楽しく美味しい食卓をともにしながら取り組まれている。こうした相互性・交歓性によって、子どもは衝動や欲求をあえてコントロールするというけっしてたやすくないわざを、積極的にみずからのものにしていけるのである。発達におくれをもつ子どもたちに対するさまざまな「スキルトレーニング」（広義のしつけ）が工夫されてきているが、それに取り組む場合も、この交歓性をけっして忘れないことが重要不可欠。

各領域における行動と制御

　A領域の子どもたちはT領域（定型発達）にくらべると、この制御力の獲得に手間取るし、十分な力がつくとはかぎらない。乳児期から幼児期にかけて子どもはおとなの力を借りながら（取り入れながら）コントロールの力を習得していくけれど、A領域ではその習得力が弱いからである。また、適切なコントロールには、ルールを理解したり状況を判断する認識力が求められるが、そこにも力不足がある。このため、認識発達のおくれが大きい子どもほど、コントロールは不得手となりやすい。

　A領域からB領域に向かうと、この不得手さはいっそうのものになる。関係発達のおくれのため、おとなの力を借りる（取り入れる）ことができないまま成長しているからである。おとなと密接な交流や交歓がもてず、そのため、コントロールの力を根づかせられない。

　B領域の子どもたちの高い「衝動性」の背景には、このハンディがある。衝動や欲求や情動をうまく抑えることもうまく満たすことも、どちらもで

きず、ただふりまわされやすい。

　　　しかしA〜B領域にあっても、お手洗いでの排泄などの身辺スキルは、おくればせながらおおむね身につけられる子が多い。発達は多くの迂回路をもっていて、簡単には行きづまらない。ただ、この場合の迂回路は排泄行動を「パターン」として受動的に学習するものであるため、衝動・欲求をみずからコントロールする能動的な意志力とは十分つながっていない。

　C領域に向かうとどうなるだろうか。認識の力でカバーされるし関係発達のおくれもB領域ほどではないため、B領域にくらべれば一般に軽いけれども、やはり衝動性の高さ、コントロール力の低さをしばしばもっている。乳児期から関係の発達におくれ、おとなとの親和的な交流性が薄かった事情は、B領域と変わらないからである。「これだけものごとが理解でき、判断力もありながら、なぜ？」とまわりを戸惑わせる衝動性をみせるケースがある。「わかっているけど、思わず」とか「気がついたらやっちゃった」というかたちのものが多い。

10　情動的混乱と対処努力

　高い不安・緊張と孤独。感覚の混乱性（過敏性）。衝動・欲求・情動にふりまわされること。A〜B領域では、程度の差はさまざまでも、これらのストレスが重なりあい絡まりあった体験世界を生きざるをえない。B領域に向かうほど、その程度は高くなる。苦痛の多い体験世界だけれども、この子どもたちはそれを訴えるすべをもっていない。まわりの目には「問題行動」と映る逸脱や混乱から、それをくみとるべきだろう。

　これらの大きなストレスからの強い情動負荷をたえず受けながら、この子どもたちはその情動をうまくコントロールできない。そのため情動的にとても混乱しやすい。しかしそれでも、その情動をなんとか処理しようとする適応努力を、この子どもたちはしている。よくみられる努力をあげてみよう。

(1) 常同行動

　発達障害をもつ子どもが、同じしぐさやふるまいを繰り返し続ける現象は「常同行動（こだわり行動）」と呼ばれ、障害特性に数えられている。掌をひらひらさせる、身体を揺する、ピョンピョンはねる、くるくる回る、手でタップをうち続けるなど、プリミティヴでシンプルな身体運動が多い。「常同行動」の一語で括られているが、内容的にはいくつかのものが混じっている。

運動としての常同行動

　ひとつは、私たちが「運動」を楽しむのと同じで、この子どもたちもからだを動かして楽しんでふしぎはない。私たちの目には無意味な行動を続けているとしか映らなくても、私たちがダンスで踊り明かしたりジョギングで走り続けるのと、どうちがうだろうか。

　そしてダンスやジョギングについて、「ストレス解消になる」「やっているときは何もかも忘れられる」といった効果を語る人が少なくない。そこも同じでふしぎはない。ここちよい刺激となる反復運動に没頭している間は、自分をとりまく苦痛で混乱的な体験世界を「忘れて」いられるのではなかろうか。

> 　自分たちの身体運動の反復は「スポーツ」と名づけ、この子どもたちのそれは「常同行動」と名づけているだけかもしれない。ちがいを探せば、この子どもたちの身体運動はその子ひとりだけの世界でなされている点だろうか。ほかの人たちと一緒に楽しむというふうに共有されていない。発達のおくれとは共有のおくれである。しかし、それを「障害ゆえの無意味な常同行動」と見るなら、見る側も共有を拒んでいないだろうか。

情動処理の努力としての常同行動

　もうひとつが、情動処理の努力である。単純で反復的な身体運動は、フラストレーションをなだめたり、まぎらわす効果をもっている。私たちも情動負荷がかかったとき、貧乏ゆすりをしたり動物園のクマのように行ったり来たりという常同行動を（なかば無意識に）している。同じことをこの

子どもたちもしているのだろう。

　ただ、この子どもたちの情動負荷は非常に大きいため、それではまぎれないほうが多い。私たちは、まぎれなければ別の対処法に移る。対処のレパトリーをたくさんもっているからである。しかし、認識の発達におくれている子どもはほかに方法をもっていなかったり、関係の発達にもおくれている場合には、それが人に頼らずにひとりでできる、なけなしの対処法であったりする。そのため、その身体運動がいつまでも続けられ、常同行動とされるのである。

　　　情動処理のための常同行動のわかりやすい例に「ロッキング」がある。これは身体をゆらゆらと揺すり続ける行動をいう。ゆるやかな身体のゆらぎには鎮静作用があり、だから赤ちゃんをなだめたり寝かしつけるとき、親は抱っこするだけでなく、穏やかに揺すってやる。ロッキングとは、子どもがそれを自分で自分にやっている行動で、そんなところにもこの子どもたちの孤独性が感じとれる。それでおさまればロッキングはやむけれども、おさまらないままいつまでも続けられたり、揺れがだんだん大きくなるということが起きる。

他人の力を借りることも

　もう少し発達した段階では、前そうしたらうまくいったことを繰り返す行動が出てくる。経験から学ぶ、経験を生かすという点で、より高度な対処法といえる。

　「ダイジョーブ言って」とか「トントンして」とか要求を繰り返すこともある。以前、「だいじょうぶよ」と声をかけられたり、肩をとんとんと叩かれたら落ち着いたことがあったからだろう。ひとの力を借りようとする点で、よりレベルの高い対処法といえる。しかし、やはり、それでおさまらなければ、それらの行為が際限なく続くことになり、要求される側が音を上げる事態となる場合も少なくない。「巻き込み型の常同行動」と呼ばれる（巻き込んでいるというより、頼っているのだが……）。

　これらの種類の常同行動（こだわり行動）がみられるときは、その子がなんらかの大きな不安や緊張、情動負荷にぶつかっているあらわれなので、それが何かを探し、その軽減をはかることがだいじな支援になる。

(2) 自己刺激行動

常同行動の刺激性が高まったかたち

　常同行動と自己刺激行動とは重なっている。身体運動はすべて身体への自己刺激性をもつからである。それが自分のからだを咬むとか叩くという行動になると、運動性よりも刺激性が前面に出てくる。このような自己刺激行動も、A〜B領域の子どもたちにしばしばみられる。

　この自己刺激行動は、激しい情動負荷への対処行動としてあらわれる。身体への強い刺激は、フラストレーションや情動負荷をとりあえず発散させてくれるからである。私たちも激しい情動にみまわれたとき、頭をかきむしるとか地団駄を踏むいったかたちの自己刺激行動を（思わず知らず）している。

　それと同じなのだけれども、やはり、それだけで情動負荷が解消することは少ないため、いつまでも続けることになりやすい。続けるだけでなく、より刺激を強めていき、血が出るほど手を咬む、頭をごんごんぶつける、刺激を感じやすい身体部分を（たとえば目）を打つなど、自傷行動にまでエスカレートしてしまう危険がある。

自傷行動にいたったらどうするか

　自傷行動にまでいたれば危険なため、止めねばならない。しかし、止めようとすると激しく抵抗するのは、本人なりの懸命の対処努力だからである。したがって、力づくで止めようとするのは逆効果。次の3つのことが必要になる。

❶**負荷を探す**

　その子にとって、何が強い情動負荷になっているか（なったか）を探す。不安や緊張を高めていそうなもの、その子にとって不快な感覚刺激など。もし見つかって、取り除けるものであれば除いてやる。その場で間に合わなくても、次からの予防に役だつ。タイムスリップ現象が起きているケースもある（第10章-6参照）。

❷場所の移動

その場になんらかの情動負荷を与えるものがあると考えて、どこかほかの場所、その子にとってなじんだ、穏やかな刺激の少ない場所に移動させる。場が変わることが情動の切り替えになる効果も期待できる。

❸ホールド（抱きとめ）

後ろから抱き締めて危険な行動をおさえる。要領としては、おびえて騒ぐ子を親が「だいじょうぶよ」と抱き締めて安心させるときの感覚がだいじ。しっかりした抱っこは不安をしずめる。物理的に押さえつけるのではなく、からだを通して穏やかで落ち着いた情動（安心感）を伝えて鎮静させるのである。感覚性が高く認知的に体験をとらえるこの子どもたちには、情動はじかに「肌を通して伝わる」からである。それを取り入れて、子どもは落ち着きを取り戻せる。だから、抱きとめる側に情動的な不安やいらだちがあるとうまくいかない。

　　　情動が混乱したりパニックになるつど、このかかわりが繰り返されることによって、情動負荷をひとりで処理するのではなく、まわりの力を借りて（まわりと分かちあって）処理するすべを子どもが知るのをめざすのである。

11　自閉症スペクトラムと知的能力

　ここからは、Ｃ領域にある子どもたちについて考えてみよう。

　高機能自閉症ないしアスペルガー症候群と呼ばれているグループ、関係の発達のおくれが主体で、認識の発達には基本的なおくれがみられないか、おくれの少ない子どもたちである。したがって、A〜B領域とくらべて知的能力（認識力）がずっと高い。関係発達のおくれもB領域に比すれば少ない。それが体験世界のちがいをもたらしている。

　ところで、自閉症における知力の問題は、最初にこの子どもたちが見出されたときから、ひとつのテーマになってきた。振り返って整理しておこう。

カナーとアスペルガー

1940年代、カナーが対人関係に特徴的な障害をもつ子どもたちを見出して早期幼児自閉症と名づけたとき、知的障害とはまったく別の障害で、知的な潜在能力 potentiality は高いと考えていた。同じころ、ハンス・アスペルガーが知的能力は高いのに対人関係（社会性）に特徴的なかたよりをもつ子どもたちを見出し、自閉性精神病質と名づけた。

日本では両研究とも早くから知られ、60年代には自閉症を「カナー型」と「アスペルガー型」とに分けて、両者を本態は同じ障害とみるか、本態の異なる別個の障害とみるかが研究議論の的となった。

ラターの認知障害説

70年代になり、ラターが自閉症児の知能検査のデータを収集して、そこからいわゆる「認知障害説」を打ち出し、自閉症も一種の知能障害（認知欠陥）とみる考えがひろまった（第9章-2-(2)参照）。

これは大きな転換で、この影響は教育に及んだ。60年代の日本では「自閉症は潜在能力は高いのだから知的障害とは別枠の支援教育が望ましい」とする意見が強く出され、自閉症に特化した支援学級（情緒障害学級）がつくられていた。しかし認知障害説によって、知的障害の支援教育と自閉症の支援教育とが合流したのである。知的障害への支援教育のノウハウが自閉症のケアにも積極的に応用されるようになった。

ところが、そうはいっても、自閉症の特徴を備えながら知力の低くない子どもたち（日本で「アスペルガー型」と呼ばれていたもの）の存在にも研究者は気づいており、「高機能自閉症 high functioning autism」と呼ぶようになった。しかしごく少数例と考えられ、研究の中心にはおかれなかった。

ウィングによるアスペルガーの再発見

80年代に入ってウィングが、ハンス・アスペルガーの仕事を再発見した結果、「アスペルガー症候群（アスペルガー障害）」の呼び名がひろまり、高機能自閉症とアスペルガー症候群の語は、ほとんど同義に用いられるよ

うになった。両者を区別するときには、言語発達におくれがみられなかったものはアスペルガー症候群、多少ともみられたものは高機能自閉症と呼ぶという約束だった。要は認識発達のレベルの差で、より発達レベルの高いほうにアスペルガー症候群の名を与えたわけである。

そして、その目で探せばそのような子どもたちがけっして少なくないことが明らかになり、研究の中心はこちらに移ってきた。やがて「発達障害の増加」がいわれはじめたが、「増加」の大部分を占めるのは、この子どもたちだった（知的なおくれをともなう自閉症や知的障害が増えてきたわけではない）。

「スペクトラム」という方向へ

ウィングは、広汎性発達障害を、自閉症／高機能自閉症／アスペルガー症候群など別々の障害の集まりとしてではなく、ひとつながりの連続体としてみるべきだと提唱して、それを「自閉症スペクトラム」と呼んだ。知的能力の差、そのほかの差異はあっても本態は同じと考えたのである。このとらえ方はひろく受け入れられた。実際の子どもたちをみると教科書どおり「これは自閉症」「これはアスペルガー症候群」とクリアカットには分けられない。ウィングの説は、その実情にかなっていたのである。

新しく改訂されたDSM-5 ［2013］では、それまでの「広汎性発達障害」の呼称は捨てられ、「自閉症スペクトラム障害」が診断名となり、さらに自閉性障害、アスペルガー障害などの下位分類も消された。

> あるものが「スペクトラム（連続体）」をなすというためには、厳密には、何を尺度に連続的といっているのかを明確にする必要がある。虹がスペクトラムだというのは、（別々の色にみえるけれども）光の波長を尺度にしてみるかぎり切れ目のない連続体だという意味である。「自閉症スペクトラム」の概念はそこが少々あいまい。

IQを尺度にしたらどうなるか

仮に知能検査の数値を尺度にしてみたら、どういえるだろうか。

関係の発達に一定以上のおくれをもった同年齢児を1000人集めてみん

なに知能検査をしたら、数値が平均水準より低い者から、平均水準の者、平均水準を超えている者まで切れ目なく連続的に分布していたとすれば、これは知的なスペクトラムをなすと実証的にいえる。やってみれば、おそらくそういう結果が出るだろう。

これに加えて、その知能分布と、関係（社会性）の発達水準との相関を調べてみたとすれば、知能検査の数値が低いところに分布する子どもほど関係の発達のおくれも大きいという相関があらわれるにちがいない。認識の発達と関係の発達は支えあっているからである。

そして、一般人口の知能分布がほぼ正規分布をなすのと同じで、自閉症スペクトラムにおける知能分布も、おおむね正規分布をなすにちがいない。そうとすればこのＣ領域、アスペルガー症候群（知能が平均レベルかそれ以上のグループ）が自閉症スペクトラム全体のうちのきわめて多数（過半数）を占めるのは統計学的にみて当然といえる（「自閉症」の典型とされてきた知的なおくれの大きいグループのほうが、全体からみれば少数。実際、当初は自閉症はまれな障害とみられていた）。

厳密にいえば、自閉症スペクトラムの知能分布は完全な正規分布にはならず、平均知能を下まわったグループのほうに、ちょうどペンローズが知的障害で見出したの同じような裾のもちあがりが見出されるはずである。なんらかの脳障害が負荷条件となって認識発達がおくれる病理群が加わるためである。

したがって、関係におくれをもつ子どもたち、つまり自閉症スペクトラムと診断される子どもたちのIQを尺度にした分布をみれば、★26のようなスペクトラムになるにちがいない。病因論的にみれば、図の左方に向かうほど脳障害などの負荷条件による病理群が含まれる割合が増え、右方に向かうほど自然の個体差（いいかえれば多因子遺伝による素因）による生理群（正常なかたより）が多数を占めると考えられる。

知能が高いとは

アスペルガー症候群の診断基準を満たす人たちのうちに非常に高知能の

人が一部いることは経験的に知られており、★26からもそれがわかる。これは知能の分布が正規分布をなす以上、当然と考えることができる。

しかし、そればかりではなく、ずば抜けて知的能力が高いこと自体が、自閉症スペクトラムへ傾くひとつのリスクファクター、負荷条件になりうるのかもしれない。平均よりずば抜けて知能が高いのも、言葉の厳密な意味からは発達のdisorderなのだし。

アインシュタイン、エジソン、ビル・ゲイツをはじめ、天才人たちに対してしばしばアスペルガー症候群説が出てくるのには、どんな理由があるのだろう。高知能との関係発達の障害との関連性については、あとで少し考えてみたい。

> 不登校が社会問題となって議論百出だった時代には「エジソンも不登校だった」といわれ、ADHDがクローズアップされた時代には「エジソンもADHDだった」といわれ、現在は「アスペルガー症候群だった」といわれるなど、発明王エジソンの出番は多い。ほんとうはどうだったろうか（283頁参照）。

★26　IQを尺度とした自閉症スペクトラム

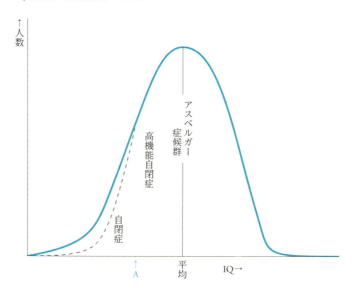

12 発達の歩みのスペクトラム

それぞれに発達はするが、差はひろがる

　今度は子どもの一人ひとりをみたとき、どうなるだろうか。すべての子どもは、足どりの速い遅いの差、到達レベルの高い低いの差はあっても、発達の道を歩んでいる。自閉症スペクトラムのなかに分布する子どもたちもそうで、スペクトルのなかのひとつの場所にとどまったままではない。

　前頁の★26を仮に5歳児集団の分布としたとき、Aに位置していた子どもが、同じ集団が20歳になったときの分布でもAに位置したままとはかぎらない。カナーは最初に報告した11名の子どもたちの27年後を追跡調査している（第9章-2-(2)参照）。

> 　その調査研究で1943年に報告した11名の現況を述べたあと、カナーはこう結論している［1971］。
> 　「以上が11症例の運命であり、彼らの就学前の行動パターンは、一症候群の存在を示唆するほど類似していた。約30年後の追跡調査の結果は、数量が少ないので統計的考察には役だたない。しかし以下のような興味ある結果がえられた。すなわち初期の類似性から離脱して、完全な荒廃から制限はあるが表面上円滑な社会適応を示す職業的適応までを含む変化が生じた」（カナー「1943年に最初に報告された11名の自閉症児童に関する追跡調査研究」、前掲『幼児自閉症の研究』207頁）
> 　カナーが最初に診た時点では11名ともほぼ同じ状態像で、いずれも現代の診断でも典型的な自閉症とされるにちがいない。ところが27年後には、知的能力も落ち込み重度化した自閉症の状態（症例3、5、6、9、11）、知的にも伸びて有能な銀行出納係や複写機オペレーターとなり現代なら軽いアスペルガー症候群と診断される状態（症例1、2）、その中間の状態（症例7）と大きく差が開いていたのである（残りの2例は消息・詳細不明、1例は死去）。

　自閉症スペクトラムとは横断的な概念である。広汎性発達障害の全体を横断的にみると、その状態像の軽い者から重い者まで連続的な広い幅に分布しているということである。

　それに対して、カナーの追跡調査が見出したのは、幼児期にほぼ同じ状態像だった子どもたちを縦断的にフォローして27年後をみると、より重度になっているものからずっと軽度になっているものまで発達の歩みに広

い幅が生じていた事実だった。これは自閉症が縦断的にも発達的なスペクトラムをなし、だんだん水が開いて重度の状態像にいたる者から、かなり追いついて軽度な状態像になる者まで連続性がみられることを示している。

何がスペクトラムをもたらすか
　この縦断的なスペクトラムはなぜ生じるのだろうか。カナーは「初期の類似性からの離脱」という表現で、これを問うている。
　この調査で重度化していた5症例の4例までが州立精神病院に長期入院を続けているケースだったという共通性にカナーは驚き、「州立病院への入院は、要するに終身刑に等しかったという印象をぬぐいきれない」と述べる（たとえば症例9は5歳10か月から入院したままだった）。カナーはそこにすべてを帰したわけではないが、初期の類似性から離脱して「かつての輝き」を失ったそれらの重度化（「完全な荒廃」）に、若年からの長期入院の影響を疑ったのである。
　70年代、米国でラディカルな脱精神病院運動がはじまった発端は、州立病院の入院環境や治療の劣悪さにあったことが思い起こされる。

> 　脳障害説によって環境的影響の全否定に向かった70年代の研究動向のなかでは、このカナーの疑いは顧みられなかった。これらの症例はそのまま（長期入院をも含め）自閉症が転帰不良の重篤な脳障害であることの証しとされたのである。これは親たちに深い衝撃を与えた。症例1、2のような改善例は重度化例の陰に隠れ、自閉症を重い固定された障害とする見方がひろまった。

　あらためて発達的に考えてみれば、第9章-3で図示したごとく、発達の歩みにつれてしだいにばらつきがひろがり、初期の類似性からの離脱が起きるのは自然の現象である。子どもたちはみなZ軸にそって成長の道を右上に向かって歩む。ただ発達の脚力には持ち前の個体差があるため、それに応じて速い遅い・高い低いの連続的なスペクトラムが生じるのである。
　さらに精神発達は、第7章でたどってきたとおり、おとなとの密接な交流を介して進められる。子どもは発達の道をひとりで歩むのではなく、おとなとの二人三脚で歩むのである。環境の影響ぬきの発達はありえず、子

ども自身の脚力の差に加え、環境のあり方の差が類似性からの離脱をもたらす。

　自閉症においても同様に、発達の歩みに大きな幅（スペクトラム）が生じる事実こそをカナーの追跡調査は明らかにしたのである（転帰不良な症例の多かったことにのみ当時の研究者は目を奪われてしまったのだが）。

> 　自閉症のように関係を結んでいく脚力が弱く、環境との社会的かかわりが極端に薄い子どもたちは、それゆえ環境の影響は少ないとみなされがちである。しかし、実は逆。環境とのかかわりがゼロで育つ子はいない。この子どもたちも、かかわる力に大きく不足しながらも、なけなしのその力でなんとか育とうとしている。そしてむしろ、環境にみずから能動的にかかわる力が弱いぶんだけ、環境の側からの影響を一方的にこうむりやすい。つまり、環境に弱い（第9章-8参照）。カナーの疑いは正しかったのではなかろうか。

以上から、次のように考えられる。
(1) 自閉症と呼ばれる子どもたちも成長の道を歩み、その意味で「改善（発達）へのベクトル」をかならずもっている。けっして固定された障害ではない。
(2) 個々の子どもがどこまで改善（発達）するかは連続的なスペクトラムをなす。
(3) そのスペクトラムのどのあたりにまで歩めるかは、その子の脚力と環境のあり方との関数となる。

13　アタッチメントと自閉症スペクトラム

かかわる力には個体差がある
　自閉症スペクトラムにおける「関係の障害」は、具体的にどのようにあらわれてくるだろうか。発達的にたどってみたい。
　生まれたばかりの新生児でもすでに、授乳しながら養育者がゆっくり顔を動かすとそれを目で追おうとしたり、声をかけると耳で追おうとするなどのしぐさが観察され、ひとへの能動的な志向性、かかわりへの希求力がすでに備わっていることがうかがえる。

フロイトが「小児性愛」と呼び、ボウルビィやエインスワースが「アタッチメント（愛着）」と呼んだのは、この力だったといってよい。もって生まれたこの能動的な志向性・希求力こそが、関係（社会性）の発達を推し進める原動力である。

　この力は生物的なものだからかならず自然の個体差があって、鋳型にはめられたようにどの子も同じなことはありえない。乳児の感覚性や反応性や活動性などには生まれつきの大きな個体差がある事実は、チェス Chess, S やトマス Thomas, A らの気質研究が明らかにしている。同様、この志向性の力（小児性愛、アタッチメントの力）にも個体差、子ども一人ひとりの大きなばらつきがみられる。活発に相手をせがむ赤ちゃんから、ひとりでおとなしい赤ちゃんまでいることは経験的に明らか。

人間のアタッチメントは双方向的

　生物的な個体差（正常偏倚（へんい））として、この志向性の力、アタッチメントの力が平均よりずっと弱い子もある頻度でかならず生まれくるだろう。その弱さは、関係（社会性）の発達のすべり出しをつまずかせるリスクファクターとなる。自閉症スペクトラムの多因子遺伝的な素因は、この力のいかんにかかわるものかもしれない。とはいえ、この力が弱くても、かならず自閉症になるわけではない。関係の発達は、養育者のかかわりに支えられているからである。

> 　孵化したカルガモのヒナのアタッチメントと、生まれたばかりの赤ちゃんのアタッチメントには決定的なちがいがある。ヒナは運動能力があり親鳥が何もしなくても（勝手に）その後をくっついて歩ける。しかし、ひとの赤ちゃんは運動能力がなく、接近への志向性がたとえ強くても自分からはくっついていけない。養育者のほうから接近して（抱っこしてやるなど）、そこではじめてアタッチメントが成立する。カルガモのアタッチメントはヒナから親鳥への一方向的なしくみなのに対して、ひとのアタッチメントは双方向的なしくみをなすところに特質がある。ひとの精神発達が相互性・交流性に深く支えられている生物的な起源は、ここにまでさかのぼれるかもしれない。

　自分からくっついていけるカルガモのヒナのほうが自立的で生存に有利

にみえるかもしれないが、そうではない。カルガモでも個体差としてアタッチメント力が弱いヒナも生まれるだろう。その場合、アタッチメントが一方向性のため、そのヒナはくっつきに出遅れて淘汰されるしかない。

しかし、ひとのように双方向的なアタッチメントでは養育者のほうから接近がなされるため、子ども側に少々の力不足があっても、親にカバーされてアタッチメントは成立し、関係の力を伸ばせる。生まれた時点ではアタッチメント力に個体差のばらつきがあっても、それにそのまま左右されず、大半の子どもたちが関係を発達させられるのは、この双方向的なしくみのためである。

  逆に、もって生まれたアタッチメントの力は弱くなくても、養育者からの接近的かかわりが極端に乏しかったため、アタッチメントがうまく成立せず関係の障害が生じる場合もある。これは「反応性愛着障害 reactive attachment disorder」と呼ばれ、いわゆる「児童虐待」などでみられる（第15章-9-(1)参照）。これも人間のアタッチメントが双方向的な構造をもつがゆえに起きる現象である。

負荷条件としての触覚過敏

しかし残念ながら、双方向性があっても及ばない場合も出てくる。子どものもつアタッチメントの力、かかわりへの希求力が一定レベルを超えて弱い場合は、養育者からのはたらきかけが届ききれず、関係の発達がおくれるだろう。また、そこまで弱くなくても、なんらかの別の負荷条件がそれに加わったため、アタッチメントの成立につまずく場合もあろう。

たとえば、生まれつきの個体差、気質の差として触覚がとても敏感で、抱かれるのをいやがったり、しっくり抱かれにくい赤ちゃんもときにいる。

  カルガモのアタッチメントは「後を追う」ことにはじまるが、ひとのそれは「抱かれる」ことにはじまる。霊長類では、肌の接触がアタッチメントに重要な役割をもつのである。
  これは動物行動学ではハーロウ Harlow,F の実験［1959］で知られている。生後すぐに母ザルから引き離した仔ザルに哺乳装置のついた針金製の母ザル人形と哺乳装置のない柔らかで温かな布製の母ザル人形を与えるという実験である。すると仔ザルたちは乳はもらえなくても柔らかな布製のほうにアタッチメントをする。ひとにおいても、抱っこに代表される愛撫的な身体接触ぬきで子育ては考えられない。

触覚とはきわめてデリケートな感覚である。この過敏さはアタッチメントの成立にとって不利な条件となる。しかし、その乳児にアタッチメントを求める力（関係への志向性）が十分あれば、触覚過敏による違和感よりも愛撫的接触（抱っこ）への希求がまさり、アタッチメントが成立していく。ほとんどの場合、そうなっているだろう。

　けれども、アタッチメントの力が弱い子どもにたまたま触覚過敏が重なれば、抱っこへの希求よりも苦痛がまさってアタッチメントの成立をつまずかせるだろう。触覚過敏は、それだけでは自閉症をもたらしはしないが、アタッチメント力の弱い子に触覚過敏が重なった場合、その子を自閉症に押しやる大きな負荷条件となるだろう。

　自閉症スペクトラムには、乳児期に抱っこをいやがる子、抱いても身を寄せない子だったケースがままみられる事実、成長後・成人後も極端なほどの触覚の敏感さをもっている人がままみられる事実が、これを示唆している。これについてはC領域における感覚を考えるところでもう一度触れたい（第10章-15参照）。

14　ひとへの関心、ものへの関心

「ひと」と「もの」の分化

　さて、生後1か月を過ぎれば、乳児は目に入ったものをじっと注視するようになる。焦点距離の調節ができず首もすわっていないため、自由に対象を選んだ注視はまだできない。その条件下でもっとも繰り返し注視できる対象は、いつもすぐ目の前にあらわれてマザリングをしてくれる「ひと」（養育者）である。

　3か月を過ぎ、首がすわり焦点距離の調節も可能になると、まわりを自由に能動的に観察できるようになり、探索活動は活発化する。当初は、あたかも外界すべてをスキャンするかのように目に入るものすべてに注意が向けられるけれども、まもなく新生児期にすでに芽ばえていた「ひと」への関心が、はっきりとあらわれてくる。ひとの姿や動きを熱心に追い、ひ

との顔を見つめて笑顔をみせる。乳児の認知世界において「もの（事物）」と「ひと（人間）」とが、はっきり分化するのである。

> この分化が生じるのは、新生児期から繰り返し眼前にあらわれるとくに馴染み深い対象の上に乳児が注意を向けると、「ひと」は反応を返すからである。すでに述べたとおり、赤ちゃんが自分を見つめていると気づいたおとなは、見つめ返す、笑顔をみせる、声をかける、近づいて抱きあげるなど、なんらかの親和的な接近行動を思わず知らずにする。この接近行動が「ひと」と「もの」との差異をはっきり認知させるとともに、「ひと」へのいっそうの探索活動と親和的・接近的な交流をもたらすのである。これによって関係の発達は進んでいく（第8章-5参照）。

なぜ「ひと」より「もの」に関心が向くのか

しかし、持ち前のアタッチメントの力が弱く、接近への能動性が相応に育っていない乳児では、これが逆にはたらく場合がある。

「もの」はじっとしているからゆっくり注視できるが、「ひと」は動きまわるし変化に富んでいてとらえにくい。より能動的な観察力が必要になる。そのうえ、乳児が注視すれば、ひとは接近行動を起こす。接近への志向性を強くもっている一般の乳児であれば、それによっていっそう興味や親和感が引き出される。しかし、それが弱い乳児にとっては、観察しきれないうちに対象が変化したり急接近してくる体験となり、逆に不安や緊張がひき出されてしまう。

このため「ひと」への注視を避け、「ひと」へ回避的になる。それが見かけ上、ひとへの無関心や忌避と映る。もし、この回避がそのまま続けば、関係の発達を本格的におくれさせ、あきらかな自閉症スペクトラムに傾いていきかねない。

これに対して、もの（事物）は変化や接近行動を起こさず不安や緊張なく存分に探索できるので、もっぱらそちらに注意や関心が向かうようになる。その結果、通常の発達では「もの」と「ひと」とが分化するにつれて、体験世界のなかで関心のウェイトは「もの＜ひと」となっていくけれども、この子どもたちでは逆に「ひと＜もの」となる。カナーが4番目の特徴にあげたのは、これだった（158頁参照）。

この現象が自閉症スペクトラムのハイリスク群を早期発見する指標となることを、黒川新二らが指摘している。また、このようなハイリスク群への具体的な支援法についても黒川らは述べている［黒川他2008］。

「二人三脚」での探索活動

　定型的な発達で「もの＜ひと」となったあとも、もちろん「もの」への関心が薄れるわけではない。外界の事物（もの）への探索活動も活発に続けられる。ただ、ここで「もの」に対する探索のあり方に大変化が生じるのである。

　どんな大変化だろうか。

　新生児期から乳児期初期の探索活動は、与えられた感覚能力を駆使してのその子単独での探索だった。しかし、ここからは、強い関心と親和の対象となっている「ひと」（おとな）と共同した探索、いわば「二人三脚」の探索活動となる。外界をひとりで見、ひとりで聞いていた乳児が、ひとと一緒に見、一緒に聞くようになる（第8章-8参照）。

　「もの」の探索にあたって、乳児は外界のあらゆる事物、あらゆる刺激に万遍なく探索の目を向けている。しかし、その目がたまたま社会的に意味をもつ事物に向けられるとまわりのおとな（とりわけ養育者）はすぐそれに気づき、「お花ね」「ワンワンね」と声をかけ、自分も一緒に注意を向ける。社会的にさして意味のないものを乳児が注視しているときは気づかないか、気づいても「壁のシミね」「天井と壁の境目ね」と声をかけて一緒に注視したりはしない。

　すでに「ひと」への関心や人の行動への探索が活発になっている乳児は、そうした「ひと」の反応のしかたも同時にキャッチする。こうして定型発達では、乳児の「もの」に対する探索活動と「ひと」に対する探索活動とが緊密な連動をはじめる。

　この連動（二人三脚）によって、自分が注意を向けたときにおとなが反応をみせる対象／反応をみせない対象、おとなが注意を向ける対象／向けようとしない対象、というように乳児の認知世界に濃淡がついてくる。つ

まり、意味のある対象／意味のない対象、のとらえ分けが認知レベルで芽ばえる。こうしたおとなとの二人三脚の探索活動が、やがて「共同注意」に発展し（第8章-8参照）、さらに「指さし」から「言葉」の発達へとつながり、子どもの関係的な力と認識的な力をともどもステップアップさせるのである。

ところが関係の発達におくれがある場合、この連動（二人三脚）のないまま単独の探索活動に頼った発達の道がたどられることになる。

15　C領域における体験世界

自分の脚だけでの探索活動

C領域（中心はアスペルガー症候群）にある子どもたちには探索活動を推し進める脚力（知的ポテンシャリティ）は相応にあって、それによって認知、さらに認識を発達させていく。ただ、その道を「二人三脚」ではなく、ほとんど自分の脚だけで歩むところに特徴がある。もっぱら自分の関心（だけ）にリードされたマイペースな探索である（発達の領域分けについては187頁★25参照）。

C領域の場合、ひととの直接な相互交流（二人三脚）を介してものごとを学びとる力は弱い。しかし、自分の関心さえ向けば「ひと」の行動にも観察の目を向け、そこから間接的に学習する探索力（知力）はもっている。そこがB領域にある子との大きなちがいである。

そのちがいは、たとえば言語発達によくあらわれている。そこからみてみよう。

「独学」での言語習得

B領域では言葉が大きくおくれるのに対してC領域では発達する。しかし、T領域（定型発達）とくらべると言語発達の道筋にちがいがある。

私たちは相応の知力と努力さえあれば、（外国人と交流しなくても）文法書と辞書をたよりに独学で外国語を習得できる。語学学習と言語発達は同じ

ではないが、C領域の子どもたちは、あたかもそれに類比できるかたちで、一種の「独学」で言語獲得を進める。ひとと双方向的にかかわり、親密なやりとりから言葉を吸収するのではなく、ひとの言語活動をもっぱら一方向的に観察しながら頭で言葉を覚えるのである。何をどう表現するかという言語の「指示性」なら、こうした知的なアプローチによっても学べるし、C領域にあればその力を備えている。

しかし、喃語における情動調律にはじまる情緒的な対人交流性に裏うちされた言語の「表出性」は、このアプローチでは身につかない。密接なやりとりを介さない言語習得の限界で、指示性にかたよった言語となる。たとえば、初語が「ママ！」ではなく、車をみて「トヨタカローラ」と呟いたのがはじめての言葉だったりするのは、このためだろう。

同じ理由で、構音は正確だがイントネーションに乏しい硬くてモノトーンなしゃべりかたが特徴的にみられる。頭で学習した言語の特徴である。言葉に情動的な裏うちがない。誤解されてはならないが、この子どもたちに情動が乏しいためではない。さまざまな情動や情感をもつ子どもたちである。ただ、それを人と分かちあう力とわざが身についていない結果が、音声言語ではこのようなあらわれとなる。

　　　独学的に獲得された言語は、いくつかの弱点をもっている。（1）表出性（情動性）に乏しいこと。（2）辞書的・文法的には正確といえるが、リテラル（字義どおり）な硬い言語理解に傾くこと。（3）場の状況や相手との相互関係によって意味内容がさまざまにニュアンスを変える日常言語の「言葉の綾」を読みとることができず、言語発達の第5段階（139頁参照）でつまずくこと。
　　　これらの弱点は、独学で学んだ外国語でも生じうることで、外国語の熟達には語学留学などによるネイティヴとの生活的な交流が必要とされるのはこのためである。

言語を獲得するとともにC領域の子どもたちもT領域と同じく「意味」の世界を生きるようになる。外界を認識的とらえ分け、窓を開ければパッと「家」や「木」が目に入ってくる体験世界である。けれども、その言語が弱点をもっているように、その認識世界も弱点をはらんでいる。発達の順を追ってみていこう。

（1）感覚性の高さ

「感覚過敏」といわれる理由

　この子どもたちは認識的な世界に踏み入っており、A〜B領域の子どもたちのような混乱性の高い感覚刺激の世界の只中からは脱している。したがって、それへの対処努力である極端な同一性保持、常同行動、自己刺激行動も少ないし、一過性に見られてもやがて抜け出せる。

　とはいえ、その認識世界が、二人三脚、共同作業を通して得られた共同的な世界になりきっていないところに固有の困難さをもっている。感覚を分かちあい、情動を分かちあい、注意・関心を分かちあい……という乳児期からの共有体験の積み重ねに薄いまま、ひとりで切り拓いてきた（共同的な支えに乏しい）認識世界なのである。そのため、ゆらぎやすく、それが感覚体験に大きくあらわれる。これがC領域において、いわゆる「感覚過敏」とされる現象である。

　まず、身体感覚。一般にどんな乳児でも、生まれ落ちた時点でもっている身体感覚のあり方は、未分化なうえ、個体差によるばらつきも大きい。しかし、マザリングを介して身体感覚が分化していく過程で、どの感覚も平均的（定型的）な感覚のあり方に向かって均されていくのが通常の発達である。生まれつきの感覚特徴は個性として残っても、極端さは減っていく。

> 　本章-10で述べた触覚過敏を例にとれば、触覚過敏で抱っこを嫌う赤ちゃんでも、お母さんがなだめすかしながらやさしく抱っこを繰り返すうちに愛撫の心地よさがまさってきて、過敏さは（すっかり消えなくても）カドがとれてしだいにマイルドになっていく。だんだん、しっくり抱かれるようになる。触覚が馴化されるのである。
> 　しかし、その子にアタッチメントの力の弱さが同時にあった場合、抱っこへの欲求よりも敏感さからくる苦痛がまさって、身体接触に対してどうしても回避的なままになりやすい。その結果、触覚の過敏さも馴化されず、強いまま残ってしまう。

　このようにC領域では、マザリングに介されて身体感覚が共有的な方向へ分化・馴化される歩みがおくれる。そのため、身体感覚に生まれつきの

個体差としての敏感さがあった場合、それがそっくり残りやすい。どの身体感覚でもそうだろう。身体感覚が過敏かつアンバランスとなり、身体感覚をうまく調えられないことに悩まされる人たちが出てくる。

感覚に「共有感」がもちにくい
　一般には言語獲得とともに「暑い」「寒い」といった言葉（意味）によって自分の身体感覚を認識的に対象化できるようになる。それによって身体感覚は安定性を増す。Ｃ領域にあれば、やはり自分の身体感覚を言葉で対象化できるようになる。
　しかし、自分のそれが、ほかのみんなが「暑いねえ」「寒いなあ」といっているその感覚と同じかどうか、そこにおぼつかなさを訴える人たちがみられる。
　もともと身体感覚とは主観でしかとらえられないもので、みんなと同じかどうかわからなくて当然だし、暑がりやさんと寒がりやさんでは同じ気温でも感じかたがちがうだろう。かならず個体差がある。ところが、そうでありながらも大概の人たちの間では一致している（ようにみえる）「暑さ」「寒さ」の感覚と、自分の感じるそれとが何かズレているという体験がＣ領域では生じやすい。つまり、「共有感」がもてないのである。二人三脚ではなく、もっぱら自分なりのとらえに頼って身体感覚をとらえ分けてきたせいだろう。

（２）感覚性を土台とした認識世界

ナマの感覚性が残っている
　Ｔ領域のもつ認識世界は、乳幼児期からのまわりの人びととの密接な相互交流を通して、社会的にひろく共有されている「意味（概念）」をいわば肌で覚えていくことによって形成されている。社会的な共同性を深い土台とした「意味」の世界である。
　それに対してＣ領域のもつ認識世界は、密接な相互交流を通していない

ため、社会的な共同性の土台に乏しい。もっぱら自分自身の認知的（感覚的）なとらえだけを土台にして、それに自力で（独学的に）「意味（概念）」を与えていくことで形成された認識世界となる。自身の感覚性を深い土台とした「意味」の世界である。このため、通常なら認識の発達につれて後退する認知的（感覚運動期的）なナマの感覚性が、認識を発達させたあとにも残り、むしろそれが認識世界のベースとなっている。以下は、当事者によってそれが語られている例である。

例　《多くの人と違って、私の思考はヴィデオのように具体的映像から、一般化や概念化へ向かう。例えば私の「犬」という概念は、今までに出会ってきた犬それぞれに密着している。（中略）歌詞も視覚化する。「ジャンピング」という言葉を聞くと、小学校でオリンピックを真似たゲームで、ハードルをジャンプした記憶が飛び出す。副詞はしばしば見当はずれのイメージを招く。「QUICKLY（速く）」という言葉は動詞と一緒ならば映像の調整ができるのだが、そうでなければ、ネッスルのクイック（訳者注：飲み物の一種）を思い出させる。例えば「彼は速く走った」という文章なら、小学校一年生のときの読本の中で、ディックが速く走る様子が生き生きと浮かび上がり、「彼はゆっくり歩いた」なら速度を落とす様子をイメージできる。子供のころ、私は「is」や「the」や「it」をとりこぼした。なぜならこうした言葉は、それだけでは私にとって何の意味もなかったからである。》（テンプル・グランディン『自閉症の才能開発』（原題:Thinking in picture［1995］）カニングハム久子訳、学習研究社、1997年、29-33頁。

　感覚性（とくに視覚）が認識の直接的な土台になっていることがよくわかる文章である。あえて図式的に単純化して分ければ、★25（187頁）の図におけるT領域の人たちは社会的・共同的な意味（概念）によってしっかり構造化された認識世界を生き、B領域の人たちはナマの感覚からなる認知世界を生きている。それらに対して、C領域では意味からなる認識世界と感覚からなる認知世界との距離が近く、ふたつがどこか溶けあった世界を生きている。

「絵で考える」人たち

　グランディンは自分は「絵で考える thinking in picture」と述べている。一見、ふしぎで特異な能力にみえるけれども、かならずしもそうではない。

乳児期にはだれしも視覚映像などの感覚像（シェマ）によってものごとをとらえて（考えて）いたはずである。それが幼児期に入って言語習得の過程で、言葉で考えるおとなたちと言葉で考えをやりとりすることを重ねて「言葉で考える」（概念思考）わざを身につけるのである。
　平均的な発達では、概念思考の力がつくにつれて乳児期の「絵で考える」、すなわち映像思考の力は（消え去るわけではないが）後退してしまう。イメージ的な記憶から意味記憶に記憶の主力が移るのとパラレルな現象だろう。グランディンは、その映像思考の力を後退させずに保っているのである。
　グランディンは、「コミュニケーションの道具」としてならば言葉（音声言語）を使いこなしている。しかし、その言葉は深い対人交流に媒介されて身につけたものではないため、「考える道具」としては根づいていない。考えるときには映像思考に拠り続けている。外国語を学んで外国語でコミュニケーションはできるけれども、思考は母語で考えている人たち（多くの外国語使用者）にたとえれば、わかりやすいだろうか。
　映像イメージをいわば母語として「絵で考える」ひとたちは、グランディンのような自閉症スペクトラムとはかぎらず、聾の人たちには当然ながらたくさんいるだろう。「絵で考える」力は、発達的にみるかぎり、もともとだれもがもっている（もっていた）能力と考えられる。グランディンほど明確にあらわれなくても、Ｃ領域の子どもたちは、程度に個人差はあれ、この視覚的な言語世界を残している。言葉が社会的・共同的な概念の媒介なしにじかに生理的・感覚的なイメージとつながった世界である。そこでは、言葉とイメージ、意味（概念）と感覚との距離がとても近い。

　　「自閉症ファンタジー」と呼ばれるようなイメージ的な空想世界にこころを深く遊ばせる子どもたちがＣ領域に少なくないのは、この距離の近さのためだろう。外界の現実世界が生きにくいこともあって、内界のイメージ世界のほうがその子らには近しい世界となっている。「イマジネーションの障害」という「ウィングの三つ組」のとらえ方は、この点、妥当でないかもしれない。
　　この子どもたちは、その言語特徴やこだわりの強さから、概して「理屈っぽい」「融通がきかない」「真面目すぎる」など硬い印象を与えやすい。表面だけみればそんなふうに

もみえる。しかし、内奥には繊細なイメージの世界、感覚の世界が息づいていることを見落とせない。自閉症スペクトラムの典型的な描画として硬質な描線による精密な機械画（機関車など）がよく紹介されるけれども、一方で繊細でやわらかな線で動物（うさぎなど）の絵を描く子がいて、このことを教えてくれる。

豊かな感覚世界とその困難

　Ｃ領域にあっては、その認識世界が認知的（感覚的）な世界と深くつながっている度合いに応じて、Ａ〜Ｂ領域の子どもたちと同じく、きわめて高い感覚性をもつことになる。なかには（グランディンもそうだが）直感像資質をもっていたり、サヴァン症候群的な記憶力をもつ者がいても驚くにあたらない。概念とイメージとの距離の近さ（溶け合い）が、文字や数字などの概念記号に色彩がみえるといった現象（「共感覚」と呼ばれる）となってあらわれることもある。

　こうした特徴が、独自の豊かな感覚世界としてあらわれる一方、強い感覚の過敏さや混乱性をもたらす点は、Ａ〜Ｂ領域の子どもたちと共通している。そのための困難を抱えることがＣ領域では少なくない。

（3）〈図〉と〈地〉の分化の困難さ

　Ｔ領域にある人たちがとらえる外界は、意味をもつものだけが〈図〉として知覚され、それ以外はことさら注意を向けないかぎり背景にしりぞいている。「意味の世界（認識的世界）」を生きるとは、そういうことである（第8章-8参照）。

　Ｃ領域でも、認識的な体験世界を獲得しているかぎりにおいて、その点は同じといえる。しかし、その体験世界は、Ｔ領域の人たちとくらべれば、ずっとゆらぎやすく混乱しやすい。ひとつは、感覚性の高さ（過敏さ）があるためである。それに加えて次のような事情がある。当事者が語る例を示す。

あらゆるものが等価に迫ってくる世界とは

例 《同様の特徴は身体外部にあるモノからの情報についてもいえる。どうも私は多くの人とくらべると、全体よりも部分にフォーカスして情報を摂取しているようである。たとえば図1のような、多くの人が気に留めないありきたりな風景（滝川注；バス停の風景）でも、あちこちの一部（滝川注；その風景になかにある鉄柱の錆模様や通風口の格子目）をフォーカスして見てしまい、しばしば気持ちの悪い模様を見つけて目を背けることになる。

この特徴によって、一緒にいたくても人びとと同じ場所にいられないという困難が生じうる。たとえ人びとの多くが不便を感じずに働けるような職場であっても、エアコンの音、書類や文具といったデスクの上の品々、照明の明るさや色、窓の外の景色、飲食物のにおい、温度、湿度など、変化するたくさんの情報が次々に蓄積されて私だけ具合が悪くなり、通勤できなくなってしまうのである。》（綾屋紗月「発達障害当事者から　あふれる刺激　ほどける私」　青木省三他編『成人期の広汎性発達障害』中山書店、2001年、71頁）

認識の発達とともに、知覚は社会的に有意味な対象を〈図〉として切り出すようになると述べたが、有意味な対象があれもこれもすべて一緒に切り出されるわけではない。

窓の外を眺めたとき、関心が車の流れにあれば、「道路」やそこを次々走り過ぎる「車」が〈図〉となって切り出され、道のむこうに並ぶ「家」や「木」などは背景化して〈地〉になる。どんな建物が並んでいるのかに関心が向けば、逆に「家」や「ビル」が〈図〉となって、「道路」や「車」は〈地〉に沈む。そのつどの関心や必要にとって「意味」をもつ対象（だけ）が選択的に切り出されるのである。

生理的知覚においては外界の事物はすべて同等に受動的にキャッチされるけれども、認識的知覚では関心に応じて必要な事物だけが〈図〉となって能動的にキャッチされる。

「気持ち悪い模様」に引っぱられる

通常、バス停などありふれた風景は〈地〉に埋もれて、生理的には知覚していても気にも留まらず通り過ぎることもめずらしくない。「ああ、バス停だな」と気づいてその風景に注意を向けたときには、通常、標識柱や駅名表示、ベンチなど「バス停」を直接構成している要素を〈図〉として

とらえだしている。それらの〈図〉によってバス停という「全体」が知覚世界に浮かび上がるのである。鉄柱の錆模様や通風口の格子目は、バス停の風景を構成する要素としては意味が薄く、ことさら注意を向けぬかぎりは背景に沈んでいる。これが「多くの人」の知覚のあり方である。

しかし、この例では、「錆模様」や「格子目」にフォーカスしてしまう。風景のなかにあるさまざまな構成要素（つまり「部分」）が、〈図〉と〈地〉の濃淡に分かれず、すべてが等価に細部まで目に入ってくるためだろう。生理的知覚に近いのである。この場合、「気持ちの悪い模様」のほうが感覚刺激としてインパクトが強いため、際だって（優先的に）目に入ることになる。

職場では、ふつうなら、仕事上の会話や目の前のパソコン画面など、いま仕事にとって意味をもつものが〈図〉となって知覚される一方、無関係なデスク上の品々、エアコンの音、照明の明るさや色、匂い、窓外の景色など、もろもろの（仕事にとっては無意味な）刺激は〈地〉となって背景にしりぞいて意識に強く入ってこない。これが「多くの人」の感覚のしかたである。ところが、ここでも、その〈図〉と〈地〉がうまく分かれず、生理的に知覚されるものすべてが細大もらさず次々意識に入ってくる。当然、めいっぱいになって混乱するし、集中も困難で、この体験世界を生きるのは消耗が大きい。

黒板の文字が写せない、先生の声が聞こえない

このような例は、個人によってあらわれかたはさまざまだが、C領域にしばしばみられる。

授業で黒板を写すのが大変で写しきれない。板書の文字も、消し残された文字跡も、黒板の汚れも、光の反射もすべて一緒に目に入ってきてしまうためである。それを先生に訴えたら、全部写さず要点だけノートすればよいといわれたが、「要点」だけ抜き出すのが、またむずかしいという生徒。

教室がわずかでもざわついていると、そちらに耳がとられて先生の話が

聞きとれなくなるという生徒（パーティ会場など大勢の会話でざわめきあふれるなかでも、大抵の人は自分が関心を向けた相手の話を選択的に聞きとれる。この現象を心理学では「カクテルパーティ効果」と呼ぶが、その効果が生じない）。

黒板の文章だけを、先生の話だけを〈図〉に切り出せないのである。

> 甲をしながら乙をするといった複数の作業を同時にこなすのが不得手な子も多い。甲・乙、ふたつの作業を進める場合、実際にはまったく「同時」にしているわけではない。甲を前にすれば甲に必要な情報が〈図〉となり乙に関するものは〈地〉、乙のときはその逆と、〈図〉と〈地〉をたえず転換させながらふたつの作業を進めているのである。ところが、この子どもたちは〈図〉と〈地〉の転換ができず、甲と乙が文字どおり「同時」となってしまうため処理しきれない。

なぜこんなことが起きるのか──ふたつの理由

このような現象が起きるのはなぜだろうか。ひとつには、先に述べたとおりC領域では感覚性が高く、しかも意味（概念）と感覚との距離が近いため、意味によって認識的に世界をとらえ分けても、それによって外界が十分整理しきれないからだろう。「意味の世界」にも感覚的なものが生々しく侵入してきてしまう。バス停の風景のなかから（無意味な）鉄柱の錆が「気持ちの悪い模様」となって真っ先に目に入ってしまうのはその例だろう。

もうひとつは、乳児期からの外界の探索活動が、いつもひとりで見、ひとりで聞く活動によってなされ、おとなとの「二人三脚」でなされてこなかったせいだろう。

二人三脚の探索活動では、おとなが反応をみせる対象／みせない対象、おとなが注意を向ける対象／向けない対象というように外界の諸対象に重みのちがい、濃淡の差異があらわれる。そのちがいをおとなと分かちあいながら、「意味をもつもの（キャッチすべきもの）」と「もたないもの（無視すべきもの）」とを能動的に切り分けながら外界をとらえ分けるわざを子どもは知らず知らず修練している。これによって、多くの人たちは、そのつどの関心や必要にとって「意味」をもつ対象だけを〈図〉とし、それ以外を〈地〉として知覚し分けるわざを、ほとんど自動的に（無意識的に）駆使で

きるようになるのだろう（第8章-8参照）。

　けれども、単独の探索活動で外界をとらえてきたC領域の子どもたちにはそのわざが十分に身につけられない。外界を「家」や「木」や「車」など意味で切り出して認識的にとらえ分けるところまではできるけれども、それらをそのつどの情報価値の軽重によって〈図〉と〈地〉に自在にとらえ分けられるところまではいかない。「家」も「木」も鉄柱の「錆」もどれもこれも等価に知覚されるため、過剰な知覚情報にさらされることになる。そのなかから、あらためて必要な知覚情報を意識的に選り分けねばならないため、とても心理負担がかかる。

　ひとりで耐えさせないように配慮する
　自閉症スペクトラムの当事者が日常的に悩まされるのは、何よりもこうした問題にちがいない。いわゆる社会性の障害、「空気が読めない」「他人の気持ちの察知が下手」「気がまわらない」等に当事者のつらさの中心があるのではない。それを問題にするのは、まわりの人たちである。

　自閉症スペクトラムの本質は「関係（社会性）の発達のおくれ」だけれども、それが一見社会性とは無関係な生理現象とみえる感覚・知覚に深く影を落とすのは、それらも含め人間の精神諸能力の発達がいかに人との「関係」に媒介されているかを教えてくれる。

　この子どもたちがこうした感覚上の問題を抱えている可能性を、こころにおくことがたいせつである。社会性のおくれや対人関係の問題は本人より先にまわりが気づくことが多いけれど、感覚上の問題については逆だからである。

　外からみえないうえ、物心ついて以来ずっとそれが常態のため「そういうものだ」と思っていて、本人からは訴えられない場合が少なくない（関係が伸びてきた思春期から成人期になってほかの人との交流を通じて「どうも自分はちがうようだ」とはじめて気づく場合が多い）。早くまわりが気づき、そこへ目を向けて、ひとりで耐えさせないようにする配慮が求められる。

支援は、個別的な試行錯誤で

　基本的にはA～B領域における感覚の混乱しやすさへの対処と同じで、できるだけ知覚情報のあふれすぎない穏やかで簡素な環境条件をととのえることが混乱や苦痛を和らげる。とはいえ、一般の社会生活ではそうとばかりはいかない現実がある。こうした子どもにとって、学校という刺激にあふれ、しかも拘束性の高い（逃げ場のない）環境はとても適応しにくい場となりやすい。

　その感覚のしかたの特徴は「感覚過敏」の一言で括れないほど、一人ひとりによってちがい、マスターキーのような解決策はない（たとえば太郎くんは机のまわりをパーテーションで囲って刺激を減らしたら授業に集中できたけれど、次郎くんは囲いが気になって逆効果だった、など）。個別的な試行錯誤が必要。その子その子で経験的に自分なりの工夫と努力をしている場合も少なくない。その知恵を借りながら、まわりが一緒になって環境をととのえたり苦痛を減らしたりする方策を探る。

　もちろん、そうした感覚・知覚の特徴が強く生じてくるのをあらかじめ予防することが理想で、できるかぎり発達早期に関係のおくれに気づいて、乳児期から「二人三脚」での探索活動に向かえるような療育的支援がなされることが望ましい。

　具体的な支援の方法を、発達の道をたどりながら以下に述べていこう。

第11章
関係発達のおくれにどう支援するか

　ひととのかかわりへの志向性（フロイト流にいえば小児性愛的な希求、ボウルビィ流にいえばアタッチメントの力）の弱さは、B～C領域の子どもたちに発達早期からかならずみられる共通特徴である。ほかの特徴にはばらつきがあっても、この一点は共通で、この対人交流力のもって生まれた力不足が、この障害の本質と考えてもよい。病因論的な言い方をすれば、この力の弱さが自閉症スペクトラムの生じる必要条件かもしれない。

　かかわりの力が弱いまま、精神諸能力を定型的（平均的）なものへと発達させるのはむずかしい。人間の精神諸能力の多くは、早期からのおとなとの密接なかかわり、相互交流・共有体験を介してはじめて定型的なかたちへと発達するものだからである。

　そのため、この力不足はたんに「社会性のおくれ」をもたらすにとどまらず、ここまで述べてきたような言語の特徴、同一性保持への強迫的欲求、感覚世界の混乱のしやすさなど、さまざまな特徴を二次的に派生させる。これが「自閉症スペクトラム」と呼ばれる現象と考えられる。

　そうとすれば、もっとも本質的な支援は、かかわりの力の伸びをうながしたり、その力不足をカバーするケアのはずである。この子どもたちも成長の歩みにつれて、ゆっくりであってもかかわりの力を伸ばしてくる。その伸びを妨げるものを取り除きながら、発達の歩みをバックアップするケアといってもよい。

　関係発達のおくれが純粋なかたちであらわれるC領域の子どもたちをモデルに支援の筋道を以下にたどってみよう。認識発達のおくれが重なったB領域においても基本的な考え方は変わらない。

さまざまな理論的立場からの専門的な療法やプログラムも多くあるが、それらにはここでは触れない。子どもは日々の生活を通して育つ。その生活のなかで、まわりの人びとがどうかかわればよいかを中心に述べてみたい。専門技法的な支援プログラムが役だつのも日常の生活的な土台があってのうえである。

1　乳児期における支援

ただちにケアを！

　この子どもたちのもつかかわりの力不足は、早ければ乳児期半ばから、子どもとのつながり感の薄さとして養育者にキャッチされる。

> **例**　「目があわない」「見ているようでも視線がすり抜けている」「しっくり抱かれない」「声をかけてもこちらを向かない」「ほほえみかけてもほほえみ返さない」「あやしても喜ぶ様子がない」など。

　乳児期につながり感の薄さがみられたら「様子をみましょう」ではなく、診断にこだわらず、ただちにケアをはじめるのがよい。べつに特殊な療法や訓練プログラムをするわけではなく、少しでも人と交流する体験を与えていくケアで、一般の子育ての延長である。たまたまそのときそうみえただけで、おくれはもたない子だったとしても、それをしたことは害にならない。

> 　これらの乳児は、かかわりを求める力が弱いだけで、養育者とのつながりを嫌っているわけではない。やはり求めている。しかし、ひとと能動的にかかわる力に不足があるため、ひとからの接近的なはたらきかけに親和感よりも先に不安や緊張が引き出されて、回避に傾いてしまうだけである。
> 　ひとの視線とか声かけとか近づきとかあやしとか、通常ならつながりを深めるはずの人的刺激が、交流力の弱いこの子たちには受けとめきれない（強すぎる）刺激となると考えればよい。それに感覚性や感受性の敏感な気質が重なれば、この傾向はいっそう強まるだろう。交流への能動性がもともと弱いうえ、親からの接近行動に対して回避的に反応してしまうため、それが「つながり感の薄さ」として親にキャッチされる。

そっと応答を返すところから

　アタッチメントの双方向的な構造を生かして、乳児側の対人交流力の不

足をおとなの側から意識的に補うようなはたらきかけが支援となる。ただ、そのはたらきかけが、その子にとって刺激が強すぎて侵入的なものにならない配慮が不可欠で、その呼吸が勘どころになる。

　この子どもたちは交流への志向性がけっしてゼロではない。平均よりずっと弱いだけで、ちゃんともっている。おとなへの興味や接近のサインを（かすかなかたちであるが）示してくる。それをキャッチして、そっと応答を返すところから交流性を育むことがケアのポイントとなる。抱っこにしても、触覚過敏のある乳児であれば、その子にとって過刺激とならないような抱き方や愛撫のしかたを試行錯誤する。

> しかし、これらの試みに養育者がひとりで取り組むのは困難が多い。乳幼児の興味やサインをつかんで過不足なく応答する営みは、一般の育児においても日々なされていることである。けれども、かかわりの力の弱いこの子どもたちでは、その子の興味やサインをすばやくキャッチするのも、それにフィットした応答を返すのも、通常の子育てよりずっとデリケートである。
> 　たとえば、わが子を愛撫したり世話しようとする養育者の情愛的なはたらきかけが、その子にとっては強い刺激となりすぎて回避を招いてしまうというパラドキシカルな現象が起きる。また、自閉症スペクトラムに多因子遺伝が関与しているとすれば、その親御さんの側にも生来の気質として人とのかかわりに（子育てもふくめ）不得手さがある場合もありうる。ていねいな育児支援がたいせつ。
> 　1960年代の家族研究の知見を、家族因論（家族責任論）に短絡させたり、逆に頭から斥けたりせず虚心に吟味すれば、こうした現象がとらえられていた公算が高い。

親子が交流できるように取り持つ

　この段階でのケアとは、乳児と養育者との交流性の育みをバックアップすることである。つながり感の乏しさがなぜ生じているのか、どうすればよいかを家族に伝え、実際のかかわりの様子を観察しながらアドバイスをしたり、モデルを示したりしながら、親子のかかわりが交流的なものになるように間を取り持つ。乳児の興味や心地よさにあわせた交流、乳児からみて過剰な接近と体験されないような交流のしかたの工夫がだいじ。

　子どもへのかかわり方だけでなく、何よりも養育者が気持ちにゆとりをもって子どもに接せられる条件づくりをこころがける。子育てとは根気と粘りを要する営みで、それを持続するには一般にもこころのゆとりがいる

けれど、この子どもたちを育てるにはそれがとりわけ必要になる。子どもとつながり感がもてないために親としての自信を失っていたり、自分を責めている場合もある。

　かかわりを求める力の弱さが、おとなしく手のかからぬ赤ちゃんとしてあらわれる場合から、どう手をかけてもうまく反応の得られない育てにくい赤ちゃんとしてあらわれる場合まで、乳児期の姿は多様。感覚性や活動性をはじめとして気質的な個性（個体差）が、太郎くん、次郎くん、それぞれだからである。

　手のかからない子では知らず知らずかかわりが薄くなり交流性がさらに乏しくなるリスク、手のかかる子では子育てにゆとりが失われて交流性が妨げられるリスクがある。これらの悪循環をふせぐサポートをこころがける。育てる側にも、太郎くんのお母さん、次郎くんのお父さん、それぞれ個性のちがいや、家庭状況・環境条件のちがいがあって、それにあわせた個別的な支援の工夫が必要である。

2　幼児期における支援

保育園などであらわれる3つの弱点

　C領域の子どもは知的な探索力を十分もっているので、自分なりにまわりの世界をとらえ分けて、幼児期に入れば言葉も習得して認識的な世界へ参入していける。しかし、その認識世界は、まわりの人との二人三脚によって得られてきたものでないため、いくつかの弱点を抱えている。

　わが家でひとりでマイペースでやれている間はよいけれども、保育園や幼稚園など他人からなる社会的な集団に入ったとき、その弱点があらわれる。大きく3つの問題としてあらわれやすい。

(1) 社会性の発達のおくれそのものの問題

　園の集団のなかに入れない、みんなと一緒に遊べない、一緒に行動しているようにみえても実際にはその場を共有できていない、など。対人関係

の発達からいえば、二人関係の段階がまだクリアできていないため、社会的な三人関係の世界への参加はむずかしいのである（第8章-13参照）。
（2）先に詳述した感覚知覚の問題
　集団生活では感覚刺激が増すうえ、集団のなかでは自分独自の対処行動ができないため、混乱性がいっそう大きくなる。
（3）いわゆる「こだわり」の問題

　これらのうち（1）と（2）は、程度の差はあっても基本的にはB領域と共通しており、連続的に考えることができる。それに対して（3）は、現象は同じにみえてもB領域とはしばしば質的に異なっている。C領域での「こだわり」は、二人三脚ぬきに自分の頭だけでものごとの判断や理解をする傾向から生じることが多い。

その子なりの判断で行動

> 例　幼稚園に入園した太郎くん。目立った問題もなく通園していたが、6月の衣替えで園の制服が夏服に替わった。ところが、今まで着ていた冬服にこだわり、どうしても夏服を着ようとしなかった。

　これは見かけ上は、同一パターンへのこだわり、変化への抵抗で、カナーのあげた例1、例2（210頁参照）と同じ現象にみえる。しかし、認識的な力は相応にもっている太郎くんの場合、わかりやすい単純なパターンをよすがに外界の恒常性をキープするといったカナー事例の発達水準にはなく、問題のあり方はちがっている。
　関係の発達におくれをもつ一方で知的に高い太郎くんは、ものごとにあたってまわりに頼らず（頼ることを知らず）、なんでも自分で考え、自分で判断する。かかわりの力不足を知的にカバーしているのである。入園式にこの服を着ていき、次の日もまた次の日もそれを着ていった体験から、「園に行くときはこの服がきまり」と太郎くんは判断していた。その判断からすれば、別の服で登園するのはまちがいで、だから「今日からこの服」といわれても自分の（正しい）判断をゆずれなかったのである。

多くの幼児はおとな（とりわけ養育者）の判断に頼り、それを取り入れることで社会的な判断や行動のしかたを身につけていく。お母さんが「この服よ」といえば理屈ぬきにそれを着て、園に来ればほかの子もみんなそれを着ているので、これでよいと考えるのである。

それに対して関係の発達に遅れている子どもたちは、お母さんがどういうか、ほかの子がどうしているかではなく、自力の判断（だけ）で行動を選ぶ。「自分で考える力」をもっているといえるが、いくら知的に高くても幼児ひとりの考えには限界がある。そのため、まわりの目には無意味なこだわりや頑固さと映ることになり、「障害特性のこだわり」の説明で片づけられやすい。

その子の理屈を共有することからはじめる

しかし実は、その子なりの判断や理屈のうえでの行動なので、まずその判断や理屈を共有しようとしてやることが必要である。

> **例**　「ずっとこの服だったから、これが園の服で、これでないとだめと思っているのね」
> 「でも、園の服はもうひとつあるの。これから暑くなるでしょう。だから、この涼しいほうの園の服を着て行くことになっているの」

理屈で説明され、いったん腑に落ちれば、この子どもたちは行動を変えることができる。ただ、なかなか腑に落ちにくいのは、ひととのかかわりを通して、他人の判断や行動を取り入れて共有する体験に乏しい孤立性の高い探索活動を送ってきたせいだろう。だからこそ、上のようなやりとりによって判断を交換する体験の積み重ねがたいせつとなる。真の目的は、説き伏せて行動を変えさせることよりも、ひとと判断をやりとりする体験を与えることにある。

社会的参照ができない

3歳、4歳の幼児にとって、園とはどんなところで何のために行くのかはよくわからない。よくわからないけれども、お母さんが「行くのよ」と

いい、先生が「いらっしゃい」という。それによって理屈ぬきに通える。「この服よ」といわれればそれを着るのと同じで、おとなとのつながりによって、おとなの意志を自分のものにすることで、おのずと社会行動を身につけていける。

　子どもは園ではじめてのこと、知らないことにたくさんぶつかる。そんなとき、多くの幼児はまわりを見回してみんなはどうしているかを見てそれにならう。先生（おとな）の顔を見てこれでよいかどうかをうかがう。これは「社会的参照 social referencing」と呼ばれる行動で、この社会的参照の積み重ねによって、子どもはその社会でみなが共有している（つまり常識的な）行動のしかたをいちいち教わらなくても自然に吸収していくのである。

　しかし、おとなとのつながり感がまだ薄いC領域の幼児は、おとなの意志を取り入れて自分のものにしない（できない）。自分なりの理解（納得）ができないと園に行こうとしなかったり、一緒の行動をしようとしなかったりする。それが頑固な「こだわり」にみえる。関係の支えが乏しいぶん、新しいことへの不安や警戒心も強い。自分なりに納得して通園できている場合でも、その子流の納得のしかたのため、太郎くんの夏服の例のように思わぬところでつまずいたりする。

　この子どもたちは園で新しい事態にぶつかったときも、社会的参照によらず、自分の理解や判断で動く。自立的といえば自立的。しかし、本人なりには考えたうえでの行動であっても、はたからみれば場や状況にマッチしない「勝手な行動」となってしまうことが多い。でも、本人としては正しいはずの行動なのでゆずれず、そこがやはり「こだわり」の強さにみえる。

　　　高知能の子どもからアスペルガー症候群を疑われるケースがあらわれる理由のひとつは、知力の高さゆえに、まわりを見回したりおとなの顔をうかがうよりも先に、自分の頭ですぐ判断して（判断できて）しまうためだろう。対人的・社会的に求められるものがシンプルな年少時はそれでこなせるし、創意もあってよいけれども、その結果、社会的参照のわざが身につかぬまま成長することになる。まわりの雰囲気を読むなど微妙な綾をこなさねばな

らぬ年齢に達するにつれ、つまずきが起きてくる。

　もちろん、高知能な子がすべてそうではなく、かかわりの力を十分もっている子であれば、自分の知力に頼るだけでなく社会的参照も同時にしている。他方、かかわりの力が多少弱くても自分の知力だけに頼らない（頼れない）子も、それなりに社会的参照をおこない、そのわざを伸ばすことができる。これらに対して、かかわりの力に弱さをもって生まれた子どもが、同時に知力が非常に高かった場合、その高さが自閉症スペクトラムへ傾かせる負荷条件となるのである。

三人関係の世界には入れない

　一般にはおおむね3歳を過ぎれば、二人関係の世界から三人関係の世界へこころの視野がひらきはじめ、家族の外での社会的な共同体験が少しずつ可能となる（第8章-13参照）。

　昔は路地や空き地などに近隣の子どもたちが群れて遊ぶのが、その共同体験の最初の場となっていた。おとなの目から放たれ、大きな子から小さな子まで一緒に遊ぶ異年齢集団だった。現在は年齢で輪切りの同年齢集団でおとなの保護・管理のもとに過ごす保育園や幼稚園が、その場に変わっている。

　　現代日本の子どもは、幼児早期から思春期まで、ほとんどずっと同年齢の均質性の高い集団のなかでの社会体験によって育っている。親世代もそうで、現在はあたり前となっている。しかし、子育ての長い歴史を振り返れば、かつてなかった（もしかしたらとても特殊な）子育て形態かもしれない。精神発達とは社会と文化の関数である。この子育てのあり方が子どもたちの精神発達、とりわけ社会性や対人意識の形成に何をもたらすのかは重要な問題で、のちにあらためて考えたい（第16章-11参照）。

　C領域にある幼児は二人関係の世界をまだクリアできておらず、子ども集団の社会的な三人関係の世界を成長の場にできる段階にはたどりついていない。この部分は見かけ以上にずっと幼いと考えたほうがよい。社会的な力の発達水準にかぎれば、親との愛着関係によって精神生活が成り立っている乳児期〜幼児期初期のレベルにとどまっており、しかもその愛着の力が弱い子どもたちである。

まずは二人関係を根づかせる

　これらの子に必要なのは、集団参加以前にまず園内で担当の保育士などとの二人関係的なつながりを根づかせることである。乳児期における親子間の交流のしかたが参考になる。
(1) 一対一（二人関係）での交流を中心にすえる、
(2) 子どもの関心や求めをすばやくキャッチして応答的にかかわる、
(3) 情動を楽しく共有できるようなやりとりや身体遊びを交流のチャンネルとする、など。

　この子どもたちは、その力とわざと経験とが不足しているのであって、対人交流を嫌っているわけではない。ここに示した（1）～（3）のかかわりを通して、ひとと交わる楽しさや安心を味わい、その子なりの甘えや人なつっこさが出てくるといい。

　これがたいせつなのは、暦年齢よりもずっと幼い対人交流がまだまだ必要な発達レベルにあるためと、これを足がかりに子ども同士の共同体験へ橋わたしするためである。つながりのできたおとなが寄り添って、集団参加をサポートする。

　その時どきの状況において「太郎くんはどうしているかな、次郎くんはどうしているかな、さて、あなたはどうしよう？」（社会的参照のサポート）、「ここはこうだから、これこれのわけで、こうしてみたらと思うけど、あなたはどう？」（社会的判断のサポート）と、そのつど具体的に話しあって（ここでは少し「おとな扱い」がだいじ）、判断や行動を少しでも共有的なものへ向かわせることをめざす。

　これが専門家の間で「ソーシャルスキルトレーニング；SST」と呼ばれるものの急所である。ポイントは、スキルを公式的・機械的に教え込むのでなく、理解や判断を人と交換したり分かちあう体験こそを繰り返し積ませるところにある。

3　学童期における支援

自分の視点だけのシンプルな一層世界

　知的な理解力はピアジェのいう具体的操作期レベル（ものごとを理屈で論理的に考えたり判断できるレベル）に達しながら、その一方で前操作期レベルの自己中心性を残しているなどアンバランスな体験世界を生きているのが、C領域にある子どもたちの学童期である。

　ものごとを自分の視点からしかとらえられず、他人の側に視点を移して、そちらからとらえ返すことができないのが自己中心性である。他人の視点に移れるとは、自分のなかに他人がもてること、自分自身を対象化（客観視）できることを意味するが、そこが大きくおくれる。

　その結果、対人的な理解にも自己理解にも知力にみあわない拙さがみられる。ひとは関係の発達とともにさまざまな他者の視点を取り込んで世界を多層化していくけれども、自分の視点だけのシンプルな一層構造の関係世界にとどまることになる。認識発達のおくれが世界の多層化を遅らせるように、関係発達のおくれも多層化を遅らせるのである（第10章-5参照）。

> **例1**　太郎くんはまじめに授業も聴いているし、いわれたこともできる。ところがある日、教室を移るために先生が「みんな、机の上のものをしまいましょう」と指示したのにひとりだけしまおうとしない。「太郎くん、どうしてしまわないの？」と訊かれてもポカンとしている。「太郎くんもしまってください」といわれたら、やっとしまうことができた。

> **例2**　次郎くんは恐竜にとてもくわしく、よく知っている。その知識にはじめは同級生も一目おいてくれたのだが、相手の興味のいかんにかかわらずいつもいつもお気に入りの恐竜話のため、みんな閉口して引くようになった。でも、それに気づく様子もなく、あいかわらず熱意を込めて恐竜の話をしかけてくる。

　学校生活において太郎くんは、ひとりで判断しひとりで行動していた世界からは抜け出し、先生の話を聴き、先生の指示に従うことを覚えてきている。ただ、太郎君の視点からの「みんな」とは、次郎くんや花子さんなどまわりにいるみんなのことだった。先生の視点からは、自分もその「み

んな」に入るという視点変換ができない。まだ脱中心化が不十分で、自分も「みんなの一人」という共同性にまだよくひらかれていない、といってもよい。それに加えて、周囲がばたばた片づけはじめたのを見て自分もそれにならうという社会的参照もできない。

　次郎くんは、他人と関心を分かちあおうとするこころのはたらきが伸びてきているわけだけれども、自分にとっていかに興味津々の話題でも、相手からみれば退屈かもしれないという視点変換がまだできない。相手の表情や態度に注意を向けて、そこから察することもできない。乳児期からずっと双方向的なかかわりに乏しいままできたため、やりとりがまだ一方通行的なのである。

おくればせの脱中心化
　こうした自己中心性は、幼児期ならT領域にもみられるし、他意のない無心なメンタリティなので（自分の大好きなものは相手も大好きだと思うなど）、園ではさほど問題にならない。しかし、平均では4〜5歳の間に生じる脱中心化がおくれ、学童期に入ってもずっと自己中心性が残っているため、学校生活で問題が生じてくる。例2にみるとおり、その子なりに関係の発達が進んで、対人交流を求め、関心を分かちあおうとする行動があらわれはじめたのに、その行動がまわりからは嫌われたり避けられる結果が生じ、逆に交流の妨げになるというパラドックスが起きる。

　しかし、C領域では関係発達のおくれもB領域にくらべて軽く、おおむね小学校高学年を過ぎれば他人の視点からものごとをとらえる力もついてくる。脱中心化が進む。

　ただ脱中心化したとはいえ、この子どもたちの対人理解は乳幼児期からの密接な相互交流によって肌で覚えた対人感覚の裏うちに乏しく、頭に頼った知的理解の色合いが強い。そのため、硬さがあったり、微妙な綾をとらえ損なったりするのはやむをえない。社会的参照もはじまり、まわりの子にならうことも覚えるが、これも修練不足のため不器用で、ときによっては的はずれな模倣になる。

バロン=コーエンらが見出した誤信念課題（163頁参照）への正答率の低さは、課題の内容をみれば、自己中心性のあらわれと理解できる。当初、バロン=コーエンらは人間には「心の理論」という生得的な能力が備わっており、自閉症ではそれが欠損しているため関係の障害が生じると考えた。
　しかし、そうした新奇な説明概念を仮定しなくても、関係発達のおくれのため脱中心化が年齢よりおくれる現象として簡単に説明できる。「自分がボールは箱にあると知っているようにサリーも知っている」と思うのである。定型発達の子でも幼児期には「箱」と答える発達段階を経過している。しかし、その段階でも十分、年齢相応の社会的・対人的なかかわりはできている。そこから考えても、これに正答できる能力がないことを関係障害の原因とするのは無理がある。

強い疎外感をもちやすい時期

　C領域にある子どもの対人的なかかわりや社会性は、学童期に入って伸びはじめる。それゆえ、かえってトラブルが出てくる。伸びてきたとはいえ平均よりずっと幼い対人関係のレベルのため、均質的な同年齢集団のなかでは、どうしても異質で浮いたり外れたりしてしまうからである。
　それでも一生懸命かかわりを求めて接近行動を繰り返し、それがはた目には場ちがいで非常識なふるまいとなる子もいれば、かかわりを求めるのをおそれたりあきらめて、自分からの接近行動を避けてしまう子もいる（ウィングの自閉症3分類でいう「積極奇異型」とは前者、「受動型」が後者、このレベルにまでかかわりを求める力が伸びていないものが「孤立型」と考えればよい）。
　ひととの関係世界にこころが開かれはじめた矢先に、その関係において浮いたり外されたりという体験は、強い疎外感や（状況しだいでは）被害感をもたらしやすい。実際にいじめ問題などに発展するケースも残念ながら少なくない（いじめ問題については、第16章-9以降を参照）。せっかく伸びかけた社会的な力の芽がつまれるおそれがあり、環境に弱い子どもたちなのでこうした体験の影響がのちのち尾を引く危険も高い。教員をはじめとしたおとなとのかかわり、おとなによるサポートが学校生活に欠かせないところとなる。どんなサポートが必要だろうか。

要諦は「情愛」と「規範」

　大づかみにいえば、人間同士の「社会的なつながり」「共同性」は基本

的にふたつのきずなに拠っている。

（1）ひとつは情愛で、ひととの親和感や信頼感。
（2）もうひとつは規範で、ひととの間でのルールや約束。

　社会的な人間関係はこのふたつによって結ばれている。このどちらが欠けても、社会的な人間関係は成り立たない。社会的な力を育むとは、この（1）と（2）をこころに根づかせることで、幼児期のしつけが、親子の情愛的な交歓と規範の獲得とが表裏一体になったプロセスだったことを思い起こしたい。この子どもたちへの学校でのサポートの要諦もここになる。

おもしろい子じゃないか——情愛の入り口

　（1）の情愛とは「教育には愛情！」といった大上段な構えではなく、教員がどこかでその子に親和感を無理なく抱けることをめざす。そこはかとない親しみでよい。
　その目で見れば、C領域の子どもたちのまっすぐな正直さや真率さ、純粋さがみえてくる。裏表や陰日向もはらむ多層な関係世界に浸かりこんでいない無垢さといえようか。
　「奇異型」と呼ばれるようなふるまいも、その子なりの考えや思いによったもので、それがわかれば「ほう、なるほど」と感じ入る場合もある。混乱しやすさにも傾くが、独自の豊かな感覚世界やファンタジーをもっているのに気づくこともある。その子の強いられる生きづらさがみえてきて、その子なりによく闘っていると感じられる瞬間があるかもしれない（その闘いのとばっちりを受けることがあるとしても）。
　トラブルや当惑させられることも多々起きて学級運営として大変ながら、その一方、なかなかよいとこあるじゃないか、おもしろい子じゃないかという親和感も抱ければ、その親和感は子どもにおのずとキャッチされ、ふたりをつないでくれる。

この子どもたちは、相手の自分への親和感など情緒的な気配に対しては繊細なアンテナをもっている。意味と感覚との距離が近く、感覚性に大きく依拠した認識世界にいるためである。感覚レベルでそれを感じとる。
　これは自閉症児は感情が読めないとするホブソンの研究と矛盾するようだが、ホブソンの実験は感情を「怒り」「悲しみ」など社会的な意味として概念的に対象化してとらえ分ける認識能力を調べているものである。B〜C領域の子どもたちはそれが不得手なかわりに、目の前の生身の相手の気配や雰囲気を、言葉（概念）以前の直覚的なもので敏感にキャッチするのである。

　親和感でつながりを結んで、この子どもたちに芽ばえている対人交流を求めるこころの動きに応えていく。その子が興味関心をもつことを足がかりにして、いろいろな体験をふたりで分かちあい共有する時間と場を学校生活に織り込む工夫をする。これはそのまま、こちらがその子をより深く知る時間と場にもなる。
　互いに一方通行でないやりとりになるように努め、少し遊びごころplayfulnessが織りまざっているのがよい。かかわりの力が十分ある児童は、友だち同士の遊びでこうした交流を経験しながら成長するわけだけれども、この子どもたちにはそれができないため、代わっておとなが支援するのである。ひとと親和的に交わる経験なしに社会性が育つことはありえない。これが（1）の情愛にあたる。

具体的なやりとりを──規範の入り口

　学校はさまざまな規範からなっている。ルールがなければ学級集団は護られないし、そのルールを守ろうとすることで子どもたちは自己コントロールの力を育むことができる。これが（2）の規範にあたる。
　C領域にある子どもたちがここでつまずきやすい理由として、次のことがあげられる。

（a）おとなの意志を取り入れて自分のものにすることが身についていない。
（b）まわりにならうよりも自分で考えた理屈や判断によるいわば「マイルール」を規範としてしまう（これもまわりには「こだわり」に映る）。

(c) 関係発達のおくれの結果として自己コントロールの力が弱い（衝動性が高い）。

（1）の親和的なつながりを土台にして、ルールにつまずくつど、そのルールをめぐって個別的・具体的なやりとりを重ねる（抽象的な「べき」論ではだめなのは、まだ具体的操作期だからである）。それによって、親和的な関係を通して教師の意志を取り入れたり、理屈で納得できればそのルールを自分のものにできたりするようになる。自己コントロールの工夫も一緒に相談しながら試行錯誤する。情動がこみあげたとき言葉でそれを分かちあう力が身についていないことも衝動的な行動でルールを外れてしまう理由なので、相談で言葉のやりとりを重ねること自体が役にたつ。身のまわりのルールにそった自己コントロールの努力に向かえるようになれば、その子は社会人への大きな一歩を踏み出したことになる。

どこまで「静かに」するべきか

例3　休み時間、女子数人が廊下にかたまっておしゃべりしていたら三郎くんが邪魔に入って、いさかいとなったあげく三郎くんが手を出した。「あたしたち、三郎くんになんにもしてないのに！」と口々に女子は憤る。目撃していた子たちも「三郎くんがおかしい」といい、孤立無援の三郎くんは興奮。一人にして落ち着かせてから、ゆっくり事情をたずねてみた。だって「廊下は静かに」と朝の会で決めたはずだし、壁に標語も貼ってある。だから注意したのに無視して騒いでいたから……というのが、彼の言い分だった。

たしかに「廊下は静かに」がルールだが、大騒ぎはだめとしても、立ち話くらいはよいだろう。では、数人でおしゃべりに盛り上がっているのはどうか。線はどこに引けるのか。ルールとは、このようにしばしば曖昧である。そのうえ私たちのまわりには、たてまえだけのルールもあれば暗黙の掟もあって、ちょうど言葉が言葉どおりでないのと同様、社会規範も規範どおりではない。ルールにつまずきやすいのは、前頁にあげた（a）〜（c）に加え、（d）日常のルールはファジーで状況や場によって変化するし、かならずしもルールどおりでないためである。これがC領域の子どもたちに

は大きなネックになる。

　ファジーなルールをこなすには、その条文的理解にとどまらず、それへのまわりの態度を社会的参照しながらルールの厳正度や許容範囲を測りとる力が求められる。その力不足から例3のようなトラブルが起きる。しかし、その規範に対するまっすぐな姿勢も捨てたものでないというまなざしも、どこか必要かもしれない。

4　思春期における支援

個人差が大きくなる

　思春期に達したときにはスペクトラムの幅がひろがり、C領域のなかだけでも個人の差が大きくなって一概にはこうといえない。持ち前の個性差、生活環境の差、ここまで述べてきた乳児期からの支援の成否などによってさまざまなちがいがあらわれるのだろう。それまでの出会いや巡りあわせの運不運もある。

　知的には形式的操作期に入り、その力が問われる分野（数学など）ではとりわけ高い能力を発揮できる者から、勉強はお手上げになっている者までいる。後者は一種の学習障害（第12章-1・2）の様相を呈する場合もある。

　対人交流の力は学童期より伸びて、友人をもつことや友人とのかかわりを、程度の差はあれ、能動的に求めるようになってくる。その結果は、没頭している趣味つながりで仲よしができる者から、対人能力の幼さや不器用さから友だち関係につまずく者、やっぱりまわりから浮いたり外れて（外されて）しまう者などさまざま。まだ二人関係の段階にあり、一対一ではよいけれども、3人とか4人のグループづきあいになるとこなせない者も多い。

異性の問題をどう考えるか

　異性の問題も思春期に入れば生じる。多くの場合、関係発達的にはまだ思春期（フロイト的にいえば性器期）のレベルに達していないため、恋愛にい

たることはまれである。もっと幼いレベルでの異性へのアプローチで、しかし、それゆえかえってトラブルを招く。

> **例** 高校1年生の太郎くんは授業中、花子さんのほうばかり見ている。休み時間になると花子さんの近くにつきまとって、花子さんがいやがってもなかなかそばを離れたがらない。

　行動だけみれば、ハラスメントやストーカー行為とされざるをえない。けれども中身は、小学生の男の子がクラスのかわいい女の子が気になったり、きれいなお姉さんに憧れたり、なんとなくそばにいたかったりというレベルのもので、セクシャルな動機をはらんだものではない。異性への関心は定型的には児童期（潜在期）においてこうしたかたちで開きはじめるが、太郎くんは高校年齢になってやっとそこにたどりついたといえる。しかし、すでに高校生であるうえ、異性に対する社会的マナーも年齢相応に身についておらず、その関心の開かれが社会的には問題行動となるのである。

　このようにC領域の思春期は関係の力が伸びて、これまでのおくれを取り戻そうとするかのように、かかわりを求めるようになったればこその困難にぶつかる。そうした自分を見る目も出てきて、この困難さを悩みとして意識しはじめる。なぜ自分はうまくいかないのだろう、自分はなぜこうなんだろうか、自分はまわりと何かちがう……。

　C領域にある子どもたちは、思春期から成人期にいたる途上でしばしばこうした悩みを意識するようになる。自分の「悩み」として問題に向きあえることは、けっして悪いことではない。

リスクになる条件

　しかし、たとえば次のような条件下では、悩みを超えた精神失調にまでおちいるリスクがある。

(a) ひとのかかわりが非常に薄いまま孤立性の高い自己形成をしてきたため、ひととのかかわりから生じるストレスを前に自分を支える力が

まったく育っていない場合。
(b) かつて（小学校時代などに）体験した疎外感や被害感が尾を引いていて、今の悩みに連動して生々しくよみがえってくる場合。
(c) 感覚・知覚上の大きな困難を抱えていて、それだけでも精一杯なのに、という場合。
(d) 現在おかれている環境状況が本人にとって非常に過酷な場合。

　こうした場合、不登校やひきこもりになったり、抑うつ状態になったり、そのほかどんな精神失調、精神疾患に向かってでも窓が開きうる。発達早期からの一貫したケアと支援の積み重ねがたいせつなのは、このような事態にいたるのを未然に防ぐためである。

相談相手が必要
　「自分はなぜこうか」という違和感や不全感は、社会や他人との関係に開かれていく思春期においてだれしもがぶつかる悩み、アイデンティティの確立につながる一般的な悩みと考えられる。Ｃ領域にあっても、そうした思春期通有の一般的悩みとして、それをくぐり抜けられればベストだろう。
　思春期一般においては、この悩みはこころの底で密かに抱えられ、やたらに打ち明けたり相談しないところにまさに思春期らしさがあって、そういうかたちで持ちこたえられることによっておとなへの成熟が起きるところがある。けれども、この子どもたちの場合はだれか相談相手、その悩みを分かつことのできる人がいることが不可欠で、それなしでこの悩みをくぐり抜けるのはむずかしい。

あらためて「診断」について
　そして、「自分はなぜこうか？」の問いから、あらためて「診断」の問題が出てくる。
　本人にとって診断とは、自分の「体験」に名前が与えられることである

(「自分」に名前が与えられるのではない)。名づけがもつ意味はすでに述べている(第3章-6参照)。自分の体験は、ある一般性をもったもので自分ひとりの特殊ではないこと、その体験がどんな性質のものかについて社会には知見の積み重ねがあり、どうしたらよいかの経験知や工夫もすでにあって、それらを手がかりにしながら自分なりの生きかたを模索することができること。このようなものとして「診断」を本人とまわりが共有できるならば、彼らが思春期にぶつかる悩みをくぐり抜けるうえにも、またこの先の人生の選択(進路など)を考えていくにも役だつだろう。

> これは「障害の告知」といったものものしいものでないことが望ましい。「告知」の用語には、どこかしら専門家の権威主義のにおいがしまいか。専門家が障害を「告知」し、家族や本人はその障害を「受容」するというあり方が好ましいとは思われない。また障害名がすっぽりと「自己アイデンティティ」となってしまうことも望ましくない。
> 　精神医学の診断は、近代医学的な方法による診断ではなく、あくまでもその医師の判断であり、煎じつめれば、かりそめのものである。かりそめのものであることを伝えねばならない。事実、ここわずか数十年でも自閉症の学説や診断基準はくるくる変わっている。これからもどうなるか? 専門家にはそのことへの謙虚さが不可欠。ただ、かりそめの判断にせよ、その体験への納得や役にたつ経験知や工夫につながり、当事者が生きやすくなる内容のものであれば、その判断もあながち無意味ではない。

5　現代社会と自閉症スペクトラムの増加

なぜ急増したか

90年代から発達障害、とりわけ自閉症圏の増加がいわれ、やがて一種の発達障害ブームのような様相を呈するにいたる。もし自閉症スペクトラムの有力な要因が多因子遺伝による自然の個体差とすれば、ある時代から発生率が急に上がるとは考えにくい。

この増加は、80年代に英米の学界でアスペルガー症候群が(再)発見され、B領域が中心だった診断範囲がC領域までひろがったためと考えられる。先に示した★26(224頁)の分布が正しければ、自閉症スペクトラムの半分以上はC領域だから一気に増えても理屈上おかしくはない(倍増する理屈になる)。スペクトラム全体が増えたわけではなく、増加分はほとんど

がC領域である。

> はっきりした統計データはもっていないけれど、カナーが最初に報告したような典型的な重い自閉症（B領域の中心群）のほうは減っている印象が強い。少子化によって子育てが手厚くなったことや、発見が早くなったことから必要以上の重度化が避けられるようになった可能性がある。全体的に軽いグループへシフトする方向にスペクトラムがひろがったという印象をもっている。

しかし、日本の場合、60年代からアスペルガー型自閉症が知られており、診断カテゴリーにも入っていたのだから、かならずしも診断範囲の拡大だけでは急増を説明しきれない。C領域にある人たちは昔から存在していたはずだけれども、昔は今ほどの生きづらさがなかったのかもしれない（個々には苦しむ者もいたり、一部はアスペルガー型の診断でケアされていたとしても）。

90年代以降、その人たちの「数」が増したのではなく、その人たちの「生きづらさ」が増したのだろう。そのため、診断範囲の拡大に呼応するように、臨床の場に浮かび上がってきた可能性がある。発達におくれをもつ者は環境に弱い。この時期に進んだ大きな社会構造の変化によって、この人たちにとって生活環境が急速に負荷的なものと化したのではなかろうか。その変化を考えてみたい。

> 発生率自体が増加したかどうかの正確な把握はむずかしい。たとえば、現代社会の晩婚化による高齢産（母親だけでなく父親の高齢化）がリスクファクター、すなわち生物的な負荷条件となって（自閉症にかぎらず）障害をもつ子の出生を増やしてはいまいかとみる説もある。現代医療の進歩で救命される早産児・低体重出生児が増えたのはよいことだが、未熟産は負荷条件ともなるから、結果的に障害をもつ子も増えていないかとも仮説できる。仮にこれらの現象があるとしたら、それは以前の発生率に対してどの程度の有意な上乗せとなっていようか。逆に現代になって減ったリスクファクターもあるかもしれない。このあたりは、なおくわしい調査と吟味が必要だろう。

産業構造の変化──第三次産業が70％を超えたことの意味

社会構造の大枠をつくるのは、人びとの暮らしを支える基盤となる産業構造である。日本の産業別就業人口の推移をみてみよう（★27）。

50年代まで日本人の多くは第一次産業（農林水産業）で働いており、日本は久しく農業国だったことがわかる。しかし、60年代に入ると第一次

産業と第二次産業（工業・製造業）との人口比率が逆転し、第一次産業人口は急減していく。これは60年代の高度経済成長政策によって、日本が農業国から工業国へと大転換したことを意味している。これによって日本の社会は貧しさを抜け出したのである。

けれども、1975年には伸び続けてきた工業人口が頭うちとなり、80年代以降はじりじりと減少に向かっている。それに対して第三次産業（商業・サービス業）人口が1975年に50％を超え増加の一途をたどり、2015年には70％に達する。商業やサービス業、すなわち消費産業が日本の基幹産業となったわけで、このような社会を高度消費社会と呼ぶ。この変化は何をもたらしただろうか。

　　児童精神医学にとって、70年代は大きな過渡期・転換期だった。たとえば、それまで減少を続けていた小学生・中学生の長期欠席率が1975年を境に増加に転じ、以後は増加の一途となる。かつてはまれな病気だった思春期の摂食障害の増加がはじまったのが、やはり70年代半ばからで、80年代以降ありふれた病気となる。その一方、60年代までは年間300〜400件起きていた少年殺人が70年代に入ると激減して1975年には年間100件を切るなど、少年犯罪が一気に軽度化している。

★27　産業別就業人口の推移

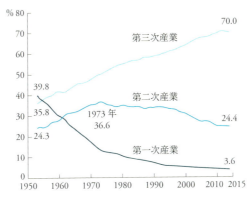

注　1953〜2014年の各年データ。産業不詳の就業者があるため構成比の合計は必ずしも100となっていない。

労働力調査より

「自然」と「もの」を相手にしていた時代

　第一次産業は、稲を育てたり魚を獲ったりと「自然」にはたらきかける労働。第二次産業は機械をつくったりビルを建てたりなど「もの」にはたらきかける労働。これに対して第三次産業は、商品やサービスを買ってもらう「ひと」にはたらきかける労働である。

　自然を相手とする労働では、黒板に向かって学ぶ認識的な「知識」よりも、実体験を通してからだで覚える認知的・感覚的な「勘」がものをいう。ひととの対話は苦手でも、自然と対話ができればよい。そうした感覚性の豊かさをC領域の人たちはもっている。そして、ひと交わりは不得手でも、山や畑や海で黙々と仕事に励めば、勤勉で有能な人として社会的に承認された。

　ものを相手とする仕事は、C領域の人たちにはツボをえた分野だった。たとえ無愛想で偏屈にみえても「いい仕事」をすれば職人として評価を得たし、職人気質とはそうしたものとしてだれも問題視しなかった。知的技術者や熟練工として力を発揮する道もあったし、そこで価値とされるのは技術力で、対人能力ではなかった。常識知らずが独創を生み、まわりが目に入らないことが脇目をふらぬ没頭となって、優れた成果をもたらすことも少なくなかった。60年代の高度成長を支えた日本の高い技術力の陰には、この人たちの努力がひそんではいなかっただろうか。

　このような産業構造が社会の柱だった時代には、C領域の人びとは自分たちの個性を「天分」「才能」として活かせた。第一次産業でも第二次産業でも、高い「生産性」やそれを支える「勤勉性」こそが労働に求められるもので、高い「社会性」を労働に求められはしなかった。空気が読めたところで、それで稲が育つわけでも車がつくれるわけでもない。

　もちろん、なかには人間関係の失敗、感覚知覚の混乱、衝動コントロールの苦手さなどに悩む人たちもきっといたはずではある。しかし、社会のなかにしっかり居場所があり、自分の存在が承認されているという支えがあれば、そうした負荷にも持ちこたえがきき、過度の失調にいたる者は少なくて済んでいただろう。人間はだれしも、それぞれその人なりの生きに

くさを抱えて生きている。おおむねそのような生きにくさの範囲におさまっていたため、この時代、それをことさら「障害」と名づける必要をまわりも本人も持たなかった。

「社会性」の時代──「ひと」相手の仕事は何が求められるか

　第三次産業は、ひとに（ひとの欲望に）はたらきかけて消費を生み出す労働である。そのため、ひとが何を望むか（望まないか）を敏感に察したり、ひとの欲求や欲望をたくみに引き出したり、ひとに好感情や心地よいサービス感を与えたり、不快感を与えぬよう気働きするなど、きわめてサイコロジカルな対人能力が必要とされる。

　そこでは「生産性」ではなく、そのような性質の「社会性」こそが労働に求められ、これが最大価値とされる。自閉症スペクトラム系の人たちがもっとも不得手なところだろう。

　★27（265頁）は、第三次産業中心の高度消費社会になって以来、Ｃ領域にある人たちに適した労働の領域が急速に減っていることを示している。しかも、就労人口の6〜7割が第三次産業で働く時代になれば、そこでの労働の価値観が第一・二次産業の領域にまでも浸透してくる。どの職域においても、"仕事さえできればよし"が許されなくなってきた。

　労働の場にかぎらない。現代では、あらゆるところで「社会性」が求められるようになってきた。日本の基幹産業が第一・二次産業だった時代には「勤勉」が労働の倫理、ひいては社会の倫理だった。それに代わり、現代では「社会性」が倫理（規範）となったといえる。「社会性」のあるなしが人間評価の基準と化したのである。

　だれもがその評価の前で生きるようになり、これはＣ領域にある人には過大な負荷となる。たとえば現実問題としては、就職において筆記試験はよくても面接で不合格という事態が頻出するようになった。面接の評価基準が「社会性」になったからである。これは生計が困難になっただけではなく、社会のなかの居場所、日々そこで活動してまわりからも自分自身からも"これでよし"と承認される場所が失われてきたことを意味している。

ただし、ここで求められる「社会性」とは、対人配慮性とか対人協調性というニュアンスが強く、それに比して公共性（パブリックな意識）という色合いは薄い。まわりのひと、直接かかわる人との関係のなかで相手をおもんぱかり、対人常識をわきまえ、迷惑をかけたり不快な思いをさせず、仲間の間がうまく回るようにこころをはたらかせるのが、ここでの「社会性」である。その意味で、（たしかに高い対人能力ではあっても）ごく狭い関係世界内だけでの「社会性」というべきかもしれない。友人・知人・同僚など具体的な他者の外にある抽象的な他者にまで視野がひろがることによって、「公共性」を帯びた社会性がもたらされるが、そのひろがりには欠けている。

「才能」が「障害特性」に──弾き出される人びと

　この価値観や倫理が世の中にひろがるにつれて、C領域にある人たちはたとえ有能であってもまわりから弾き出されやすくなった。それによって「生きにくさ」がつのり、それに対して80年代に登場した「アスペルガー症候群」や「発達障害」の診断名が積極的に与えられるようになったのである。

　そこでは、以前は「才能」だったものが「障害特性」とされる。この時期から「おとなの発達障害」が注目されるようになったのは当然のなりゆきだったといえようか。おそらく、これが90年代以降の急増の社会背景だろう。

> 　「勤勉」が社会倫理だった時代、とりわけ高度成長が完成期に達した60年代終わりから70年代、その倫理への過剰な適応努力が失調を生み、うつ病を激増させた（第17章-1参照）。そのときの精神医学の役割は、これはうつ病という「脳の病気」であって、けっして「怠けで休んでいるのではない」と患者を勤勉圧力から護ることだった。
> 　まったく同じで、「社会性」が社会倫理となった時代、そこから弾かれて失調するC領域の人たちに対して、これは自閉症スペクトラム（アスペルガー症候群）という「脳の障害」であって、けっして「身勝手でまわりにあわせられないのではない」と社会性圧力から護ることが精神医学の役割となったのである。

子どもの世界も「勤勉」から「社会性」へ

　この社会変化は、産業構造（労働構造）の変化にともなう価値観や倫理の変化としておとなの世界に生じたものだが、子どもの世界にも映し出される。子どもたちはおとなを鏡として社会化の道を歩むからである。

　発達におくれをもつ子どもたちは、学級の同年齢集団のなかでは浮いた

り外れたりしやすいことはすでに述べた。しかし、「勤勉」が価値であった70年代初頭までは、子どもたちの間でも勉強をまじめにするのはよいことだという価値観は自明なものとして共有されていた。もちろん、みんながみんな勤勉に勉強できていたわけではないけれど、（だからこそ）勉強に打ち込む子、成績のよい子は一目おかれた。そこではまじめで勉強ができれば、ほかの面では多少集団から浮いても大丈夫だった。C領域で知的に高い子どもは、しばしばそこで支えられていた。

それにまた、「社会性」が規範や価値ではなかった時代だったので、子ども同士のかかわりは現在よりもずっとラフだった。けんかやはみだしは始終で、少しぐらいまわりから外れていても現在ほど突出しなかった。「子どもとは非常識なものだ」「とんでもないことをしでかすものだ」という子ども観が、おとなの間に共有されていた時代である。それが「子どもらしさ」だった。

70年代半ばからの不登校（長期欠席）増加がその予兆だったが、80〜90年代には児童生徒の間から「勤勉」の倫理は消えていった（おとなの社会から消えたためである）。「社会性」の倫理にシフトしたのである。仲間からどうしたら外れないか、友人関係をいかに気まずくなくこなせるか、ひとりぼっちにならぬためにはどうしたらよいか。それが子どもたちの中心課題となり、それとともにC領域の子どもたちは学級集団の均質性から端的に浮きはじめた（第16章-11参照）。

「社会性」には無理がひそむ

実をいえば、まだ社会化の途上にあり社会的には未完成な子どもたちが「社会性」を倫理としてかかわりあうことには、大きな無理がひそんでいる。その無理によって、現代の子どもたちは子ども同士の間で心理的負荷を抱えやすくなり、それが集団病理化すれば現代型の「いじめ」となってあらわれる（第16章-11・12・13参照）。「社会性」の倫理がいじめを呼び込むのは、その「社会性」が公共的（パブリック）なものへは開かれていない狭い性格のものだからにちがいない。

こうして、おとなの世界とパラレルに子どもの世界でも状況変化が大きく進み、C領域を中心に自閉症スペクトラム系の子どもたちがクラスのなかから弾き出されやすくなった。現代の子どもたち全体のこの心理的負担を、どう減らすかが大きな課題となろう。

　　関係の障害のリスクをもつ子どもに早く気づき、できるだけ発達の早期段階から（ここまで述べたような）支援を積み重ねることが望まれる。しかしながら、その子どもが自分なりに努力を重ねて成人した先に待っているのが、この「社会性」を強く求め続ける社会であったならば、やはりつらいことだと思う。
　　だからさらに「社会性」をつけるケアやトレーニングを、という考え方もあるかもしれない。しかし、生まれつき力不足なところを追いつかせようとするのは無理が大きい。そこまでせねばならぬほど、この「社会性」とはよきものだろうか。私たちの社会全体が、たがいに過敏に対人神経をはたらかせあわねばならない、どこか生きづらい関係世界になっていないだろうか。その負荷から生じる精神失調は、けっして少なくない。もっと懐の広くて深い、おおらかな社会をつくり上げることが、この子どもたちのためにだけでなく、私たちにとって必要かもしれない。

第12章 部分的な発達のおくれ

　ここからは全般的な大きな発達のおくれはないけれども、なんらかの特定の発達領域にかぎって明らかなおくれがみられるものをとりあげる。学習障害とADHDである。

　もちろん、どこまでが「全般的」でどこからが「部分的」か、画然と分かたれるわけではない。全体と部分はつながっている。すでに述べたとおり、知的障害、自閉症スペクトラム、学習障害、ADHD等は互いにつながりや重なりをもっていて、少なくとも症状（行動）レベルでみるかぎり、これらの間にはっきりした境界線は引けない（第9章-1参照）。その事実もふくめて、これらの発達障害について考えてみたい。

1　学習障害とはどういうものか

用語の混乱に要注意

　ある特定の精神能力の獲得だけがピンポイントでおくれる現象は以前から知られており、精神医学では「特異的発達障害 specific developmental disorder」の名が与えられていた。「学習障害 learning disorder」の概念はそこから生まれたものである。

　気をつけたいのは「学習障害」という日本語は、別個の2種類の英語からきていることである。ひとつは learning disorder、もうひとつは learning disability。いずれも「学習障害」と訳され、どちらも略号が「LD」のため一緒くたになりやすく、混乱も招いてきた。前者は特異的発達障害とおおむね重なるもので医学的な概念、後者はもっと幅の広い教育的な概念で、

内容にちがいがある。研究の流れを振り返りたい。

脳病理学的なアプローチ

　近代社会になり公教育がはじまったとき、どうしても勉強についてこれない子どもが一定割合でいる事実が明らかになり、そこから知的障害（精神遅滞）の概念が生まれた。ところが今度は、知的なおくれはないのに言葉に大きなおくれをもつ子、読み書きが覚えられない子、計算ができない子等がいると気づかれはじめた。

　この問題を追究した神経内科医オートンOrton,Sは『子どもの読み、書き、話し言葉の問題 Reading, Writing, and Speaking Problem in Children』[1937]を著した。そこで、身体的・精神的・情緒的な問題は何もないにもかかわらず生じる特異な能力のおくれとして、次の6種類をあげた。

（1）発達性失読症………読みの習得のおくれ
（2）発達性失書症………書きの習得のおくれ
（3）発達性語聾…………言葉の理解のおくれ
（4）発達性運動失語症…言葉の表出のおくれ
（5）発達性失行症………極端な不器用さ
（6）児童期の真性吃音

　最後の（6）を除き、その後「特異的発達障害」としてまとめられた諸障害がほぼそろっている。

　19世紀の脳病理学は、脳の特定部分が局所的に損傷することでその部分が担っている精神能力（だけ）が失われることを発見していた（第2章-4参照）。（1）失読症、（2）失書症、（3）受容性失語（感覚失語、ウェルニッケ失語）、（4）表出性失語（運動失語、ブローカ失語）、（5）失行症などがそれで、オートンがあげたものとそれぞれ対応性を見出せる。そこから推せば、この子どもたちの問題は、その能力を担う脳局所の生まれつきの障害と説明できそうにみえる（たとえばオートンの（3）発達性語聾はウェルニッケ中枢の、（4）

発達性運動失語症はブローカ中枢の先天的障害ではないか、とか)。

ところが、実際にはそう単純ではなく、その子どもたちの脳を調べても、おとなでみられるような脳局所の病巣は見つからない。獲得された能力が失われる現象と能力の獲得がおくれる現象とは同じではない。オートンは、これらの現象は脳の成熟に発達的なおくれがあって、視覚・聴覚・運動などをコントロールする右脳と左脳との機能分化（役割分担）がうまく進まないために起きると考えた。

これが、この問題の医学研究のひとつの源流である。

脳損傷研究からMBD概念へ

もうひとつ別の医学研究の流れがあり、これは神経精神医学者シュトラウス Strauss, A らの『脳損傷児の精神病理と教育 Psychopathorogy and Education of Brain Injured Child』［1943］がはじまりだった。

第二次大戦中、多数の兵士が脳に外傷を受け、脳病理学者ゴールドシュタイン Goldstein, K らによって脳損傷の研究が進んだ。その成果に学んだシュトラウスは、脳損傷をもつ子どもに情緒不安定、過敏性、衝動性、多動性、気の散りやすさなどがみられることを見出し（シュトラウス症候群）、それらの子どもには特別な教育環境（過度な刺激を抑えた教室など）や教育技術が必要だと考えて実践に取り組んだ。知的障害以外の児童への特別支援教育のさきがけである。

このように脳外傷・脳炎後遺症など脳損傷をもった子どもの行動研究と教育支援が出発点だった。けれど、やがて、逆にそうした行動特徴をもつ子にはきっと脳損傷があると考える方向に研究が転じ、パザマニック Pasamanick, B によって「微細脳損傷 minimal brain damage；MBD」の概念が打ち出された［1959］。脳を調べて損傷所見が見つからなくても、見つからないほど微細（minimal）な脳損傷がひそんでいる障害という意味である。その後、「損傷 damage」と呼ぶのはどうかとされて「機能不全 dysfunction」と表現がぼかされたが、考えは同じである。オートンらが見出した学習上の問題も、すべて脳の微細損傷によると考えられてMBDに包含され、

MBDとして研究された。60年代がMBD研究の隆盛期だった。

教育領域から"learning disability"の概念が登場

一方、教育の領域では、1963年、米国の教育心理学者カーク Kirk,S が「学習障害 learnig disability」という概念を提案した。この用語の初登場である。知的なおくれはなく、意欲がないわけでもなく、生育環境・教育環境に不備があるわけでもなく、しかし読み書き計算などの学習に著しい不振を呈する状態がみられたら、すべてこの名で呼ぼうという提言だった。ひとつの教育概念にまとめあげて、それに対する教育施策を引き出す実践的なねらいがあった。情緒不安定も過敏さも多動も衝動性も学習困難もすべて一括りにしたMBD概念から、教育にとって重要な学習上の問題を分離独立させたのである。これによって米国では学習障害 learning disability を支援教育の対象に含んだ「全障害児教育法 The Education for All Handicapped Act」が制定された［1975］。

70年代を過ぎるとMBDの研究は退潮していく。ゴールドシュタインの研究のような医学的実証にたどりつけなかったし、80年代には病因・病理による分類をやめた操作的診断の時代に入ったこともあり、MBDの概念は顧みられなくなった。ただ、シュトラウス時代から注目されてきた多動性や衝動性の高い子どもたちに対して、MBDに代わって「ADHD；注意欠陥多動性障害」の名前が与えられて「発達障害」のなかにカテゴライズされた（後述）。

MBD研究の退潮と入れかわるように「学習障害 learning disability」の概念がクローズアップされた。一緒に混ぜられていた行動上の問題が切り離されて、「特異な学習のおくれ」として輪郭が明確化されたためといえる。他方で輪郭の拡散も生じて、言葉や読み書き計算にかぎらず、身体運動や社会性においてもその学習障害があるとして「非言語性学習障害」の概念がうたわれた（協調性運動障害や自閉症スペクトラムの呼びかえに過ぎないとわかって現在は使われなくなったが、運動能力や社会性の獲得にも学習を要するという考え自体は誤りではない）。

"learning disorder" は DSM から

　精神医学では、研究の基礎をつくったオートンが脳の成熟のおくれととらえたように、これらをなんらかの中枢神経性の発達のおくれと考えて、それぞれ発達性言語障害、発達性読字障害、発達性書字障害、発達性計算障害と名づけ、「特異的発達障害」と総称するようになった。そのしくみを神経心理学（中枢神経系のメカニズムを扱う心理学）と認知心理学（知的な情報処理過程を扱う心理学）によって解き明かそうとする研究が中心となって現在にいたっている。

　90年代、DSM-Ⅳ［1994］では発達性読字障害、書字障害、計算障害などアカデミックスキルの発達性障害は「学習障害 learnig disorder」というあらたな引き出しに、発達性言語障害はそれと別に「コミュニケーション障害」という引き出しに入れ分け、診断分類の引き出しから「特異的発達障害」のラベルは消える。これが医学概念（正確にはDSM概念）としての「学習障害 learning disorder」の初登場で、日本語の学習障害が2種類になった。なおICD-10では従来どおり「特異的発達障害」の引き出しを用いている。

＊

　学術的には以上の曲折を経て、今にいたっている。医学でいう「学習障害 learning disorder」とは特異的発達障害から発達性言語障害を引いたものを指し、教育でいう「学習障害 learning disability」とは知的・意欲的・環境的な問題はないのに生じる学業不振をすべて指すと考えればよい。learning disability には、learning disorder は当然ふくまれるが、それ以外のものも多く入っている。学業不振一般から考えてみよう。

2　学業不振のとらえと支援

　知的なおくれはないのに学業が伸び悩む児童生徒、やればできそうなのにやってもできない児童生徒がかならず教室にいる。それも基礎のところでつまずいているため、どんどん勉強がおくれてしまう。このような学業

不振は親や教員にとって大きな問題となる。そこからスタートしてみよう。このような学業不振にはどんな場合があり、どんな支援が役だつだろうか。

(1) IQが境界領域にある子

知能検査をすればIQ 75以上で知的障害ではないけれど、一般平均のIQ 100には届かない子が一定の割合でいる（境界知能と呼ばれる）。ほかのことは大丈夫でも、学校の勉強は得意とはいかないだろう。知能検査の数字はいろいろ得手不得手のある能力の全体平均をとったものだから、平均すればIQ 75以上でも、たとえば算数をこなすのに必要な力はそれより低いといった場合も出てくる。特異的発達障害における発達性計算障害（算数障害）ではないけれども、他教科はなんとかがんばれても算数はついていけないといったことが起きる。教育概念としての学習障害learning disabilityには、この境界知能タイプが多いと思われる。「スモールステップでゆっくり時間をかけて」という軽度の知的障害をもつ子への学習指導の方法が支援になる。

(2) C領域の子

知的なおくれのない自閉症スペクトラム（C領域）に入る児童生徒のうちに、知力にみあわない学業不振をもつ子がいる。理由はその子によってちがう。たいていの子は学校へ上がれば親や先生が「勉強しよう」といい、まわりもしているので理屈ぬきに勉強をはじめる。しかしC領域にある場合、次のような子がいる。

- 自分なりの納得がないと勉強には関心をもてない子。
- 勉強には関心を向けても、ひとに習うより自分で考えるため、読み書きのしかた、数式の解き方などがオリジナルな自己流で、能率が悪かったり内容がむずかしくなるにつれ、立ち行かなくなる子。
- 勉強内容には知力と関心さえあれば伸びるものと社会的な体験や対人交流の蓄積がないと伸び悩むものとがあり、後者に極端なほど不振な子。

● 知覚の混乱性の問題から、教室がつらかったり、授業への集中やノート取りに苦労している子。

これらそれぞれに対して、すでに述べた自閉症スペクトラムへの配慮や支援と重ね合わせた学習支援が必要となる（第11章参照）。

（3）ADHDの子
　ADHDなど注意の持続的集中が苦手な子どもたちに、知力にみあわない学業不振がみられることが少なくない。漢字は読めれば書けるわけではない。計算の方法がわかれば計算ができるわけではない。書き取りや計算問題の集中的な反復練習が必要で、それがやれないため「わかってはいるができない」といったことが起きる。勉強というかならずしも楽しくないことに取り組むには衝動コントロールの力が必要だけれども、その力も弱い。ADHDへの支援については後述。

（4）いわゆる「虐待」を体験した子
　学区に児童養護施設をもつ学校の先生はご存じのとおり、いわゆる「虐待」を体験してきた子どもに（知的な問題はなく、施設に保護されて環境的な問題も今はないはずなのに）学業不振が著しい者が少なくない。理由のひとつは「第四の発達障害」ともいわれるように、上記（1）〜（3）に通じる発達的な問題を抱えているためである。（1）〜（3）と同様の支援教育が必要。
　もうひとつの理由は、おとなから与えられたり差し向けられるものは、つらいこと、不幸なことばかりの体験を生きてきたため、「さあ、これをやってごらん」と差し向けられる学業に対しても、ほとんどからだのレベルで忌避が起きてしまう子がいる。おとなとの信頼形成がだいじな課題となる。この子どもたちについては後述する（第15章）。

（5）意欲のない子
　定義上は「意欲（モチベーション）」には問題がないことが「学習障害

learning disability」の条件になっている。けれども、意欲の有無や程度はかならずしも客観的にはわからない。意欲がないから学業が不振なのか、不振だから意欲がもてないのかも微妙。おおまかに次の3つに分けられる。

● やれば良い成績がとれて意欲を燃やせる上位層
● どうがんばっても成績はとれず意欲を燃やせない下位層
● その間のマジョリティをなす幅広い中間層

　児童生徒はこの3層のスペクトラムをなしている。高度成長時代だった70年代初めまでは上位層はもちろん、中間層もけっこう高い意欲をもって勉強に向かえていた。しかし、高度消費社会に移る70年代後半からその意欲は下がりはじめ、中間層の多くが勉強に向かう方向から勉強から離れる方向へと転じた（不登校の増加がはじまった時期である）。これは個々の子どもの問題ではなく、社会全体において勤勉の価値が下がり、子どもたち

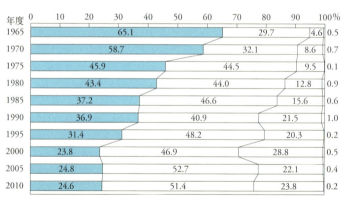

★28　勉強への意欲

注　数字は左から、もっと勉強をしたい、いまくらいの勉強がちょうどよい、勉強はもうしたくない、無回答。

藤沢市教育文化センター「第10回学習意識調査書」より（藤沢市教育文化センターは5年ごとに市内公立中学校3年生を対象に詳細な学習意識調査をしている。そのデータから引用）

にも学業に励む価値が下がってしまったためだろう。児童生徒の学業意欲のベースラインが大きく落ちたのである（★28）。

　子ども全体の学業意欲のベースラインが高かった時代には中間層にあって少々不得手な子も学業に向かう努力をして、向かえばそれなりにできるようになった。けれどもベースラインが下がれば、少しでも不得手な子はたやすく勉強離れをして、ますます不得手におちいる。これも知力と一致しない学業不振で、こうした児童生徒が急増してきた。日本で「学習障害」がクローズアップされてきたひとつの社会背景と考えられる。

（6）「**学習障害 learning disorder**」の子

　以上の（1）〜（5）のいずれにもあてはまらない基礎学力的な学業不振であってはじめて、医学概念としての「学習障害 learning disorder」（特異的発達障害）と呼べる。この障害のしくみはまだ解明しきれていない。読字・書字・計算などにあずかる神経心理学的・認知心理学的な複雑なプロセスのどこでどうつまずいているかは、おそらく多様だろう。成長とともにそれなりに改善するケースから伸び悩むケースまで、転帰にも幅がある。

　診断概念としては（1）〜（5）を除いたもの（だけ）が「学習障害 learning disorder」のはずだが、現実にはクリアカットに分けられるとはかぎらず、つながっていたり、絡まりあっている場合も少なくない。実際的な支援はそれらをすべてにらみあわせながらのものとならねばならない。

　この（6）については、認知心理学的な知見にもとづく学習支援のプログラムも工夫されてきているし、無理に不得手をがんばらせるよりも、読字障害なら音声や画像による学習、書字障害ならワープロ、計算障害なら電卓を利用するなどの補助手段の積極的な活用が実際的な援助となる。人間だれしも、どうしても不得手なこと、苦手なことのひとつやふたつはもっている。それがたまたま読み書きだったり計算だったと考えればよいかもしれない。

3 ADHDとはどういうものか

自己コントロールができずに落ち着きのない子

　部分的な発達のおくれのもうひとつが、DSMでいう「注意欠陥多動性障害attention deficit/hyperactivity disorder；ADHD」である。ICD-10では「多動性障害hyperkinetic disorder」と呼ばれ、そのくわしい診断基準はすでに紹介したとおりである（51頁参照）。一言でいえば、自己コントロールがうまくできず落ち着きのない子で、次の3つの特徴をもっている。

（1）注意集中困難
　ひとつに注意を持続的に集中させることができない。何かに注意を向けていても他の刺激が入るとぱっとそちらに注意が移ってしまう（転導性が高い）。そのためのミスや忘れものが目だつ。
（2）多動性
　落ち着きがない。じっとしていられない。身体のどっかが動いている（女子ではおしゃべりがとまらない場合も）。
（3）衝動性
　衝動や欲求のコントロールが苦手で、それにすぐつき動かされてしまう。状況をみずに行動に走る、待つことができないなど。

　この3つのどれが強くあらわれるかは個人差があるが、注意にせよ行動にせよ衝動にせよ、自己コントロールがうまくきかない状態とみることができる。
　注意の転導性や多動性や衝動性は、乳児期から幼児期のはじめまでなら、どの子にもみられ、その発達段階では適応的なあり方といえる（新しい刺激にすばやく注意を向けては活発に探索する、衝動や欲求にすばやく反応して生存を守ろうとする、など）。
　しかし、一般には成長とともに注意を持続したり衝動を抑えたりすることも必要になり、それらを自己コントロールする力が伸びてくる。ところ

が、その力の発達が大きくおくれるのがADHDである。
　研究史を振り返っておこう。学習障害の歴史とオーバーラップしている。

ADHDの研究の流れ

　落ち着きのない子は昔から知られていた。というよりも「子どもとは落ち着きないもの、じっとしていないもの」というのが世の中一般の子ども理解で、さほど問題視されなかった。問題化したのは、公教育がはじまり教室に静かに座っていることが求められるようになってからだろう。

　当初は本人のこころがけや親のしつけの問題とみられていたが、やがて脳外傷や脳炎の後遺症によって過度の落ち着きなさが生じることに気づかれはじめた。英国の小児科医スティル Still,J による報告が最初である［1902］。そして1914年、エコノモ脳炎が大流行して多数の子どもたちの後遺症に落ち着きのなさが認められたところから脳障害とのつながりが疫学的に確かになった。

　第二次大戦後、脳損傷を受けた子どもの多動性・衝動性をはじめとするさまざまな行動特徴がシュトラウスらによって研究され、やがてMBDの概念へと発展したのは既述のとおり。

　脳損傷の所見が見つからないのに、シュトラウスが見出したような脳損傷児の行動特徴をもつ子どもたちがいて、それは発見できないほど微細な脳損傷がひそむためとされたのである。落ち着きのなさだけでなく、読み書き困難、情緒不安定、ひいては非行まで、子どもの不適応行動のほとんどがMBDで説明された時期もあった。

　しかし80年代には症状だけで障害をカテゴライズする方向へと精神医学は転じ、仮想的な病因論にもとづくMBDの概念は捨てられた。MBDでは一括りにされていた読み書き計算などの学習困難は症状がちがうとして、別のカテゴリー（学習障害）に移された。そして「注意集中困難」「多動性」「衝動性」という3つの症状だけをセットにした概念へと整理されて、今にいたっている。

メチルフェニデートの有効性

こうした研究の流れから生まれたものがADHDである。DSM-Ⅲ［1980］では「注意欠陥障害」、DSM-Ⅳ［1994］では「注意欠陥多動性障害」、DSM-5［2013］では「注意欠如多動症」（訳語が変更）、ICD-10［1993］では「多動性障害」など、診断名や診断基準などに少しずつちがいがあるけれども、基本的には、280頁の（1）〜（3）の特徴をおさえたものである。

脳損傷後遺症の研究が源流で、中枢神経系におけるなんらかの物質的メカニズムの不全を想定する研究者が多い。メチルフェニデートという薬物が特異的な有効性（有効率が約70%）をもつことが、その有力な裏づけとされている。

> なぜ効くかの薬理は、十分にはわからず仮説の段階である。メチルフェニデートは覚醒作用をもつことから逆にADHDでは意識の覚醒レベルがわずかに低いのではないか（眠気がさしたときを考えればわかるとおり、覚醒レベルが下がれば注意集中や衝動コントロールはしにくくなる）、だから薬で覚醒レベルが上がれば落ち着くという仮説。メチルフェニデートは神経伝達物質ドーパミンを増やすことから逆にADHDではドーパミンが不足していて行動コントロールの遂行に必要な神経伝達回路がうまくはたらかないのではないか、だから薬でドーパミンを増やせばコントロールが利くという仮説、など。

4　落ち着きのない子どもたち

かならずしもADHDとかぎらず、落ち着きがなかったり注意散漫だったり衝動コントロールの不得手だったりの子どもたちはたくさんいる。どんな場合があるかを考えてみる。

（1）知的障害や自閉症スペクトラム

注意集中や衝動コントロールの力は、発達を通して培われる力だから、発達のおくれはしばしばADHDの特徴をもたらす。知的障害や自閉症スペクトラムの子どもたちに多い。

とりわけ関係の発達におくれる自閉症スペクトラムでは衝動コントロールの力が身につきにくいうえ、まわりにあわせず自分のペースで動く傾向

が強いため、ADHDの診断基準にしばしばあてはまる。

　そこで操作的診断では、仮にADHDの診断基準を満たしても、同時に自閉症スペクトラムの基準も満たす場合はそれを優先してADHDとはしないルールになっている。しかし、実地には両方の診断名がついているケースが少なくない。実際にはどちらと明確に分けられない微妙なケースも多く、各種の発達障害はすべて互いにつながりをもっているためだろう。その目でみれば、自閉症とADHDの間にも連続的なスペクトラムが見出せるかもしれない。

（2）**不備な養育環境で育った子**

　極端に不備な養育のなかで育ってきた子どもたちのうちにADHDの診断基準を満たす者が少なからずみられる。養育者との相互交流を通して衝動コントロールの力を育む機会を与えられなかったうえ、怒りや不信が衝動性を高めていっそう自分のコントロールをむずかしくするためである。のちに詳述。

（3）**高知能児**

　高知能児のなかからADHDを思わせる行動のしかたを示す者が出てくる。高い知能ゆえに、まわりにならうより先に独自に判断して行動しがちなうえに、その行動性や活動性が並はずれて高いためだろう。

> **例**　トーマス・エジソンがADHDだったという説がある（アスペルガー症候群だったという説もある）。生まれつき知的に非常に高く、それゆえに好奇心（探求心）が旺盛で活動力・行動力も抜群の子どもだったのだろう。好奇心のまま、あれにもこれにも注意を転じて活発に探索し、一を聞けば十がわかるので授業などまどろっこしくてじっと聴いていられない。ひとに教わるより自分で試したり考えるほうがおもしろい。ひらめきが早く、思いついたらその場ですぐさま確かめたくなる。知力にまかせて自分の発想や判断だけで行動を選びがちで社会的・常識的な約束ごとやルールからは外れてしまうが、自分の関心事に没頭してまわりは目に入らない。エジソンはそんな少年だったのではあるまいか。あるいはおとなになってからも。
> 　こうした行動特徴の面から診断基準にあてはまる部分を拾いだせばADHD、社会性の面から基準にあてはまる部分を拾いだせばアスペルガー症候群と診断できなくは

ない。これが加点法だけによる操作的診断の特性である。しかし、実験に取り組むときには人一倍の注意集中力や持続力をみせたのではないか、会社の設立や研究チームのマネージメントに手腕を発揮できるほどの社会的な対人関係力をもっていたのではないかと減点法を加えれば、軽々にそのような診断は下せないのでは？

（4）脳疾患後遺症

注意集中も落ち着きも自己コントロールも年齢相応にできていた子どもがなんらかの重い脳疾患にかかったあと、後遺症としてそれらの力が落ち込んでしまうことがある。そもそもこの現象がADHD研究の出発点だった。知的な能力低下をともなう場合も少なくない。こうしたケースでは、その子や親にとって、今までちゃんとできていたことができなくなった大きな喪失の体験となっていることに深い配慮が必要。

（5）ADHDの子

注意集中困難・多動・衝動性の行動特徴を明らかに示す子どもたちのうちから以上の（1）〜（4）を除いたものが、純粋な意味でのADHDとされる。ただ、すでに述べたとおり、実際にはクリアカットには分けられないケース、複数の要素が重なりあっているケースも多い。この子どもたちの困難は園や学校など社会的な共同生活の場で浮き彫りになって、そこでの支援が重要になる。

5　ADHDへの支援

服薬には本人の納得が不可欠

これらの行動特徴のため、学校など社会的な場面でどうしてもトラブルを起こしやすく、ケアが必要になる。現在、ADHDへは薬物療法がファーストチョイスとされる。ただし有効率70%とは、10人中7人は薬を飲めば治るという意味ではない。「やや有効」も含めて7割になんらかの作用効果がみられるという数字で、効き目の程度には個人差の幅があり、効果がある場合もそれだけで解決とはいかない。薬理仮説にあるメカニズムだけ

ですべての問題が起きているとはかぎらないからである。慎重に試してみる値打ちはもちろんあるが、服薬には本人の納得が不可欠である。

> **例** 太郎くんは小さな頃から動きの目立つ子だったが、知的なおくれはなく園では自由にのびのび育てましょうという保育方針もあってとくに困らなかった。小学校に上がって授業中じっとしていられないことがはっきりしてきた。ごそごそ落ち着かず、たえず気を散らしている。忘れ物も多い。2年生になっても変わらないため、学校のすすめで受診。

　こうした場合、「あなたはADHDという病気だから薬を飲めばよくなる」といった説明は通常しない。そのために叱られてばかりといった子どもにとって「病気のせいであなたのせいではない」という免責のメッセージにはなるかもしれないが、同時に「病気のせいだから自分ではどうしようもない。薬に頼るだけ」という無力感や受動感をもたらすリスクもある。

　多くの子は診察室でもたしかに落ち着きがないけれども、短い間なら診察いすにかけて話ができる。太郎君もそうだったので「授業中じっとしていらないこと」を本人に確かめたうえで、こんなやりとりをする。

> **例** 「自分でもわかっているんだね」「うん」「おや、でも今ちゃんと座ってるじゃない」「うん」「がんばってるんだね。そうだ、どのくらい自分でじっと座っていられるか試したことある？ここでちょっとやってみよう。いい？」「うん」「よし、時計で計ろう。無理に我慢しなくていいけど、どのくらい自分の力でじっとしていられるかチャレンジしてみよう」
> ゲーム感覚でもちかけて、「10秒経過…20秒…30秒…1分経過、すごい…まだ動かない…1分30秒…じっとしてるねえ……」と声をかけながら計測して、「やるねえ、2分15秒、少しも動かなかった！」。しばらくアニメや友だちのことなどを話題にしたあと、「もう1回チャレンジしてみようか？」「うん！」
> 1回目より時間が伸びたことを確認したあと「太郎くんには自分で自分をじっとさせる力がちゃんとあるようだ。この力が強くなってくると、もっといろいろなことがうまくできたり楽しくなると思う。この力を強くする努力を一緒にしてみない？」と提案。太郎くんはうなずいたので、それには家族や学校の先生の応援もいるから家族や先生とも相談してよいかと了承をとり、「いちばん役にたつのは太郎くんが今ここでしたみたいな努力だけれど、その努力をしやすくする後押しになるお薬もある。うまく後押しになるかどうか、試してみようか」

服薬の合意を得たら、「少量からはじめる。だからすぐに効かなくてもだめと思わないでほしい」「飲んで万が一具合の悪いこと心配なことがあれば、我慢して飲まずにすぐ相談してくれればよい」「太郎くんの努力が実って力がついてきたら、それにあわせて薬の量を減らしたり飲まない日を増やしていく」といったことを伝える。

支援のポイント3つ
　薬はあくまでも後押しで、子ども自身が自己コントロールの力を少しでも育める支援がたいせつである。この支援は、上記（1）の「知的障害や自閉症スペクトラム」や（2）の「不備な養育環境で育った子」にも役だち、汎用性をもっている。薬は基本的に（5）の「ADHDの子」のみ。
　子どもがどのように自己コントロールの力を培うかは、すでにしつけと意志の発達の項で述べた（第8章-10参照）。その応用で支援のポイントは3つある。次のことを粘りづよく積み重ねる。

❶**細かなステップバイステップで、達成（成功）の体験を重ねさせること。**
　はじめから上手な排泄を求める親はいない。最初はおまるに座っただけでよしというようにしつけはスモールステップで運ばれ、基本的に「できた、できた」と成功体験を重ねてコントロールのわざを幼児が学んでいけるしくみになっている。
　たとえば教室に45分座っていられない児童には、最初はその子がなんとか座っていられそうな時間を10分間なら10分間と設定して、その間座っていられたら「できた」ことを喜びあってタイムアウト（一息いれる時間）とする、など。できる目標設定で成功体験を与えながら小刻みに力を伸ばしていく。
❷**ひとりではむずかしい課題や状況に対しては、アシストをして達成の体験へ導くこと。**
　しつけのとき、親は子どものかたわらにいる。抱っこしておまるに座らせてやったり「シィシよ、シィシー」と声をかけたり、寄り添いながらア

シストしている。その力を借りて子どもはコントロールに励むのである。
　ひとりでは注意集中がむずかしい児童には補助員等が寄り添う。落ち着かなくなったら、そっと声をかけるなどしてコントロールのアシストをする、など。力が伸びるにあわせて少しずつアシストを減らしていく。

❸**本人が能動性の感覚を失わぬように留意すること。**
　自己コントロールは能動的なこころのはたらきである。「我慢」や「辛抱」は受け身の努力で、能動性を育まないことに留意が必要。「抑制」（ブレーキ）と「達成」（アクセル）とがコントロールの両輪だが、とりわけ後者が重要。「○○をしないように」という目標設定よりも「○○をしよう」という目標設定のほうが子どもにとって努力しやすいし、建設的。
　多動や注意集中困難などの改善（解消）ばかりにとらわれず、その子が自分の興味のあること、好きなことに持続的に取り組み、首尾よく「できた！」「やり遂げた！」という達成体験を生活のなかで味わえる支援を忘れないことがたいせつ。それが能動的な自己コントロール力を育ててくれる。
　その意味で、❷の寄り添いによるアシストも、そのアシストがその子に「（自分で）できた」という体験となるような配慮がたいせつになる。
　おくれやハンディをもつ児童に対して、クラスメイトが手助けしたり世話をする場合も少なくないだろう。好もしい光景とはいえるけれども、相手の能動性を育てつつ補助するというアシストは子ども同士ではまだむずかしい（助けてもらうだけ、やってもらうだけの受け身の体験となりやすい）。このことにおとなが留意する必要がある。

　これら❶〜❸のポイントは、考えてみれば特別なことではなく、教育にとって普遍性をもった原理といえるだろう。それを、その子その子の力にあわせて、濃やかに手間ひまをかけて粘りづよく進める努力が「特別支援」にほかならない。

第III部

育てる側のむずかしさ
親や支援者はどうかかわるか

発達障害とは、いうなれば子どもの側の育つ困難のあらわれである。ここからは養育者（親）の側の子どもを育てる困難、子育てのむずかしさから生じる失調について考えていこう。

　子育てはかならずしもたやすいわざではない。とはいえ、本書は臨床の本のため、むずかしい面やうまくいかない面に焦点をあてるかたよりをもつことを頭においてこの先を読んでほしい。

　子育ては深い歓びや楽しみを人生にもたらす営みであり、それゆえに私たちはこのかならずしもたやすくない営みを、人生のかけがえのないものとするのである。

　何よりも子ども自身が育つ力をもっている。精神発達のところでくわしくたどったごとく、子どもが育つには養育者をはじめ、まわりのおとなからの不断のかかわりが必要だけれども、それはおとなが意識的・意図的にはたらきかけるというよりも、子どもから必要なはたらきかけを（多くの場合は楽しみとともに）知らず知らず引き出されているのである。子どもがもつ「育つ力」とは、育て手からそれを「引き出す力」といえるかもしれない。

　それゆえ、ふと気がつけばいつの間にか眩しく成長したわが子の姿に驚く瞬間を親はもちうるのである。

> 　発達のおくれをもち、この「育つ力」の弱い子の親になることもある。けれども、その子どもたちがおくれを抱えながら、なんとか育っていこう、よく生きようと努める姿をすでに述べてきた。その子どもと努力を相たずさえて生きることは、そうでない子を育てるのとちがわぬ、かけがえのないものになる。

第13章 子育てをめぐる問題

　子育てにおいて親子の間はいつもいつもうまくいくとはかぎらない。人間同士だから対立や葛藤が生まれて当然である。いや、それあってこそ、子どもはおとなへと育つのである。わが子は思いどおりのわが子であってくれないかもしれないが、親も子どもにとって思いどおりの親ではありえないのだからイーブンだろう。

　だれしも自分が願うとおりの自分ではあれないし、自分が願うとおりの人生は送れないけれども、だから自分はダメ、人生はダメではないのと同じである。絵に描いたような立派な子育て、絵に描いたようなうるわしい親子関係でなくても、それは少しもダメではない。

　以上を前提としたうえで、子育てのむずかしさを考えてみる。そこには子育てに普遍的にはらまれるむずかしさと、現代という時代と社会が強いるむずかしさとがあるにちがいない。

1　親が育てるわけ

強い「つながり」の意識

　子育ては、時代や社会を超えて、その子を産んだ親がするのがもっとも一般的な文化となっている。そこにはどんなわけがあるのだろうか。

　哺乳動物はみな親が仔を育てる。人間も哺乳類に属することが生物的な理由かもしれない。しかしそれ以上に人間が高度に社会的・共同的な存在であることに大きな理由があろう。子どもは生物的に成長するだけではなく、社会的に成長せねばならない。複雑な社会生活が可能なだけの認識の

力や関係の力を身につけるには、繰り返し述べたとおり、その力を備えたおとなとの密接な交流の積み重ねが必要となる。そのため養育には他の哺乳類とは比較にならぬ手間ひまと長い期間を要する。これが人間の子育てのもつ固有の特徴で、子育てがかならずしもたやすくない普遍的な理由といえるだろう。

その長期の手間ひまに取り組み続けられるためには、子どもへの強い「関係の意識」（つながりの意識）が必要となる。一般にはそのような関係の意識をもっとも自然に抱ける者は、わが身を分かってその子を産んだ親であろう。そしてこの関係の意識が、生物的な「生み手」としての親を、社会的な「育て手」としての親へと導くのである。この関係の意識は、情緒的には「情愛」というこころの動きとなってあらわれる。

> この「関係の意識」を生み出す力は3つある。
> 　直接には（1）**身体的・肉感的なつながり感**である。身を分かったもの、血を分けたものという自然の感覚で、フロイトが「性愛」と呼び、ボウルビィが「アタッチメント」と呼んだものがその生物学的な基盤となっている。
> 　それに加えて意味の世界を生きている私たちにとって、（2）「**親子**」という社会的な意味づけが、関係の意識をもたらす。私たちの社会には、その意識を支える有形無形のシステムが備わっている。社会（共同体）が維持されるには、その社会の次の担い手へと子どもが育つことが不可欠だからである。
> 　そして、（3）子ども側からの親への「**なつき**」が、深い関係の意識、親子のつながりを育む。

親だけの営みではない

これを裏返せば、その子どもに強い「関係の意識」さえ抱くことができれば、生物学上の親ではなくても「親」（育て手）になれることも意味している。事実、親によらない子育てを人間社会はさまざまなかたちでもってきた。また、全面的に親に代わるわけでなくても、子育ての一部分を親以外が担うのは通常のことである（保育とか教育）。

これが人間の子育てのもつもうひとつの特徴で、これは上に述べた（2）の「社会的な意味づけ」とかかわっている。人間にとって子育てとは、親だけの私的な営みではなく、社会を維持継承するための社会の共同的・公

共的な営みという性格を深くもっているのである。子育てとは、こうした社会の営みと親の営みとが連動しながら進められるもので、現代社会で子育てがむずかしくなっているとしたら、この連動がむずかしくなったせいかもしれない。

2 子育ての歴史

子育ての歴史を簡単に振り返っておこう。その歴史の先に現代の子育てがある。昔はどんなところに困難があったろうか。

江戸時代——社会の共同的な営みとしての子育て

近世、江戸時代においては、子どもの命のはかなさに最初の子育ての困難さがあったにちがいない。社会の生産力はまだ低く、生活環境も厳しく、医療も進んでおらず乳幼児の死亡率はきわめて高かった。「七つ前は神のうち」の言葉のとおり、幼い子どもの命は人の力の及ばぬところにあり、健やかな成長は祈るしかなかった。成長を祈るさまざまな習俗があった。

育つとはかぎらないため、親は子どもをたくさん産んだ。労働人口の8割が第一次産業で、そこでは暮らしのために家族をあげての労働を必要とし、将来の働き手としても子どもを多くつくらねばならなかった。その反面、子どもが多すぎれば育てきれなくなる矛盾があって、間引きのかたちでコントロールがなされたり、その困難さのあらわれとして「捨て子」も少なくなかった。子育ての困難より前に暮らしそのものの困難があった。戦乱のないおしなべて平和な社会ではあったが、人びとの暮らしは病いや飢饉に脅かされていた。

この時代の捨て子は育児放棄というより、子育てに窮した親が子どもを世間に託す暗黙のシステムという色が濃かった。たとえば、五代将軍綱吉の治世［1680-1709］には捨て子禁止のお触れが繰り返されている。それほど多かったのだろうが（芭蕉の『野ざらし紀行』［1686］にも捨て子が出てくる）、ただ遺棄の禁令ではなく、捨て子を見つけた者は代わりに育てよとか名主

や五人組で育てよとあり、こちらに眼目があったのかもしれない。育て手に養育料が下される制度もつくられた。

この時代、貧家の子や育て手を失った子を引き取り育てる「貰い子」は、世間でよくあることだった。子どもだけでなく、おとなの命もはかなく、幼くして親を失う子も多く、親が子を育てられる保証のない社会だったのである。当時の子育てには、地縁血縁的なつながりや身分職業的なネットワークによる「社会の共同的な営み」の色彩が現代よりもずっと濃かった。子育ての困難さを共同社会で支えあっていたともいえる。むろん、遺棄されたまま死ぬ子、養育料目当てに引き取られてその後はなおざりにされる子など、万事うまくいっていたわけではなかったが。

成長を祈る習俗のひとつとして、「捨て子は育つ」の言い伝えから、いったんわざと捨て、拾った者に「拾い親」になってもらってから引き取ることもされた。ただのおまじないではなく、そんなかたちで「親」、つまりその子に少しでも「関係の意識」をもつ者をつくってセーフティネットとしたのであろう。命名を他人に頼んで「名づけ親」になってもらう習慣も同じである。

明治以降——個別化と教育化

明治維新［1867］を経て、近代化が推し進められるにつれて、江戸時代までの伝統的な子育てのあり方は大きく変わった。

最大の変化は士農工商の身分制度が消えたことである。それまでは親の属する身分職業によって、子どもをおとなへ育てる道筋はおのずと決まっており、そのための共同的なシステムが身分職業ごとにできあがっていた。その有形無形のシステムに子育ては支えられていた。ところが身分制度の解体とともにそのシステムも崩れて、子どもを何に向かってどう育てるかは個々の親にゆだねられるようになったのである。親にとってわが子を自由に育てられるようになったといえるが、そのぶん子育てがむずかしくなったともいえる。

そのせいか、明治に入って家庭育児書が次々刊行された。子どもの命は

依然はかなく、西欧から入った近代医学にもとづく乳幼児ケアの啓発に加え、育児が個々の親たちのものとなったため、子育ての指針が親から求められるようになったのであろう。

しかし、まったく社会との連動なしでの子育ては不可能である。1872（明治5）年に学校（公教育）制度が敷かれた。学校が社会的にステップアップ（立身）するための重要な門戸となり、知的な階層の家庭からはじまって子育てと学校教育とがリンクするようになった。

さらに1898（明治31）年に制定された民法によって、家制度ができあがった。家長（通常は父親）に家族扶養の義務が課せられ、ここから子どもはその親がその家庭で育てるべきという考えが社会に定着することになった。家督相続のための「養子縁組み」は多かったけれども、昔のような「貰い子」は社会から消えていった。

ちなみに、明治以降、捨て子はどうか。国の統計では明治前半は年間5000件台だったものが明治30年代から減りはじめ、40年代には1000件台へと急減し、大正年間には1000件を大きく割る。子育てに窮する親が減った結果ならばよいけれど、近代化とともに捨て子のかたちで子どもを世間に託す暗黙のシステムが消えたせいかもしれない。新聞報道数でみるかぎり、それと入れかわるように親子心中が明治終わりからあらわれ、大正年間に増えはじめ、昭和に入ると急増しているからである［小峰1937］。報道数だけでは確かにはいえないけれど、近代化の進行とともに生活に窮したとき、捨て子よりも共死が選ばれる社会になった可能性を否定できない。

*

私たちの子育ての基本的なかたちは、この明治期におおよそ方向づけられたと考えられる。3つの特徴をあげることができる。

（A）子どもは親が育てるという強い意識
（B）共同社会からの独立性の強まり
（C）学校教育との密接なリンク

この3つの基本特徴は現代社会ではいっそう強まっている。それには理由があるし、よい点も多くある。しかし、それが一方で現在の子育てに（精神医学的な問題をもふくめて）むずかしさをもたらしてもいる。

3　現代日本の子育て

乳児死亡率の激減

　まず、時代変化を大づかみにたどるため、いくつか統計をみてみよう。
　★29は新生児・乳児の死亡率の推移である。次に乳幼児・児童の殺人被害数の推移を★30に示す（絶対数が少ないため、率ではなく実数）。長いタイムスパンで眺めて一目でわかるのは、病死（自然死）はもちろんのこと、犯

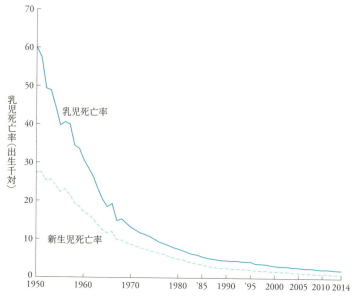

★29　新生児・乳児の死亡率の推移

厚生労働省「平成26年我が国の人口動態」より

罪の犠牲となる子どもたちも、生活難や育児困難からの嬰児殺も総体として激減している事実である。現代ほど子どものいのちが護られている時代と社会はない。

★30　子どもの殺人被害の推移

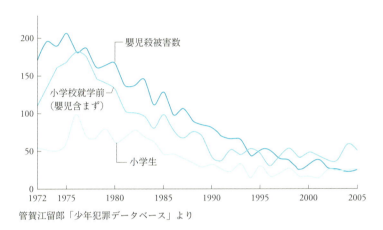

管賀江留郎「少年犯罪データベース」より

★31　少年殺人の推移

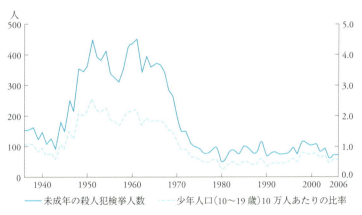

管賀江留郎「少年犯罪データベース」より

少年殺人も激減

逆に少年非行・少年犯罪として殺人加害者になる子どものほうはどうだろうか。激しい攻撃的・破壊的な行動に走る子どもである。その推移を、★31に示す。

子どもが加害に走る少年殺人も激減して、現在は戦前戦後を通じて最低の水準にある。殺人だけではなく、その他の凶悪少年犯罪も足並みをそろえて激減しており、現在ほど子どもたちが激しい暴力性や攻撃性を示さず、穏やかに育っている時代と社会はない。子どもたちの非行は著しく軽減している。高度成長を経て社会が安定し豊かになったこともあずかっていようが（成人殺人もずっとゆるやかながら、やはり減少している）、何よりも子育てが手厚くなったことがあずかっている。

これらのデータは、ひろく全体をみるかぎり、現代日本の子育ては大多数の子どもたちを安全に健やかに穏やかに育てあげている事実を示している。これに目を向けず、実際には激減している子どもの「犯罪被害」「犯罪加害」「虐待死」等を材料に子育ての危機をあおるのは誤っている。にもかかわらず、ともすれば過敏で過剰な危機意識が社会にひろがるところに、現代の子育てが強いられる困難のありようがみてとれる。

戦後の子育て──母子関係の強まりと教育志向

戦後、60年代の高度経済成長によって生活的・経済的なゆとりが生まれはじめたとき、日本の親たちの大多数はそれを何よりも子どもに注いだ。子育ては親が担うべき「私的な営み」という子育て観が一般化していたうえ、戦争という最大規模の公的事業によって辛酸をなめた親世代は、私的な生活再建に賭けたともいえる。

民法改正により父親が扶養の義務を負う家長制は廃され、戦後復興と高度成長のための社会労働に励む父親に代わり、子どもの扶養はもっぱら母親の手にゆだられるようになった。母子間の強い情愛的な「関係の意識」が、経済的な向上とあいまって子育てを濃やかで手厚いものにしていった。

また、戦後の教育改革で中学校が義務教育化され、15歳まで全員が被

扶養者（つまり、子ども）とされる社会になった。子ども期間が延長したのである。

さらに工業が基幹産業となるにつれ、より高いアカデミックスキルが人びとに求められ、高校が次々新設された（戦前は一部のエリートだけが高校に進み、高校数も限られていた）。高度成長の担い手だった都市の勤労者（サラリーマン）たちには、子どもに遺すべき資産も継がすべき家業も伝えるべき職業技術もなく、親としてわが子に与えられるものは「学歴」しかなかった。ここにおいて、ほとんどの家庭において、子育てと教育とが緊密にリンクするようになったのである。

子育てが手厚くなったうえ、教育と強くリンクしたことで、養育には物心ともども高いコストを要するようになった。そのため、多産多子は不可能になった。少数の子を手をかけて育てあげるのが子育ての一般的コンセプトとなり、高度成長の完成期、70年代初頭から出生率は低下に向かい、このときから少子化がはじまる。

70年代以降の子育て──児童精神医学の転換点

このように戦後社会の親たちは子育てにエネルギーを注いで、子どもたちを手厚く護り育てるようになった。それが先の★29、★30、★31にみられる結果をもたらしたのである。社会全体として子育てがレベルアップしたわけで、これは好ましいことである。しかし、それが逆に子育てに困難感をもたらすようになった。全体がレベルアップして子育ての平均点が高くなったため、合格ライン（社会的な要求水準）も上がってしまったからである。

> 高度成長期の60年代、産業構造の変化とともに人びとの生活スタイルが変わっていくなかで「家庭機能の低下」「親子関係の希薄化」が進んでいるという危惧が識者によってしばしば語られた。これは実際に進んでいる事態とは逆さまの誤った認識だったけれども、ひとつには子育てにおける家族や親子関係の役割が強く意識されるようになったこと、もうひとつには子育ての合格ラインが上がったこと、そこから出てきた言説だった。

高度経済成長の完成期、70年代には国民の大多数が中流意識──自分

たちは人並みの暮らしができているという意識——をともにするいわゆる「一億総中流社会」が生まれ、さらに80年代には第三次産業（消費産業）が基幹産業となる高度消費社会に入った。

　すでに触れたように70年代は児童精神医学の転換点となった。社会変化と子育てのあり方が大きく変わっていく境目だったからである。この変化を、295頁に示した日本の子育ての3つの特徴（A）、（B）、（C）からみてみよう。

近隣共同体の消滅

　第一に（A）と（B）、すなわち子育ては親が担う私的（非社会的）な営みという色彩や共同社会からの独立性は、この時期どう変化しただろうか。

　60年代まではまだ、近隣共同体的な近所づきあいが庶民の暮らしの一部をなし、隣近所は顔見知りで互いの家族構成、職業なども知りあっている仲がふつうだった。子育てもその近隣的な相互交流のなかにおかれ、子どもたちは地域で自然発生的な異年齢集団をつくり出して（ともに遊んだりけんかをしたり）社会体験を積む場としていた。子育ては親が担うもの、私的な営みという意識が高まっていたとはいえ、いまだ経済発展の途上で、近隣同士の相互扶助的な支えあいなくしては暮らしが立ちがたかったからである。あるいは、このネットワークの存在が、高度成長を裏で支えていたのかもしれない。

　しかし70年代、高度成長が完成期に達し、めいめいの暮らしが豊か（一億総中流）になれば、隣保的な相互扶助の必要性は下がる。その一方、近代化した豊かな社会になるほど、人びとの個人意識は強まる。自分たちは自由な個人だという意識である。さらに個々人の欲望や欲求を高めることで発展する消費産業が社会の中心となっていけば、その個人意識、「私」の意識はいっそう拡大（ときには肥大）する。この意識変化によって、近隣づきあいはむしろ煩わしいもの、共同社会は私的な生活を侵害するものとすら感じられるようになったのである。こうして近隣共同体的なネットワークはまず都市部から崩れて（たとえば表札を出さない家の増加）、少子化も

あいまって子どもたちの異年齢集団もコミュニティから消えた。

子育ては親の私的な営みに

この変化は、子育てにおける（A）と（B）の特徴を非常に強めた。子育てから「社会の公共的・共同的な営み」の側面がそぎ落ち、すっかりそれぞれの親の私的な営みとなったからである。そのため、子育ての自由性がとても高くなった。親たちはそれぞれわが子に思いのたけを注ぎ込んで、親密な親子関係の形成とそれを介した丹精を込めた子育てができるようになった。これは子育てを濃密にしたといえるけれども、反面、子育てをすべて親の肩にかかるものとし、また共同社会から孤立しがちなものとしたともいえる。これは、なんらかの事情で親の力が落ちれば、その子育ては一気に劣化するようになったことを意味する（第15章参照）。

　こうした現代の子育ての特徴を象徴する例をいくつか示す。
（1）公共の場でよその子どもの不行儀を叱ったり注意するおとながみられなくなった。しつけは親の私的な専権事項となり、他人が介入しにくくなったのである。他方、近隣の公園や保育園で遊び戯れる子どもたちの声を迷惑な騒音と感じるおとなが増えた。「遊ぶ子供の声聞けば　我が身さえこそ動がるれ」（「梁塵秘抄」）という感性の喪失。これらの現象は、子どもを「社会のもの」（自分たちのもの）とする公共感覚の薄れを示している。
（2）少年犯罪など子どもが大きな逸脱を起こしたとき、本人へはもとより親への責任追及やバッシングが目立つようになった。昔は、非行や少年犯罪に対して「社会が悪い」「社会の責任」とする論調がみられたが、現在はみられない。子どもの逸脱行動に対して、社会（自分たち）は純然たる被害者のスタンスをとるようになった。少年犯罪厳罰化への志向も、このスタンスとつながっている。
（3）読み方がわからない子どもの名がめずらしくなくなった。子育てはわが子への名づけにはじまるが、その自由性（恣意性）がとても高くなったのである。本来、名前とは社会のなかで個人をアイデンティファイして社会とつながるためのコードで、社会的なものなのだけれども、自分たちだけのモチーフによるきわめて私的な命名をする親が増えた。
（4）育て手を失った子を引き受けて育てる里親制度が戦後つくられた。しかし、里親登録数はピークの1963年で1万9275所帯だったのが、75年1万230所帯、85年8659所帯と高度成長の達成期以降減少をたどり、現在、厚労省が里親制度の推進を図っているにもかかわらず2010年で7669所帯と、63年の半分にも満たなくなっている。
　他方、「どうしても自分の子」が生みたいという願望とそれに応える生殖医療の発展がみられる。「育てるなら自分の子」と、ここにも子育ての「私」化の強まりがみられる。

教育のストレス増加

第二に（C）の教育とのリンクはどう変化したろうか。

高度成長時代は子育てと教育とのリンクは矛盾なくシンクロナイズできていた。工業化が進む社会では学校で身につけるアカデミックスキルや集団規律や勤勉性はそのまま卒業後の生産労働に結びついた。この時代、親にも子どもにも学校へ行くこと、学業に励むことのたいせつさは自明だった。総じて子どもたちの学業意欲も高かった（278頁★28参照）。近隣共同体的なつながりが生きていた時代には小・中学校も学区のコミュニティに根をおろすことができ、わが子の教育を託すたいせつな場として学校は親たちから尊重されていた。

しかし、70年代を過ぎ、80年代に入るとこのリンクがむずかしくなる。第三次産業（消費産業）が中心となるにつれて、学校で学ぶアカデミックスキルや集団規律が労働に直結しにくくなったからである。高校進学率が90%を超えれば（1974年）、高卒の資格価値も下がる。学業の価値や意義がゆらいできたのである。こつこつ努力することを価値とする勤勉の倫理も消えた。これらを背景に（もともと勉強が得意な上位層を除いては）子どもたちの学業意欲は下がり、総じて子どもたちの学校生活へのストレス感が増大している。

　　マジョリティにとっての学業意義の低下、勤勉倫理の薄れ、学校生活へのストレス感の増大。「学級崩壊」や「いじめ」が多発しはじめたバックグラウンドにはこうした変化がある（第16章-7・13参照）。

社会化を担う公教育に個人化が要求される

子育ての個人化、「私」化が進むなかで、親たちはわが子への思いにもとづいた教育サービスを公教育に求めるようになった。めいめいの親ごとの期待にかなった教育、子ども一人ひとりの個性にあった教育をという、いわば学校教育の「個人化」への欲求が出てきたのである（とりわけ80年代から90年代、この要求と、それを背景とする学校批判が盛り上がった）。

けれども、社会的に共有されるべき知識・技能・規範を教えたり、集団

的な共同体験を与えることで子どもたちを社会的存在（社会人）へと導くこと、すなわち「社会化」が公教育制度の大きな役割である。その役割と親たちの要求との間には矛盾があった。それに加え、近隣共同体の消滅とともに学校と家庭との親和的なつながりも薄れ、こうして、子育てと教育とのシンクロナイズがむずかしいものとなった。

　とはいえ、現代社会では子どもたちが日々社会的な経験を重ねられる場は学校のほかにほとんどなく、こうした矛盾と困難を抱えつつ子育てと学校教育とはリンクを続けている。

＊

　現代日本の子育ては全体的に手厚い高いレベルのものとなっていて、いくつかの統計で示したように、よいところがたくさんある。しかし、すべてよしとはいかず問題点もひそむ。ときにそこから大きな困難や失調が生じる。以下にそれをみていきたい。

　大きく分ければ、その子育てのレベルの高さ、その手厚さが、いわば副作用的にもたらすものが第一のグループをなしている。その逆に、現代の一般的な子育てのレベルの高さ、手厚さに届かないため、社会的なマイノリティを強いられ、そこで生じるものが第二のグループをなしている。

第14章
子育て困難の第一グループ

　第一のグループから考えてみよう。レベルアップした現代の子育てが、一方で生み出す問題である。

　295頁に示した（A）**親が育てるという意識の強まり**と、（B）**共同社会からの独立性の強まり**の結果、文字どおり「家族水いらず」の関係世界がつくり出され、距離の縮まった親密な親子関係が生まれやすくなった（たとえば「友だち親子」）。

　しかし、人間のこころ模様は複雑で、それが親密というよりは密着的でどこか拘束的な親子関係に傾く場合も起きる。子育てには、放っておくこと、放っておかれることも必要。これは親子のどちらからというよりも相互作用的にそうなってしまうことが多い。子育ての自由性が高くなったぶん、個々の親の個人的な思いや、わが子への期待や願いが養育に注ぎ込まれる度合いが強まった。これは子育てを手厚いものにする反面、微妙なかたよりがはらまれる可能性も生んだ。

　家族間の「思いやりや気づかい」と「おしつけや干渉」との境目は微妙で線が引けないけれども、後者に傾くほど拘束性を帯びた関係が生じて、生きづらさが出てくる。いっそ思いやりも気づかいもない関係だったならば、子どもが反抗して家を飛び出すといった一種の「打開」があるけれど、そうではないところに別のむずかしさがある。

　こうした微妙な問題が、精神医学的失調として臨床化するケースがあらわれる。とりわけ、以上に述べた子育ての変化を背景に70年代終わりから80年代に入って目立ってきて、社会問題ともなった心理失調の典型例をいくつかあげることができる。

1　家庭内暴力〜ひきこもり

密着をめぐる暴力——抜け出しにくい罠

　子どもからの親への暴力が「家庭内暴力」の呼称で1980年代に大きな社会問題となった。思春期にあらわれるが、その特徴は、60年代までにみられた世代間の価値観の対立や親という権威への「反抗」としての暴力ではなく、密着化した親子関係から身をもぎ離そうとする暴力の色合いが強いことである。おとなになるための家族からの心理的な独立という発達的な課題がひそんでいる。

　それによって身をもぎ離せれば（心理的独立ができれば）成功だけれど、なかなかそうはいかない。その密着化は親から子に生じているだけではなく、子どものほうも親への強い密着や依存をもっているためである。このため、もぎ離すためのはずだった暴力が、いつのまにか力によって親を拘束して密着的な関係をむしろ強めるものと化してしまう。親と分離しきれない密着性が、親を文字どおり「自分の手足」のごとく頤使（思いのままに人を使うこと）する行動となってあらわれる、など。

　親の側も子どもの暴力に苦しみながらもわが子との密着的なつながりを抜けられず、突き放したり逃げ出したりがなかなかできない。こうした相互構造をもつため、家庭内暴力はいったんはじまると罠にはまったように抜け出しがむずかしい。親にとってはもちろん、本人にもけっして居心地のよい密着関係ではないのだけれども。

　暴力というと激しい攻撃性を思わせるけれども、この子どもたちは根っから攻撃的・暴力的なわけではなく、親との間だけで暴力が突出する。凶悪少年犯罪激減にみるごとく（297頁★31参照）、高度成長期以降に出生して、ていねいに育てられ、穏やかに育つようになったその世代からの特異な暴力だったのである。

非暴力化してひきこもりへ

　実際、80年代当初には家族への激しい暴力のかたちであらわれたこの

失調は、時代が進むにつれて暴力性は減って、かわりに家族と顔をあわせるのを避けて自室に閉じこもるというかたちのものに移っていった。密着性から身をもぎ離そうとするもがきが、非暴力的な方法に移ったぶん「進化」したといえるかもしれない。むろん、暴力がみられるケースも消えたわけではないが、現在では「家庭内暴力domestic violence」の言葉は、子どもから親への暴力ではなく、もっぱら配偶者間の暴力や親から子への暴力を指す呼称に変わっている。

しかし、かえって問題が「遷延化」しやすくなったともいえる。家族とのコンタクトを回避するだけでは心理的に独立したとはいえず、むしろ逆に、（極端な比喩を使えば）子宮内の胎児が完全に母胎に依存するように、親にすっかり依存した生活を抜け出せなくなるからである（日々自室の前へ食事を運ばせるなど）。

のちに「ひきこもり」と名づけられたこの現象は、こうした「家の中での家族とのかかわりの回避」として自室にこもる行動としてまずあらわれた。しかし、90年代から2000年代、「ひきこもり」が社会問題としてクローズアップされたときには、不登校とのつながりが注目されたように、「家の外での社会的なかかわりの回避」として家にとじこもる行動という色彩が濃いものへと変化していた。これが「社会的ひきこもり」である。

2　摂食障害

女性性拒否から家族葛藤の反応へ

「摂食障害」は昔は非常にまれな病気だったが、70年代後半から散見されはじめ、80年代にはありふれた病気になった。急増したのは、病気のあり方に変化が生じたためである。

昔の古典的な摂食障害は、上層階層の家庭に育って近代的な自意識（個人意識）をいちはやくシャープに抱くようになった知的に高く有能な思春期女性が、一方で上層階層にときとして根強く残っていた伝統的な男権文化との間で矛盾を強いられ、それが徹底した拒食をもたらすものが典型

だった。

　自分が女性ゆえに有能性の発揮や自己実現が阻まれているという怒りと無力感、男権的な家族状況に甘んじている母親へのネガティブな感情などがそこにはあった。自分のからだが女性に向かって成熟するのを、食べないことで拒み抜こうとする心理（女性性拒否、陰性母性像、成熟拒否）が、その症状の奥にうかがわれるのが通例だった。むろん、こうした諸条件がそろうケースは限られているため、数としては非常に少なかった。

　80年代からの摂食障害は、心理密度を増した家族関係のなかで生じる微妙な葛藤や軋轢（あつれき）への反応としてあらわれてきた。やはり女子に多いが、古典的なそれとはちがって男子にもみられるようになった。家族が日々顔をあわせて行為をともにする場は食卓である。家族間の微妙な緊張関係が食卓の空気にあらわれ、それを鋭敏にキャッチする思春期の子どもに摂食障害がはじまるケースが多い。そこで食べる食べないをめぐって食卓の緊張が増幅され、悪循環が起きる。

自己不全感克服の努力

　家族間の葛藤や軋轢だけではない。本人自身もなんらかの自己不全感を抱えていて、それが家族葛藤ともつれあっている。どんな自己不全感かは各人各様である。その拒食は、古典的な摂食障害にみられた女性性拒否とは逆で、細いウェストやスリムなボディラインなど女性らしい肢体に向かって自分のからだをコントロールしようとするものである。ダイエットによる自己身体の管理を貫くことで自己不全感を克服しようという努力に、現代における拒食の本質がある。

　それによってうまく克服できたケースは医師の前にはあらわれないだろう。しかし、実際にはむずかしい。自己不全感の本源は身体の形状にあるわけではないのだから。そのため、目標の体形に達しても「これでよし」という達成感や充足感は長続きせず、むしろ、また元に戻ってしまう不安に脅かされる。さらにひたすらダイエットを続けることでしか不全感のカバーができない。

結果として極端なダイエットによる半飢餓状態が生じ、それが二次的な心身の失調（抑うつ、いらだち、焦燥感、身体イメージのゆがみ、身体感覚の混乱など）や、リバウンドとしてコントロールのきかない過食や過食後の嘔吐をもたらし、すっかりこんがらがった状態におちいる場合が少なくない。本来そこにたいせつな意味がある食事の安心や充足や歓びが失われる。自己不全感がいっそう募るし、家族関係もよけいもつれてしまう。

3　問題の背景

距離が近くなったゆえの問題
　家族間の距離の縮まりは、濃やかな親密性や情愛的なつながりを育む反面、いわばその副作用として、家族間の心理的な葛藤も増幅させやすい。関係が強いからこそ、もつれやこじれが起きるときには起きてしまう。子育ての独立によって共同社会とのつながりが薄くなり、ともすれば家族という密室的な関係世界の内に閉じやすいことも、これに大きくあずかっている。
　一般に暮らし向きが豊かになれば、そのぶん一人ひとりの欲求（願望）もふくらむ。めいめいがより「個人」化していくといってもよい。ふくらんだ個人同士の欲求がときに互いの間に摩擦を生み出す。親が子に願う（求める）もの、子どもが親に願う（求める）ものとの間で微妙な齟齬や摩擦が生じ、関係の濃さのなかでそれが煮つまるのである。もちろん、家族間に葛藤がまったく起きないなんてことはありえないし、子どもの成長とともに親子間に対立が生じるのはあたり前。その葛藤や対立こそが、成長の糧である。
　問題は、それらの葛藤を葛藤として、対立を対立して、ときには衝突しあい波風も立てつつ子どもが成長の糧としていくことが、濃くなったぶんデリケートになった現代家族の心理関係ではむずかしくなったことである。親密的で心理的距離も近いのに（近いゆえに）、こころをオープンに開きあったり、ぶつけあうことが、かえってできなくなっている面がある（距

離が近いゆえに疎隔するという現代家族のパラドックス)。

　もめごとなく平穏な日々にみえていながら、小さな亀裂が少しずつ進んで、あるとき子どもの心理失調となってあらわれる。その典型パターンが、先にあげたような例である。

根っこにあるのは社会化のむずかしさ
　しかし、以上の家族状況（A）だけがこれらの失調を生む負荷条件ではない。多くの場合、子育てと共同社会とのつながりが薄れたこと（B）と、教育とのリンクがむずかしくなったこと（C）、このふたつが重なっている。
　個人化、「私」化した子育ては家族間の親密さを強く育む反面、共同社会とのつながりの薄さともあいまって、子どもたちに社会的な対人能力、社会的な状況でのトラブルや葛藤に対処する力を育むことをむずかしくした。近隣共同体が消滅したあとは、子どもに社会的な力を育む役割は「学校」がほとんど全面的に引き受けるようになった。しかし、それには家庭での子育てと学校での教育とのシンクロナイズが必要だけれども、そこもうまくいきにくくなっている。
　「家庭内暴力」が「ひきこもり」へと移行し、その内容も家族間の密着性から離れようとするもがきよりも、「社会的ひきこもり」という言葉があらわすように社会的な体験世界へ入っていくことへの不安や忌避という性質が濃くなった。ここからもわかるとおり、社会化のむずかしさという色彩が、現在の子どもたちの失調には共通している。
　「摂食障害」も同様で、その不全感の根っこには、学校など社会的な場でのうまくいかなさがしばしばひそんでいる。不登校とリンクした摂食障害も少なくない。社会的な人間関係の場を処する不得手さ、傷つきやすさや、それへの不安が、これらの失調の陰に隠れている。

　　この傾向は現代の子どもたちには多かれ少なかれみられるもので、現代の子育ての特徴を考えれば、子どもがこの傾向に向かって育つのは自然かもしれない。しかし、この傾向が嵩じれば、自閉症スペクトラムにおける社会性の障害とは別の意味で「社会化」の困難が生じることになる。

第11章-5において、現代日本における「社会性」には、対人配慮性や協調性の色合いが濃く、公共性（パブリックな意識）の色合いに乏しいと述べた。理由として、
　（1）第三次産業（サービス産業）から生じた価値観と倫理であること、をあげたが以下の2つを付け加えることができる。
　（2）子育てと共同社会とのつながりが弱まり、公共的な社会感覚を、成長のなかでおのずと身につけることがむずかしくなったこと。
　（3）個々人の拡大した個人意識や私的な欲求や感情がぶつかりあうことで生じる摩擦や傷つきを避けあうための対人スキルという性格が濃くなったこと。

4　問題への対処と支援

　「子育て問題」の第一グループ、すなわち子育てのレベルアップが裏目に出た結果生じる現代家族特有の困難は、程度の差はさまざまだが上述の性質を共通させている。それがもたらす子どもの各種の心理失調を網羅的に枚挙するのでなく、家庭内暴力～ひきこもり、摂食障害とで代表させた。底にある背景や問題は同じだからである。
　その解決の一般的なポイントを述べる。これら以外の心理失調に対しても基本は変わらないだろう。

❶家族関係の土台はできている
　現代特有の子育ての手厚さや家族間の距離の近さが、裏目に出てはいるけれども、（手薄さや疎遠さがよいか考えればわかるように）悪くはない家族関係の土台ができていると考えてよい。だから、解決しうるという視点を、家族はもちろん、まわりがもつことが必要。子育ての失敗かのように自責する必要はない。

❷子どもは努力している
　子どもにおいても、打開への試みが裏目に出ているだけで、その行動の底には行きづまりを打開しようしたり独立しようとする努力がひそんでいるという視点を失わないことが必要。

❸症状に占領されないようにする
　病気や障害によって不可抗力的に起きる現象を、医学では「症状」と呼ぶ。家庭内暴力の暴力も摂食障害の拒食・過食・嘔吐も不可抗力性をもっ

た「症状」である。しかし、これらの症状は意志による行動のように映りやすいため、症状をめぐって互いの気持ちがこじれやすい。

　それに加え、暴力はもちろん食行動異常も、身体的なリスクをあわせもつため、たえずそれにさらされたり目の前にする家族にとって多大な不安とストレスをもたらす。そのため、症状の多寡や消長にこころが奪われて、日々の生活意識がついつい子どもの症状中心にならざるをえない。

　とはいえ、どんなに重いケースでも24時間365日、症状で覆い尽くされているわけでない。ただそれ以外にまわりや本人の意識がなかなか向かわなくなっているのである。生活のなかではほかのこともたくさん生じており、そこに回復の芽がひそんでいることも少なくない。日々の生活意識が症状に焦点づけられ、症状に占領されてしまわない（ほかのことに目が向かうようになる）ことがだいじ。意識が症状から離れて、わずかでも気持ちにゆとりが生まれることが回復につながる。

❹長期化させない

　ひきこもり（だけ）の場合は直接の身体リスクがなく、その点で余裕がもてるかもしれない。それがいつしか長期化をもたらし、そのまま成人期に及んでしまうリスクもひそむ。その意味で、ひきこもりを長期化させない努力やバックアップが必要となる。ひきこもり状態を脱するまでには以下の3つのステップを要し、そのどこでつまずいても遷延化を招く。

- 第1ステップ……それなりの事情があるからひきこもるわけだから、まず安心してひきこもれるようになること（無理やり引っぱり出したりあぶり出すことは避ける）。
- 第2ステップ……ひきこもり生活のなかで何ごとかに能動的に取り組む体験を重ねられるようになること（どんなささやかなことでもよい）。
- 第3ステップ……社会のなかになんらかの居場所的な場を見出せること。行きつけの喫茶店のような場所でも、デイケアのような場所でもよい。同じ悩みをもった子ども同士のふれあいも有益だが、家族以外のおとなとふれあう機会が、おとなへと成長していくためにたいせつな意味をもつ。

❺専門家の役割

　以上の取り組みを家族だけで進めるのはむずかしい。互いに巻き込まれているからである。医療機関や相談機関の支援が必要なのはそのためである。もちろん専門家といえども、たちどころに解決できる魔法の鍵をもっているわけではない。

　専門家の役割は何よりも、家族という閉じられた世界の風通しをよくし、視野をひろげたり、社会とのつながりをつくることによって、本人と家族の解決努力を支えるところにある。それに加え、危機介入の必要性に対する判断とその手立てをもっている（状況に応じて家庭訪問をしたり、入院治療につないだり、など）。

❻小さな手助けを

　その子自身の抱えているなんらかの不全感、行きづまり感をどう解決するかという課題に取り組む必要がある。その子その子による個別性の高い課題なのでマスターキーはないが、思春期（青年期）における成長課題と重なっている（第16章-2参照）。もちろん、本人が自力ですべて取り組めればベストとはいえ、なんらかの小さな手助けがあったほうがうまくいく。その小さな手助け手として、専門家が役にたつことがある。

❼試行錯誤を

　社会的な人間関係を自分なりに処する力を伸ばすことがだいじで、まわりから護られながらの試行錯誤を通してその経験をもてる場が必要である。家庭の外に、ゆるやかな社会的なかかわりの場が見出せるとよい。たとえば、たまり場的なデイケアなど。

第 15 章
子育て困難の第二グループ

　第二のグループは、子育てのレベルが現代社会の一般レベルに届いていないために生じる困難である。戦後進んだ育児の平均水準の大きなレベルアップから取り残された、現代水準からいえば「不備な子育て」といってよい。これが深刻な困難を親にも子どもにももたらしている。その端的なあらわれが、現在、「児童虐待 child abuse」として社会問題化している子育ての失調である。重要な問題なのでくわしく述べたい。考えねばならないことは、3つある。

(1) なぜそのような子育ての失調が生じるのか。
(2) その結果どんな問題が生じるのか。
(3) それに対してどうすればよいのか。

　これらについて順に考えていきたい。

1　不備な子育てはなぜ生じるか

子育てというハードワーク
　子育てには手間ひまがかかり、しかも長い月日を要する。その子育てを為しおおすためには、子どもへの「関係の意識」（つながりの意識）が必要だと述べた。これなくしては子育ては不可能。なんらかの事情で、この意識がもてないとき、子育てはうまくできない。しかし、この意識だけでは十分ではない。

乳児は不快が生ずるつど、ときところかまわず激しく泣く。そのつど養育者はそのわけを考え、あれかこれかと手探りしながら不快を取り除いてやらねばならない。これは真夜中だろうと忙しい真っ最中だろうと待ったなしである。ミルクを与えても、おむつを替えても、抱っこしても泣きやまず、いったいこの子はなぜ、と困惑する場合もある。運動能力が伸びなければ心配だけれど、伸びれば伸びたで目が離せなくなる。

　幼児期に入ればしつけがはじまるが、スムーズにいく子ばかりではなく、根気と粘りが求められる。自己形成が進み、いわゆる「我(が)」が出てくれば、すんなりとはいかなくなる。

何より必要なのは「ゆとり」

　これが育児の日々で、関係の意識がもたらす情愛、フロイト的にいえば性愛(エロス)的なつながり、ボウルビィ的にいえばアタッチメント（愛着）の力がそれを支えてくれるとはいえ、この日々をつつがなくこなすには、何よりも「こころのゆとり」がなければならない。

　子育てに深刻な不備や失調が起きるケースに共通しているのは、このゆとりの喪失や剥奪である。だから、子育てになんらかの困難や不備が起きた場合、何より必要なのは養育者が少しでもゆとりをもてるための支援となる。

　　もちろん、いつも余裕しゃくしゃくで子育てができている親はいない。泣きやまぬわが子に「泣きたいのはこっち」という気持ちに駆られたり、イラッとしたり、「もう知らない！」と放っておきたくなったり……。親も生身の人間である以上、そんな瞬間にまったく出会わぬ育児はないだろう。しかし、それが瞬間で済むのは、それに巻き込まれないだけのゆとりをもって育児に向きあっているからである。苦労は多くても、喜びもまた大きくなってくる。
　　しかし、そのゆとりに欠けている場合、粘りづよく試行錯誤して泣きやませることからすでにむずかしくなりやすい。赤子の啼泣(ていきゅう)はアラームなので不快な音質をもち、耳に刺さるところがある（車内で赤子が泣けば思わず顔をしかめる乗客は少なくない）。それに耐えられず、泣きやまぬわが子を、逆効果に決まっているのに（ゆとりが奪われているとは、そういうことだが）思わず叱りつけたり、乱暴にゆさぶってしまったりする。手が出てしまうこともある。こうした事態が進めば、知らず知らず「身体的虐待」へと窓が開く危険が生じる。泣き声に耐えられず、耳をふさぐようにその場を逃がれれば、いつしか「ネグレクト」に窓が開くかもしれない。喜びのない子育てになっていくのである。これからわかると

316

おり、いわゆる「虐待」のはじまる時期は大半が乳児期で、ここにリスクの最大の山がある。

何がゆとりを奪うのか

育児からゆとりを奪う要因、すなわち不備な子育てをもたらすリスクファクターを大きく分ければ、次のものがある。

❶経済困難
❷家族間の不和
❸疾病
❹子どもの障害
❺子育ての不得手さ

統計的にみるかぎり、育児からゆとりを奪い失調をもたらす最大最多の背景は❶の経済困難である。古いデータでは池田由子らが「児童虐待」の家族背景を調べた調査〔1982〕があり、それによれば児童虐待の要因となる家族背景の57.9%までが、❶の「経済的問題」だった〔池田1987〕。

次に多いのが、❷にあたる「家族関係の不和」で全体の49.8%。この調査は複数回答で、両者が重なっている場合も少なくない。その後の新しい調査でも、これらの数字に大きな変わりはなく、❶と❷が極端に不備な子育てをもたらす最大の背景であり続けている。

貧困が社会的孤立をもたらす

高度経済成長による生活の向上が子育ての平均水準をぐっとアップさせた事実を裏返せば、そこからこぼれ落ちたように貧困を抱えた家庭において現代の平均水準を大きく割った子育てがみられてふしぎはない。貧しさは、日々の暮らしから物心ともどもゆとりを奪い、そのしわ寄せがとりわけ手間ひまや細かな気づかいを要する育児にあらわれるからである。

子育ての不備・失調を、親の情愛不足や責任感不足とみなす社会通念はいまだに根強い。それが親非難を生み出すけれども、大きな誤りで、この

問題の解決にとって不毛である。

　戦前から戦後当初の貧しかった時代、現在の水準からみれば不備だらけの子育ては「虐待」が騒がれる今よりもずっと多かった。一部の階層を除いて、多くの親たちは社会労働や家事労働に追われ、子どもにかまういとまに乏しく（ネグレクト？）、手っ取り早く叩いて叱ることもしつけにはありふれたことだった（身体的虐待？）。

　ただ、その時代は社会全体が貧しく、生活難は多かれ少なかれ人びとに共有されていた。貧しさがただちに社会的・心理的な孤立をもたらさず、子育てを支えあう隣保的な相互扶助のネットワークがそれなりに生きていた。現在はそのネットが消えて、貧困は生活難に加えて家族の孤立、子育ての孤立をもたらすようになった。現代社会の貧困の大きな問題は、物質的な貧しさ以上に、何よりも関係の貧しさ、つまり社会的孤立をもたらすものとなったことである。

　　　現行の生活保護制度は物質的には最低限の支援を与えているとしても、関係の貧しさへの支援には手が届いていない。受給者への社会の目は、むしろその孤立化、関係の喪失を深めるものとすらなっている。

家族不和と親の病気

　❷も大きなリスクで、家族不和は子育てへのゆとりを失わせる。家族間のいさかいや感情のこじれほどこころを消耗させるものはないし、育児の協力関係も崩れる。不和の日々が続けば、育児は不安定かつ孤立的なものにおちいらざるをえない。

　❶の経済困難と❷の家族不和とはリンクしやすい。やはり、衣食足りて、ということがあるからである。不和の解消に離婚という選択肢もあるけれども、離婚後には単身で育児をしながら生計を支える困難さが待っている。❶と❷がもつれあったブロークンファミリー（崩壊家庭）、離婚再婚が繰り返され生活の場も転々とし子育ての安定した基盤が得られない家庭も少なくない。

　家族生活を支える物質的基盤が「経済的な安定」で、精神的基盤が「情

緒的なつながり」である。そのどちらが脅かされても、家族（だけ）の営みと化している現代の子育ては危機にさらされる。池田の調査のごとく「経済的問題」、次いで「家族間の不和」が、「児童虐待」の最大の背景要因となるのはこのためである。

これらのほか、割合としては減るが、リスクとなるものに❸の養育者の病気があげられる。身体疾患もゆとりを損なうけれども、とりわけ精神疾患は病気そのものがこころのゆとりを奪う性質をもっている。育児にかぎらず、しなやかにものごとに取り組んだり人とかかわったりする力を下げる。病気の養生と子育てとを両立さるのもむずかしいし、長引く病気が❶の貧困を引き寄せることもある。

子どもの障害と育児不得手

子どもの側にリスク要因がひそむ場合もある。これが❹で、第Ⅱ部で述べたように発達のおくれをもつ子どもは、それゆえの育てにくさ、育児のむずかしさをしばしばもたらす。その困難さが親からゆとりを奪い、それがまたむずかしさを助長する悪循環が生じやすい。

最後に、人間にはだれしも得手不得手があり、大ぜいのなかには子どもの世話が不得手で、上手にこなせない人もいてふしぎはない。若すぎて、育児をはじめ実生活に自立的に向かう力が不足している場合もある。慣れがおそい人もいる。これが❺である。不得手なことがらにはゆとりがもてない。通常は、まわりのだれか子育てに慣れた人の手助けを借りてこなし、こなしていくうちに上手になる。しかし、現代社会の家族環境・育児環境では手助けのないまま子育てに取り組まねばならぬ状況が多くなっている。

世代間連鎖の問題

❺の特異な例に「虐待の世代間連鎖」と呼ばれる現象が知られている。失調的な子育てを受けてきた子どもが成人して親になった場合、今度は自分が失調的な子育てをしてしまうリスクが、そうでない場合にくらべて2〜3割高くなる現象である。自分が育てられてきた不適切な育て方が、知

らず知らず、誤って学習されるためと説明されている。

これを裏づける動物行動学的な知見として、アタッチメントのところで述べたハーロウの実験の続きが知られている（第10章-13参照）。母ザルから離されたまま育った仔ザルは、成長して自分が親ザルになったとき適切な育児行動がとれず、あたかも「虐待」にあたる行動をとってしまったのである。それまでは生得的な本能行動と考えられていた育児が、自分が育てられることを通して学習される社会行動であることを明らかにした研究である。ただ人間の場合は柔軟性が高く、そうしたハンディがあっても7～8割は失調しないことに目を向けるべきだろう。

けれども、連鎖はそれだけでない。経済困難な家庭に生まれた子どもは貧困を脱するにも不利な条件を強いられる。子どもが経済的に自立するためのコスト（たとえば学歴や資格取得のための経費）が増大しているためである。その結果、成人後も貧しさを抜け出せず、❶の要因を強いられやすい。すなわち「貧困の世代間連鎖」である。

＊

もちろん、❶～❺があれば、かならず子育てに不備が生じるわけではない。しかしながら、逆に深刻な子育ての困難や失調が生じたケースをみれば、❶～❺のいずれかがかならず背景に見出される。それもひとつではなく、多くの場合、複数がリンクしている。育児へのこころのゆとりは、負荷が複数重なると一挙に低下するからだろう。

> 育児には「関係の意識」が不可欠である（第13章-1参照）。けれども、子どもができても親にその意識が抱けない場合もときには起きる。望まない出産だったり、配偶者との間が極端に不幸だったりすると、「わが子」という関係の意識がうまく芽ばえないことも人間心理にはありうる。芽ばえた関係の意識が、愛おしさと疎ましさとが混ざりあった複雑なものとなることもある。
> 　これらは当然、子育ての不備や失調のリスクファクターとなる。しかし、多くの場合、「関係の意識」をつくり出す3番目の力（292頁参照）、子どもの側からの愛着に導かれて、しかるべき「関係の意識」が親に育まれていき、子育てはつつがないものとなる。しかし、そこにここで述べた❶～❺が加われば、失調へ傾く可能性が大きくなる。

2　「児童虐待」という概念の誕生

　ひとくちに子育ての不備といっても、程度には広い幅がある。そのなかで、子どもの生存や心身の発達を危うくするほど極端な子育ての失調を、私たちの社会では「児童虐待」と呼ぶようになった。

　子育てはかならずしもたやすいわざではない。うまくいかない子育て、さらには子育ての大きな失調や失敗は、人類がはじまって以来、あり続けてきたに相違ない。けれども、それを「虐待」と名づけ、子どもへの加害ととらえるようになったのは、きわめて真新しいことである。歴史を振り返ってみよう。

（1）米国における「虐待」の発見

ケンプの「battered child syndrome」

　「児童虐待」という概念は、戦後、米国の身体医学から生み出されたものである。

　戦後しばらくした米国で、X線検査など診断技術の向上も手伝い、事故でケガをしたと連れてこられる子どものうちに、医学所見からみるかぎり家族の暴力による外傷としか考えられぬケースがひそむ事実に医師が気づくようになった。小児科医ケンプ Kempe,C はこれを「battered child syndrome；被殴打児症候群」［1962］と名づけて学会でとりあげ、ここから「児童虐待」の臨床と研究がスタートした。子どもが犯罪事件の被害者となることはあるが、まさか親（家族）が加害者とは！

　最初は疑い、事実とわかると憤激のセンセーションが巻き起こった。

> 　50年代末から60年代、米国のホームドラマが日本のテレビでもよく放映された。そこに描かれたリベラルな家族の雰囲気や車や電化製品があたり前の文化生活を、当時の日本人は幾ばくかの憧憬をもって視聴していた。それらのドラマに共通していたのは「愛と理解と責任」でかたく結ばれた家族というゆるぎない美しい家族像だった。これは大戦に勝利して自分たちの理念や価値観に自信と満足とを深め、経済繁栄のさなかにあった米国の人

びとがともにした近代的な市民家族の範型だったろう。

ところがケンプらの「発見」はそれに冷や水を浴びせ、人びとのこころのなかの家族像、ひいては自己像を深く傷つけたのである。それゆえにこそ激しい否定の運動が巻き起こったと考えられる。自分たちだって条件しだいでは子育てに失調するかもしれないという共感性に欠けた、子どもへの犯罪的加害という見方だけの告発色の濃いキャンペーンとなった。1974年に公布された「Child Abuse Prevention and Treatment Act；児童虐待の予防と扱いに関する法令」も、子育てが失調するのをいかに予防するかではなく、起きた失調をいかに見逃さずに摘発するかを主眼とした条文となった。

child abuseの概念へ

ケンプの被殴打児症候群の発見にはじまり、その後、ミルクや食事を与えない、世話をせず放置するなどのネグレクトや、子どもを性対象とする性加害にも目が向けられ、これらをまとめて「child abuse；児童虐待」と総称するようになった。こうした経緯で、「児童虐待」の概念は誕生したのである。

abuseとは、use（使う、扱う）に否定の接頭語のabがついたもので、（子どもへの）「不適切な扱い、誤った扱い」という含意の英語で、日本ではそれを「虐待」と訳した。さらに子どもを罵る、おとしめるなどの行為も「心理的虐待」の名で加えられ、現在、(1) 身体的虐待、(2) ネグレクト、(3) 心理的虐待、(4) 性虐待の4種類に分けるのがふつうになっている。

先進的ではあるが成果はどうか

米国は「虐待先進国」といわれる。この問題にいちはやく目を向けて法律や対処システムの整備をはじめ、国や州をあげ、民間団体も加わって先駆的・積極的に取り組んできているからである。何度も法が改正され、組織的な虐待防止システムがさまざまに構築されて現在に及んでいる。

ただ、それにもかかわらず、これらの努力が実を結んでいるとはいえない。国際比較をすれば、圧倒的な高さの発生率を米国はいまだに抱えたままである（2002年調査で全米で「虐待」が実証された件数は89万6000件、「虐待死」が1400名と、人口比を考えても桁ちがい）。おそらく背後には、米国社会の根深い貧困問題、格差問題が横たわっている。もうひとつは、摘発型の対策で

は失調が生じること自体は未然に防げないためだろう。

> たとえば1993年のユニセフの調査では、年収1万5000ドル未満の世帯での虐待発生率は、子ども1000人に対して11.0人という著しい高さである。それが年収3万ドルを超える世帯では0.7人とぐっと減り、貧困との相関は明白である（星野信也「ユニセフ調査にみる児童虐待と貧困」http://www008.upp.so-net.ne.jp/shshinya/ShukanShahoChildPove）。貧富格差の指標となる相対的貧困率では、米国はメキシコ（28.2%）に次いで世界2位の22.4%だった（2000年）。
>
> これらの数字から疫学的に考えるかぎり、貧困・格差の一定以上の解消をはかる政治的・経済的な施策なくしては、いかなる「先進的」な防止対策も焼け石に水かもしれない。

（2）日本における取り組み

　日本では70年代に入って、米国での研究や取り組みの紹介や、日本ではどうかの調査や研究がなされるようになる。しかしまだ、ごくかぎられた専門家や専門領域内での関心にとどまっていた。「児童虐待」が社会的にクローズアップされたのは90年代である。70年代から少しずつ積み上げられてきたものが形をなしたといえるが、それだけでなく以下の社会背景があった。

　クローズアップされた社会背景
　❶**子どもの権利条約**
　子どもの権利擁護をうたった「子どもの権利条約」に日本も1990年に署名し、「国際家族年」だった94年に批准する。この条約は児童虐待から子どもを護ることを定めている（第19条）。この条約が、虐待問題への社会的関心をひろげるとともに、防止運動の理念的・法制的な強いバックボーンとなった。同時に児童虐待を子どもの人権問題とする取り組みが法律家を中心に活発となり、医学領域、児童福祉領域での活動と合流した。
　❷**被害者としての子ども**
　80年代は、子どもの家庭内暴力、校内暴力が社会問題としてマスメディアで繰り返し報じられ、さらに金属バット両親殺害事件、ホームレス襲撃

事件など、子どもによるおとなへの加害、「加害者としての子ども」に報道が集まった時代だった。80年代は少年殺人をはじめ子どもによる深刻な加害事件は実際には激減していたのだが（297頁★31参照）、減って稀少な現象になるほど、起きれば注目を集めるのだろう。

ところが90年代に入るとメディアの潮目が変わり、一転して「被害者としての子ども」がニューストレンドとなった。実際は90年代には子どもが犯罪被害にあう数は激減している（297頁★30参照）。しかし、学校では「いじめ被害者」としての子ども、家庭では「虐待被害者」としての子どもがクローズアップされて、「虐待死」が大きく報じられるようになった。犯罪報道が「被害者」を報道素材にしはじめた時代だった。親による子ども殺害は70〜80年代よりずっと減っている（★32）。やはりここでも、実際には減って例外現象になるほどセンセーショナルに騒がれるという逆説的事態がみてとれよう。

こうした動きによって、60年代の米国のような虐待防止キャンペーンが張られるようになったのである。

★32　家族内殺人の被害者の推移（被疑者に対する被害者の親族関係）

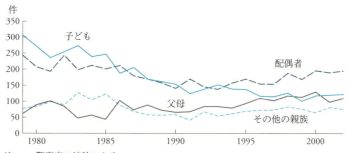

注　1　警察庁の統計による。
　　2　「父母」には、養父母および継父母を、「配偶者」には内縁を、「子ども」には養子および継子をそれぞれ含む。
　　3　刑事責任無能力者の行為であること等の理由により犯罪が成立しないこと、または刑事裁判を行う条件を欠くことが確認された事件を除く。

法務省「平成15年版犯罪白書」より

❸格差社会

　1992年にバブルが崩壊し、グローバル経済の波に翻弄されるまま、それまで「一億総中流社会」と呼ばれていた生活の安定感・非格差感が社会から失われていった。終身雇用制も崩れ、労働者派遣法（1985年）にはじまる正規雇用層／非正規雇用層という労働階層の二極化が90年代に入って急速に進んだ。

　この二極化はそのまま生活格差としてあらわれ、高度成長によって達成された高水準の子育てをそのままキープできる前者の層と、キープするゆとりを失っていく後者の層との間で子育てに大きなレベル差が生じてきた。

　たんに収入格差だけでなく、非正規雇用層では長期的な生活設計・人生設計がむずかしく、見通しをもった子育てができにくい。「男女共同参画」と呼べば聞こえはよくても、望むと望まざるとにかかわらず両親がともに就労せねば子育てを抱えた生活が維持できない賃金水準が一般化して、これも子育てからゆとりを奪いやすくしている。

　こうして、後者の層が強いられる水準に届かない子育て、その極端なケースが「児童虐待」の名でチェックされるようになった。

虐待防止法の成立

　以上を背景に90年代後半から児童相談所への「虐待相談」の件数が増加をはじめる。そして、ここで述べた❶（子どもの権利条約）と❷（被害者としての子ども）の流れによって機運が盛り上がり、2000年に「児童虐待の防止等に関する法律」（虐待防止法）が制定された。米国をモデルにしたものだった。

　（1）児童虐待の禁止、（2）国および自治体に対する児童虐待の早期発見および子どもの保護の義務づけ、（3）児童虐待を見つけた者への通告の義務づけ、（4）虐待が疑われたときの立ち入り調査、（5）虐待をおこなった保護者に対する指導や親権喪失制度の適用、などを定めた法律である。これによって、法制的な裏づけをもった本格的な介入が可能になった。こうして「児童虐待」の言葉が、ごく一般の、だれでも知っているものとなっ

たのである。

　ちなみに戦前にも「虐待防止法」があったが、これは子どもに不当で過酷な労働を強いることを禁ずるのが主眼の法律で、「虐待」の用語もその意味で使われていた。

虐待数増加の理由

　★33は児童相談所への虐待相談件数の推移グラフで、虐待防止法制定以降、上昇の一途にある。ただし、これは相談数のグラフで、すべてが実際に「虐待」とはかぎらない（たとえば2003年に東京都の児童相談所が受理した2481件中、調査して「虐待」とされたのは1694件（68％）だった；「児童虐待の実態」東京都福祉保健局、2005年12月）。虐待相談のおおむね3分の1は事実誤認や別の問題とみてよいだろう。しかし、それを差し引いても増加はまぎれもない。

　2013年（平成25年）の統計では、相談件数は7万3785件。その3分の2の約4万9000件が事実だったと仮定すれば、同年度の14歳以下の子ども人口が約1640万人だから「虐待」の発生率は少なくとも0.29％、子ども1000人に3人の割合となる。

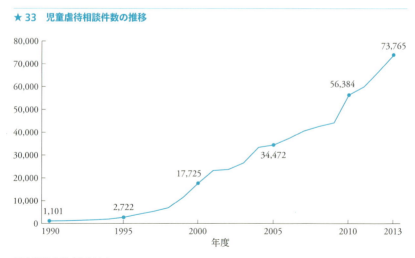

★33　児童虐待相談件数の推移

厚生労働省発表資料より

2013年現在、乳児院、児童養護施設、児童心理治療施設、児童自立支援施設、里親にケアを委託されている者の総数はおよそ3万8000人。同年の未成年人口は約2240万人だから、未成年の0.17％、1000人に2人弱が、「社会的養護」と呼ばれるこれらの福祉的な養育のもとにある（全員が「虐待」を理由とするものではないが）。

　キャンペーンや法の制定による社会的な関心の高まりと、積極的に「発見」しようとするまなざしの強まりとが、★33の図のような急上昇を生み出したと考えられる。それに加え、発見へのまなざしの強まりは、おのずと虐待概念をおしひろげる。以前なら「虐待」とはされなかったレベルの不備や失調も「虐待」にカウントされるようになり、それもグラフを押し上げているだろう。合格ラインに届かぬ育児への人びとの目がだんだん厳しくなっていくのである。

　　発生実数自体も増えている可能性も否定はできない。実数も増えているとすれば、おそらく先に❸としてあげた、貧困化・格差化の社会的進行によっているであろう。
　　関心やまなざしの強まりによるにせよ、概念の拡大によるにせよ、実数も実際に増えているにせよ、それらの複合によるにせよ、二極化によって増加をたどる生活困難層に生じている子育ての失調が、現在、「児童虐待」としてピックアップされるケースの大半を占める事実には変わりない。

なぜうまくいかないのか
　以上が「児童虐待」の概念が社会に行きわたった経緯である。歴史を振り返って気づくのは、子育てにおいて起きる現象にもかかわらず、育児のむずかしさがもたらす不備や失調（それへのケアや支援の必要）という視点に意外なほど欠けていることである。子どもへの加害、子どもへの権利侵害という視点に立った概念で、虐待防止法も親の加害からの「保護」を主眼としている。親への「指導」も条文にあるが、子育て支援ではなく、矯正的指導の色が濃い。

　米国と同じく日本でも、少なくとも全体をみるかぎり、虐待の「防止」に成功しているとはいえないのは★33のとおり。ひとつは、先進社会における貧困・格差という問題が解決されず、子育ての失調をもたらす最大の要因へは手つかずだからだろう。舟底の穴をふさがず水を掻い出している

のに似ている。もうひとつは、これを「虐待」と名づける私たちの姿勢自体が解決をかえってむずかしくしている可能性がある。

それを考えてみたい。

3　虐待防止法制定後

混乱する児童相談所

　子育ての不備や失調には児童相談所が古くからかかわってきた。家出、徘徊、盗み、乱暴などさまざまな問題で児童相談所にやってくる子どもたちのなかには、子育ての大きな不備や失調が背景にうかがわれるケースがまれでなく、「家庭監護の不全」「親子関係の不調」等の呼び名がつけられていた。

　そのようなケースには、家庭調査をし、在宅支援（児童相談所への通所や家庭訪問）によって子どもや家族にかかわって、子育ての不備や親子関係の改善がめざされた。それでも及ばぬ場合、児童養護施設をはじめとする児童福祉施設へ子どものケアをゆだね、施設と連携しながら解決をはかるのがふつうで、これらが児童相談所の日々の仕事のひとつであった。

　当初、虐待防止法は、家庭調査や子どものケアへの児童相談所の権限を強めて上の仕事を円滑にするものと思われた。子どもがさまざまな問題を起こしてからではなく、もっと早い段階からの支援が可能になることも期待された。

　ところがふたが開くと、全体をとらえるかぎり、児童相談所の仕事は著しく困難さを増した。気がつけば児童福祉の現場はほとんど泥沼化していた。次の4つの事態が進んだためである。

泥沼化した原因
❶**キャパシティ不足**
　従来のキャパシティのまま、通告の義務化によって激増した虐待相談に対処せねばならなかった（★33）。法はすべて即刻に調査するよう定めて

いたため、調査に追われ、ほかの業務に手がまわらなくなった。
❷親から離すことを優先
　調査が強く求められる一方で、ていねいな調査がむずかしくなった。相談件数の激増に加え、調査中に万が一にも「虐待死」が起きれば、先の「被害者としての子ども」が焦点化される流れ（323頁の❷）のなかで、「対応のおくれ」を批判されたからである。いじめ自殺が起きれば学校を、虐待死が起きれば児童相談所をバッシングするのが社会の空気になっていた。
　その社会圧力を前に、きめ細かな調査よりも、まず子どもを親から離すことが優先になった。家庭から児童相談所への一時保護、さらに児童養護施設などへの入所が次々図られはじめた。
　たしかに公権力を用いてでも早急に保護すべきケースはある。しかしそれは、この社会で起きている子育ての失調全体のなかでは少数比率のものである。少数を全体のモデルにした施策はうまくいかない。
❸支援から対立図式へ
　養育の不備や失調を「虐待」として扱うアプローチは、親と児童相談所との間を、不信や対立で彩りがちにした。子どもの「保護」を急ぐ児童相談所の事情もそれを助長した。それまでは「親子関係の不調」（親が悪いとか子が悪いとかではなく「関係」がうまくいっていない）という理解のもとに家族支援的にかかわってきたものが、親から子への加害という理解に塗りかえられて、その観点からのかかわりが児童相談所に要求されるようになったからである。
　地域にあって家庭への支援機関だった児童相談所の役割が、あたかも摘発機関になったかに一変してしまった。職員にとってこの変化によるストレスは大きく、仕事量の激増以上に消耗をもたらすようになった。
❹子どもの破壊的行動
　保護が急がれて子どもたちが児童養護施設などへ次々に入所するにつれ、施設は予期しなかった混乱と危機にみまわれた。施設に救い出したはずの子どもたちのうち、少なからぬ者が器物破壊や対職員暴力など破壊的な行動を繰り返したのである。子ども間の暴力も頻発して、親の暴力を理由に

保護した子が施設内で他児の暴力にさらされる事態すら生まれ、それらの対処に追われる日々に施設職員は疲弊していった。

　子育てに大きな不備があり、発達早期から適切なかかわりを得られなかった子どもたちが、怒りや不信、それと表裏一体の愛情への飢え、自己コントロール力の弱さ、自尊感情の低さなどを多かれ少なかれ抱えていても、無理はない（後述）。

　しかし、施設内で自他ともに傷つける破壊的な行動が突出したわけは、それだけでは説明できない。なぜなら、以前からそうした子どもは「家庭監護の不全」「親子関係の不調」などを事由に入所しており、たしかにケアはむずかしかったけれども、ここまでの事態が生じることはなかったからである。次の事情が考えられる。

なぜ破壊的行動をする子が増えたのか
❶共同生活で問題が顕在化

　そうした問題を抱えた子どもの入所比率が急増した。★34は施設等へ委託された理由別の推移で、「虐待」と「放任」（ネグレクト）が急上昇してい

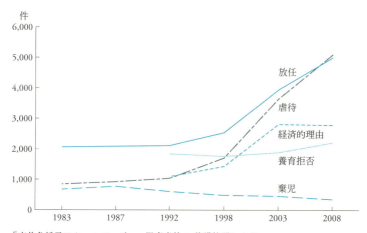

★34　養護施設・乳児院・里子委託の理由別件数

「広井多鶴子のホームページ――児童虐待6　養護施設」より

330

る。「経済的理由」も大きく増え、貧困化の進行もうかがわせる。

　児童養護施設の共同生活では、子ども同士の意識的・無意識的な相互作用の力がきわめて大きい。職員数に比して入所児童数が絶対的に多いためである。同じ問題を抱えた子どもの数が増えれば問題を刺激しあうし、少数のときにはそれなりに抑えられたり表面化せずに潜在していた問題が、人数がある割合を超えると一気に顕在化する。落ち着いていた子どもたちも、それに巻き込まれる。その混乱状況に対して、配置基準で定められた職員の数（防止法制定時には子ども6名に対して1人、交替勤務で実質はさらに手薄。2013年から5.5名に1人）では対処しきれない。

　なお、施設内での子ども間の深刻ないじめや暴力は、昔から潜在的にあり続けていた事実も指摘されている。閉鎖性の高い長期の集団生活と、その生活におけるおとなの手の薄さ（アンダースタッフ）が根っこにあり続けていたためだろう［田嶌 2011］。

❷納得も信頼もないままの入所

　虐待防止法以前は在宅支援で親子関係調整や改善の試みがまず重ねられ、それでもうまくいかないとき、はじめて施設入所が選ばれるのがふつうだった。その支援のプロセスを通して児童相談所の担当スタッフと子どもや親との間になんらかの信頼関係がつくられて、子どもも親も施設入所を歓迎しないまでも「やむをえない」という納得が形成されたうえでの入所が多かった。

　それが、在宅支援のプロセスなしに速やかに入所が決定されるのが通常になった。「子どもの権利」のためのインフォームド・コンセント等の手続きは形式的にととのえられても、実際には納得も信頼もないままの入所が多くなった。この場合、子どもが施設生活を受け入れられず、荒れても無理はない。同じ理由で、親と施設との関係も信頼感の乏しいものになりやすくなった。親からすれば、子どもを「奪われた」体験となるためである。

子育てはすべて親の責任？

　子育ての失調を「加害（＝虐待）」と見るまなざしは現代社会ではじめて生まれたものである。子育てを自分たちの公共的・共同的な営みとする意識が薄れ、個々の親の「私」的な営みとする意識が一般化したためだろう。

　子育てはすべて親の個人責任で、その親の責任を果たさない子育ては「子どもへの加害」とされる。虐待防止法はこのまなざしの具現化といえる。現代社会での子育ての困難と失調は、子どもを社会的存在へと育むことが子育てでありながら、その営みが社会とのつながりや支えをなくしてきたこと、孤立的になったことを大きな背景としている。しかしこの法律は、モデルとした米国の法律と同様、子育ての不調や失調を抱えた親を、社会として支援していく方向性に乏しい。

　以上の問題点を踏まえながら、「子育て困難」の第二グループへの一般的な支援の道を考えてみたい。

4　子育ての失調への家族支援

「虐待」の概念を捨てること

　子育てが大きく失調しているとき、親みずからの力だけで軌道修正や改善をはかるのはむずかしい。子どもを育てるのは、こころがけしだいだけで何とかなるわざではないからである。

　「あなたのしていることは虐待だからやめなさい」とアドバイスされ、「たしかにそうだ」と得心したとしても、それだけでどうにかなるわけではない。意図してそうしているわけではなく、子どもとの相互作用のなかで、そうなってしまう現象だからである。結果的にアドバイスに応えられず、「虐待をやめない親」というネガティブな刻印が自他ともに残るだけで終わりかねない。

　家族を支援して、少しでも改善をはかる第一歩は、まず「虐待」の概念を捨てることである。理由は次頁コラムに述べたが、さらにつけ加えよう。

「虐待」という言葉

　「虐待」の言葉を当事者はどう感じるだろうか。「虐待」とは、子育てのむずかしさからの養育の失調・失敗という視点ではなく、子どもへの一方的な「加害」「権利侵害」という視点から問題をとらえる概念である。このとらえにはかたよりがある。そのうえ、日本語としてどぎつ過ぎまいか。人への支援が成り立つにはなんらかの共感のまなざしが必要だが、この言葉にはそれがない。

　当初の「虐待防止」のキャンペーンは、傷まみれの子どもの写真、骨折のＸ線写真、ときには遺体写真まで公開して「こんなことが許されようか」と訴えるところからはじまった。こうして非道な親（虐待者）のイメージが「虐待」の言葉とともにひろまった。広い世間には鬼のような親もいないとはいえない。子どもの死も残念ながらゼロではない。しかし、育児のむずかしさや、なぜ子育てが失調するかのリスクファクター（317頁の❶〜❺）に目を向けられることなく、この否定的・断罪的な用語が社会に流布されたのは問題解決のためによかったのだろうか。

　親（家族）にとって非難や否定の言葉なのはもちろんながら、子どもにとってどうか。子どもが体験してきた苦しみ悲しみがしっかりキャッチされることはだいじだけれども、その体験を「虐待」と名づけること、あなたの親は「虐待者」であなたは「被虐待児」だとすることが、子どもに救済感を与えたり自尊感情を護るだろうか。むしろ逆で、不遇感・不幸感を募らせるか、被害者性にしがみついて何事にも他責的になるしかなくなるかで、子どもたちの抱えるメンタルな困難さを増幅する役割しか果たさない。それでもあえて児童福祉がこの言葉を選ばねばならない必要性がどこにあるのだろうか。

発達のところで述べてきたように、子育てとは親子間の相互的なプロセスであり、その失調もかならず双方向的な関係から起きている。ところが「虐待」の概念は、それを親から子への「不適切な扱い」「加害」という一方向的な現象ととらえるもので、理解として誤っているからである。
　まわりの目にはどうあれ、しばしば親のいつわりない実感としては（その双方向性によって）子どもにそうさせられている体験となっている。この体験の受動性は、失調的な子育てによくみられる特徴かもしれない。子育てを本当に自分のものにできていないといってもよいか。子育てへの親の真の能動性の回復が、支援のだいじな課題となることが少なくない。しかし「虐待」というとらえ方は、その親から能動性を奪うはたらきしかもたない。

親を責めるより子育てのむずかしさへの共感を
　子育ての失調を抱える多くの親たちは、子どもとのかかわりの不全感、うまくいかなさを抱えて、わが子の育てにくさ、むずかしさに苦労している。わが子でありながら、なぜこんなに思いにまかせないのか。気持ちがどこか届きあわない親子関係。なぜこんなに気持ちが逆撫でされるのだろうか。そして、とかくもちあがる厄介事。そうしたうまくいかなさへの抑えきれない怒り、投げ出したい思い、いらだち、ゆううつ、無力感。その一方で親としてのわが子への深い執着（関係の意識）……。
　こうしたもろもろを抱える親に対して「虐待」の言葉はどう響くだろうか。こんな苦労のうえ、自分はなお責められねばならないのか？　その呼称は、親に無援感や孤立感を与えるか、反発や怒りを与える。やり場がなければ、それがつい子どもに向かってしまい（前者が放棄に、後者が攻撃に）、悪循環をもたらす。
　この子どもたちの育てにくさ、かかわりのむずかしさは、実地にケアにあずかる児童福祉施設のスタッフなら肌で知っている（後述）。それを踏まえることが必要。この子どもたちを育てる親の大変さ、うまくいかなさへの共感なくして、家族援助は成り立たない。育てにくい子になったのも養

育不備のせいで、親みずからが招いたとする見方もあるが、それ自体、育児を一方向的にとらえる見方だし、それをいって解決するわけではない。

わが子をそうしたくて育ててきた親はいない。期せずして、そんな失調的な養育関係ができあがってしまったのである。その背後には、かならず5つのリスクファクターが見つかる（317頁参照）。そして、そのいずれにせよ、親みずからが望んだものではない。

共感だけではうまくいかない理由

以上の理解によって、親へのなんらかの共感的なまなざしが芽ばえたとき、その困難への援助がはじめて成り立つ。子どものむずかしさ、育てにくさを家族と共有し、その解決への協力的支援、つまり言葉の本来の意味で「子育て支援」「家族支援」の道がひらかれる。これが必要不可欠だけれども、しかし、それだけではまだたやすくはいかない。

第一に、子どものむずかしさも大きいからである。問題は双方向的な関係から生じており、親の側の努力だけでは解決できない。次に述べる「子どもへの支援」とセットにならなければ家族支援は実を結ばない。

第二に、親子の心理関係だけの問題ではなく、背景には317頁であげたリスクファクター❶～❺が横たわっているからである。暮らしそのものが困難さを抱えているケースが大半で、それへのソーシャルワーク的な援助、物心ともどもゆとりを少しでも増やす援助が不可欠となる。しばしば社会的な関係の乏しさや不安定さを抱えていることに留意が必要である。

5　子どもへの支援──3つの困難

日本では、失調的な子育てを受けてきた子どもの多くが各種の児童福祉施設でケアされている。以下、実際に子どもたちの生活にあずかる施設のスタッフや教育にかかわる教員を頭において支援の道を考えていきたい。

＊

精神発達の歩み、子どものこころの形成が、養育者との親和的な相互交流や交歓的なかかわりにいかに支えられているかを繰り返し述べてきた。この子どもたちは、それらが過度に乏しかったり、かたよったかたちでしか得られずに育っている。そのため、失調的な養育環境から「保護」さえすれば解決、とはならないむずかしさを抱えている。

　子育ての失調がどの時期からはじまったか、どのくらい続いてきたか、失調の程度や内容はどうだったか、多少とも助けになってくれる人がまわりにいたかどうか、などによってその困難さの程度やあり方には広い幅が出てくるけれど、ここでは基本的な理解を述べたい。この子どもたちの困難さは、3つに整理することができる。

（1）心理的な問題
　護られ愛される体験がきわめて不備で不安定なものであり続けたため生じる心理現象。子どもは自他への不信（基本的信頼の弱さ）、怒りや攻撃感情、一方で愛情への飢えなど心理的・情緒的な困難を深く抱え、それが人とのかかわりをむずかしくしてしまう。この問題は、その子の境遇を知れば「無理もない」とだれしも理解できるけれども、その激しさゆえに受けとめがむずかしい。

（2）PTSD的な問題
　心身の安全が脅かされる体験から、少しでもこころを護る必要があった。そのため、ふつうにはみられない特異なこころのはたらきが生み出されて、それが一見理解しがたい現象としてあらわれる問題。精神医学でいう「PTSD」である。これは養育の極端な不備によって、子どものこころに加えられたものといえる。

（3）発達的な問題
　ふつうなら養育のなかでおのずと与えられて、発達の糧となるかかわりが不足していた。そのため、精神発達上のおくれやアンバランスが生じてしまう問題。杉山が「第四グループの発達障害」と呼んだのは、この問題を指す。これは養育不備によって、子どものこころに与えられなかったも

のといえる。

　これらのため子どもたちはしばしば、（1）無理もないと頭では理解や同情ができてもそのふるまいを受けとめきれず、（2）ふつうにはみられない特異な反応や行動に戸惑わされるかと思えば、（3）この年齢でこんな力も育っていないのかと驚くほど育ちおくれた部分をみせる。これら3つが複雑に絡みあっている。

　以下、項を改めて順番に考えていきたい。

6　心理的な問題がもたらすもの

　「心理的な問題」とは、この子どもたちがどんなこころの世界、体験の世界を生きているかということである。それへの理解が支援に欠かせない。

　当事者が体験を記したものでは、ルナアル Renard, J の『にんじん Poil de Carotte』［1894］がよく知られている。母親との深刻な親子関係不調を子どもがどう体験してきたか、そこをどう生き抜こうとしてきたか、その体験を簡潔鋭利に描いた古典的な作品である。

それはどんな子どもたちか——『にんじん』から

　『にんじん』は、ルナアル30歳の作。自伝的作品でありながら、その叙述に自分史的な物語化や意味づけを与えず、ただ体験風景の一コマ一コマをシャッターで切り取ったスナップ写真のように描き出す独特の構成と表現が選ばれている。その結果、この子どもたちの痛切な、しかし一筋縄ではないこころの世界が直截（ちょくせつ）に切り出され、時代を超えて、その体験への私たちの理解を深めてくれる。

　にんじんの両親、ルピック夫妻のかたく冷え切った関係も素描されている。5つのリスクファクターでいえば、❷の「家族間の不和」が母子関係不調の背後に読みとれる。

　一例をあげれば、こうした子どもたちがペットや小動物に対して、それこそ「虐待」と呼べるような残酷な仕打ちをすることが問題となることが

ある。『にんじん』にも、それが描かれている。

　にんじんは道ばたで見つけた土竜で遊んだ末、殺そうと決意する。空中高く抛り上げて、石の上に落とすのである。脚が折れ、頭が割れ、背中が破れ、最初はすぐ死にそうにみえた。ところが――。

> 例　《すると、驚いた。にんじんは、土竜がどうしても死なないということに気がつく。家の高さよりも高く、天まで届くほど抛り上げても、さっぱり効き目がない。
> 「こね野郎！　死なねえや」
> なるほど、血まみれになった石の上で、土竜はぴくぴく動く。脂肪だらけの腹がこごりのように顫え、その顫え方が、さも生命のある証拠のように見える。
> 「こね野郎！」と、にんじんは躍気になって怒鳴る――「まだ死なねえか」
> 彼はまたそれを拾い上げる。罵倒する。そして、方法を変える。
> 顔を真赤にし、眼に涙を溜め、彼は土竜に唾をひっかける。それから、すぐそばの石の上を目がけて、力まかせに叩きつける。
> それでも、例の不格好な腹は、相変わらず動いている。
> こうして、にんじんが、死にもの狂いになって、叩きつければ叩きつけるほど、土竜は、よけい死なないように見えてくる。》（土竜――『にんじん』岸田國士訳、岩波文庫、43-44頁）

　こうした小動物への「虐待」は、攻撃的・暴力的な扱いを早期から受けてきた子どもが、それを誤学習して愛撫すべき対象へも攻撃的な扱いをしてしまう現象、もしくは自分の受けてきた扱いへの怒りをやり場のないまま弱い小動物へと向けてしまう現象と心理学的には説明される。しかし、この記述からは、そうした説明だけでは尽くせない、破壊感情と悲哀と恐怖とが溶けあったこころ模様が読みとれる。

＊

　成人したルナアルは優れた文学者となり、家庭をもち、やがて故郷の村の村長（彼の父親もかつて村長だった）となった。不幸を乗り越えられたわけで、その理由も作品から見出される。

　すなわち、（1）父親との関係は失調しなかったこと、（2）にんじんには名づけ親がいて、その変わり者の爺さんが目をかけてくれたこと（当時の「名づけ親」の風習がセーフティネットとなった）、（3）子どもが親の支配に従う

のは当然で体罰もあたり前の時代だったこと。逆説的だが、それが過度の不遇感や被害感から護っていた。にんじんは「子どもである」とはそういうものだとして悲しみや苦しみを引き受け、同時にしたたかにしのぐ能動性も失わなかった。そしてついにある日、もう自分は「子どもではない」と母親の支配からの離脱を宣言する。

> 例　《ルピック夫人――にんじんや、あのね、いい子だから水車へ行って、バタを一斤もらってきておくれな。（後略）
> にんじん――いやだよ。》（叛旗（はんき）――『にんじん』231頁）

　心理的な問題として重要なのは、この子どもたちとかかわるなかで、子どもと支援者との間にどんな心理作用が起きるか、という問題である。これを知ることで、支援者は子どもに巻き込まれたり、過度な消耗を避けやすくなる。また、こちらに起きてくる感情を見つめることで子どもへの理解が深まるし、親子関係の不調とはけっして一方的な「加害-被害」の関係でないこともみえてくる。支援者側に生じる心理を以下にあげてみたい。

（1）怒りといらだち

手を差し伸べているのに！
　その育った境遇を知れば深い同情を覚え、できるだけその子の助けになりたいとだれしも思う。ところが、そのように手を差し伸べる気持ちに嘘いつわりはないのに、いつのまにか、その子へのいらだち、怒りすら引き出されている自分に気づく。この子どもたちをケアしているとき、そういう瞬間、そういう場面に少なからず出会う。

> 例　《「そいで、お前さんはそこでなにしてるんだい。膨れっ面をして、眼をぼうっとさせて……？　ははあ、怒られたな。罰にそうしてろってわけか。いいかい、わしゃ、お前さんのお祖母（ばあ）じゃないが、それでも、考えることだきゃ、考えてるよ。わしゃ、不便でならん。家のもんがみんなで、いじめるんだろう」
> にんじんは、ちらりと眼を外らす。そして母親が聞いていないことを確かめる。すると、彼はマリイ・ナネット婆さんに言うのである――

「だからどうしたんだい？　そんなこと、婆さんには関係ないだろう。自分のことだけ心配するがいいや。僕のことは、ほうっといてくれ」》（蚤――『にんじん』135-136頁）

　差し出した同情の手を激しく打たれる。この毒づきにナネット婆さんがどう応じたかは描かれていないけれども、「こんなふうだから！」と同情が怒りに変わってもふしぎはない。
　まわりの常識的な善意や同情と、子どもが耐えんとしている怒りや悲しみや不信、失うまいとする矜持との間には深いギャップがあり、そこからこうした相互反応が生まれる。深刻な親子関係不調を生きてきた子どもと、その子どもを理解し支えようとする者との間には、きっとこのギャップが横たわっている。このギャップはあって当然で、そこが問題ではない。ただ、支援する側にギャップへの自覚がないと双方が傷つく。
　このギャップが根底にあるうえに、さらにいくつかの要素が重なりあっている。5つあげてみる。

怒りが引き出される5つの理由
❶（悪意はないにしても）いわれのない攻撃を受ける
　精神発達とは、感覚を共有し、情動を共有し……という共有の歩みだと述べてきた。発達の早期から養育者からもっぱら「攻撃的な情動」を向けられながら育った子どもの場合、その情動のあり方が共有されて、その子のムードの基調になってしまうことがある。それが状況にかかわりない攻撃的な態度となってあらわれやすい。人をみれば挨拶がわりに罵りの言葉や乱暴なふるまいが「反射的」に出てくるなど。
　口を開くと蛙が飛び出すグリム童話のお姫様のようなもので、別に相手に悪意や敵意があるわけではない。しかし、だからこそ「いわれのない」攻撃で、それに対してこちらにも怒りの反応が反射的に起きてしまう。
❷（ほとんど自然な）試し行為
　人への不信や警戒が根深いため、子どもはいろいろ試してくる。怒らせ

たりいらだたせたりして、この人は安心かどうかを試すのである。出会いの最初、こうしたいわゆる「試し」がしばしばみられる。それも、はっきり意図した「試し」というより、ほとんど自然に出てくる身についたふるまいのため、こちらも乗せられて、つい本気のいらだちや怒りが引き出されてしまう。

❸拙い愛情希求

　愛情や親和的なかかわりへの飢えがある。しかし、しかるべく愛され甘えを受けとめられた体験の不足のため、その愛や甘えの求め方がひどく拙い。際限もない甘えを求めてこちらを疲れさせてしまう。なんとか応えようと努めていても、少し満たされないとそっぽを向いたり、攻撃的になったり、あっさり別の相手に乗り換えるなど、こちらの努力にもかかわらず、恒常的で安定した人間関係の根づきがむずかしい。こちらは徒労感や裏切られ感を覚え、寂しさやいらだち、ときには怒りが出てくる。

　しかし、これは子ども自身が抱いている、愛や甘えを求めつつ満たされないできたこと、安定した親子関係をもてなかったことへの寂しさやいらだち、怒りである。それをまさにこちらが体験していると考えれば、その子の感情世界への理解が深まる。

❹はっきりとした攻撃

　怒りや攻撃をじかに向けられる。❶とはちがい、はっきりこちらに向けられた怒りや攻撃である。子どもが自分の境遇や運命に激しい怒りを抱いているのは当然である。その感情を安心できる相手を選んでぶつけるようになる。ささいなきっかけから（ときにはきっかけもなく）ぶつけてくる。そのように怒りが怒りとして出せるようになったことも、出しても大丈夫という関係がもてるようになったこともよいことである。とはいえ、ぶつけられるのはつらいものだし、また相手から怒りをぶつけられると自分も怒りを引き出されるのが人間の〈こころ〉のしくみである。ぶつける相手がちがうだろうという思いもかすめる。

❺虐待現象の再現

　こう呼ばれる現象をみせる子もいる。これは、養育者との間で体験して

きたネガティブな体験をほかの人との間でも（わざとのように?）引き出す現象をいう。つらかった体験をみずから引き出すふしぎな現象にみえるが、人間はこれまで経験のないことをするのはむずかしい。人との間でポジティブな体験を引き出すには、ポジティブな体験を経験的にたくさんもっていることが必要だけれども、この子どもたちはそれに乏しい。たとえば、怒りを通したかかわりばかり経験してきた子は、（望まずして）相手の怒りを引き出すかかわり方をしてしまうのである。

この感情を親たちも強いられていた

こんなわけで、子どもにかかわっているとき、私たちがいらだちや怒りの気持ちに誘われるのは自然である。子どもをうまく受容できないと自分を責める必要はない。

こういうわけだと知っていて、そのいらだちや怒りにふりまわされなければよい。こちらが子どもたちの前で自分のいらだちや怒りをコントロールできれば、自己コントロールの不得手なこの子どもたちにとってモデルともなる。

それと同時に、こうした怒りやいらだちを、親たちもまた子どもとの間で強いられていたと想像できる。互いの関係がシンプルな職員との間では、むしろわかりやすくあらわれる（わかりやすいぶん、対処もしやすい）これらの現象が、親子という深く微妙な相互関係のなかでは、くぐもった愛憎の綾をはらんで複雑に生起していたにちがいない。こうした視点は、親への理解や支援にもつながるだろう。

しかしながら、言うは易しである。子どもたちのこのふるまいは、ときとして激しく極端で、しかもすぐにはおさまらない。それにかかわる日々のなかでこころをすり減らしたり燃え尽きたりしないためには、ひとりで背負い込まないことがたいせつ。同僚、管理職をはじめ、まわりのスタッフのバックアップやチームとしてのかかわりが求められ、それを通しての子どもの支援体制をつくらないと職員は消耗してしまう。

考えてみれば、この子たちの親は（しばしば社会的にも孤立した生活のなか

で）この子どもをひとりで抱えてきたわけである。大きな失調に至っても無理はなかったかもしれない。

> なお、子どもたちの攻撃的な行動のすべてが、ここに述べた❶～❺とかぎらぬことにも留意。児童福祉施設の人的条件は一般の家庭にくらべて手薄である。おとなの手がまわらない集団生活が子どもたちに強いるストレスやフラストレーションも少なくない。そうした環境条件に起因するトラブルまで「被虐待児ゆえの行動」にしてはいけない。

（2）孤立

自分がなんとかしてやりたい

その子どものケアに力を入れているスタッフが、いつのまにか全体のなかで孤立する現象が起きることがある。

> **例** 担当する太郎くんとの間に少しずつつながりができて、その子の気持ちがよくわかってくる。彼も自分にはどこかなついてくれているような思いがある。
> とはいえ、彼の引き起こすトラブルが絶えず、「太郎くんが！」という報告が毎日のようだ。しかも他児を巻き込むため、施設全体の問題とならざるをえない。そうした状況が続く日々に「なんとかならないか」という空気がスタッフ間にひろがり、「この子はうちではむずかしくはないか。児童相談所に頼んでもっと管理を厳しくできる施設に移してもらったほうが」といった意見もちらほら。
> たしかに太郎くんの厄介さに担当者として心労が絶えないし、この子のむずかしさはだれよりも自分がわかっている。しかし、この子はそれだけではない。トラブルの陰に隠れている美質がちらりとのぞく瞬間があるし、これまでの境遇を考えればその逸脱ぶりもやむをえないところがある。いや、このくらいでよくおさまっていると見るべきなのでは？　そこを汲みながら、手を尽くしていけば、きっとなんとかなる子のはずだ……。

　この理解はまちがってはいないし、私たちがケアしているのは、程度の差はあれ、多かれ少なかれこうした子どもたちである。けれども、自分がなんとかしようと、知らず知らず（母親がわが子を抱きかかえるみたいに）その子どもを抱え込んでしまうのは、燃え尽きにつながる危うい兆候である。
　こうしたときは、他のスタッフとの関係がどこか孤立的になっている。その子がずっと背負ってきた孤立無援さを担当者がともに背負いはじめた

わけで、重要な相互作用が生じているともいえるが、孤立はケアからゆとりを奪うし、視野をせばめる。

キーパーソンをチームで支える

一般に施設ケアは複数スタッフによる共同ケアである。ただ、全員が横並び一線でかかわるのではなく、だれか子どもにとってキーパンソンとなる者が必要である（この人が自分に責任をもってくれているという特定のおとなが決まっていないと、子どもは安心できない）。

しかし、けっしてひとりでは抱えきれない子どもたちである。そのキーパソンを担う者が、子どもを抱えて孤立しないためのチームワークのいかんが鍵となる。

キーパンソンをチームで支え、そのチームを職員集団全体で支え、その職員集団を施設の管理体制が支え、その施設を地域が支える（施設が地域で孤立していないことが不可欠）という二重三重の入れ子構造の保護があって、はじめて子どもたちは護られるのである。

> 家庭的な子育ての重視から、里親や小さなグループホームでのケアが推奨されている。たしかに理想だけれども、発達早期からの深刻な養育失調を抱えてきた子どもたちのケアは、「家庭的」だけではうまくいかない。スタッフが少人数となるグループホームや里親では、チームワーク的な支えあいと二重三重の護りが弱くなり、孤立や消耗からケアが破綻する危険が高まるからである。小規模なだけではかかわりの手厚さは高まらない。一般の家庭よりもずっと手厚い人的条件が用意されないかぎり、理想倒れになるだろう。
>
> たとえば、里親制度が日本よりはるかに定着し整備されている英国でも、2年以上同じ里親のもとにいられない子どもが全体の65％にのぼり、約10％は9か所以上もの里親を転々とするという統計が出ている。ケアが破綻して別の里親にゆだねられ、そこでまた破綻して……が繰り返されている実情がある［川崎他2008］。
>
> 実親、里親、子どもという一種の三角関係、さらに里親の実子との関係も加わって生じる複雑なこころ模様が、問題をこじらせるケースもあろうかと想像できる。

(3) スタッフ間の対立

むずかしいケースほど対立が起きやすい

以上の理由で、この子どもたちのケアは少数で抱えるのでなく、チーム

ワークやおおぜいの連携によってかかわることがたいせつである。しかし、むずかしいケースほど、そのチームのなかで対立が生じたり連携が崩れたりしやすい。同じ子どもに同じ目標をもって協力しあっていても、スタッフめいめいの個性や立場によって視点や考え方にちがいが生じるのは当然である。それらが互いに補いあってハーモニーを生み出すことが理想だけれども、かならずしも理想どおりにいかない。

　とりわけ、子どもの引き起こすトラブルが大きい場合、その対処をめぐってスタッフ間に意見のちがいがあらわれる。めいめいが精一杯でゆとりがもてないことが理由のひとつ。もうひとつの理由は、だれもがただちに一致できる手立てが見つかるくらいなら苦労はないということである。

　これに加えて、子どもとの心理作用によって、まわりの者同士の間に対立が引き出される場合もある。子どものなかには、ある種の対人操作をしてしまう子がいる。『にんじん』にそれが出てくる。

> **例**　にんじんは、老いたお手伝いのオノリイヌを母親が辞めさせたがっているのを察知して、（自分になんの得になるわけでもないのに）ひそかなトリックを用いてオノリイヌに失敗をおかさせて解雇の口実を母親に与える（「鍋」）。寄宿学校へ入ったにんじんは、ある寮生を偏愛していた寮の室長を、寮監をたくみに動かして寮から追放させる（「赤い頬っぺた」）。

　脅威をはらんだ家族関係の渦中で、精一杯の対人操作によって少しでも安全を守ろうとしてきた場合、そのすべが身につく。また、親の強力な操作に支配されざるをえない子どもにとって、ひそかに他人を操ることが、かろうじて自分にも力があることを確かめられる行為となる。

　にんじんの例にみるとおり、その操作は人と人とのつながりを壊す操作となりやすい。建設的な対人操作はむずかしく、対人関係を傷つける操作となるのである。打算ずく計算ずくの操作なら見抜きやすいが、なかば無意識の操作がしばしばで、乗せられてしまう事態が起きうる。

　ときにこういう現象があることも知っていると、無用な対立でチームが混乱することを防ぎやすい。共同ケアの場では、直接子どもにかかわる者

のほか、少し距離をおいて全体で何が起きているか、大局をとらえる役割をする者が必要である。

> この対人操作性が、共同生活のなかで子ども同士の間で発揮され、子ども間に隠微な支配−被支配の関係がつくられるリスクに、何よりも留意が必要。

7　PTSD的な問題がもたらすもの

　PTSD（post traumatic stress disorder）とは、日本語では「心的外傷後ストレス障害」と訳されている。心的外傷といっても、からだがケガをするようにこころが「ケガ」をするわけではない。あくまで比喩。やはり比喩表現として、「失恋してこころが傷つく」などの言い回しが一般になされる。しかし、精神医学的な意味で厳密に使われる「心的外傷」とはそのような「こころの傷つき」（傷心）を指すのではない。以下のようなものを指す。

こころの防御システムが平時でもはたらく
　心身の安全が激しく脅かされる極度のストレスにぶつかりながら、それと闘ったり逃れるすべが奪われた状態におかれたとき、人間のこころにはおよそ、下に述べる3種類の反応が生じる。
　いずれも、その危機からこころを護るための防御システムである。一般には危機が去れば、必要もなくなって反応は消える。しかし、その危機のインパクトがあまりに強かった場合や長期に続いた場合や反復された場合、これらの反応が心身に刻まれて、すでに危機は去っている状況でも出没するようになる。非常事態における緊急避難的な反応なので、それが平穏な日常のなかで起きれば不適応的で混乱的な現象となる。
　精神医学ではこういうものにかぎって「心的外傷後ストレス障害；PTSD」としている。
　この心的外傷によるPTSDの症状は、（1）記憶、（2）覚醒水準、（3）意識、の3つの領域にそれぞれ特異な反応としてあらわれる。以下、順に説明する。

PTSDとは、心身の安全がただ脅かされるのではなく、それへの防御が不可能な状況を条件として生じる現象である。具体的には、戦争、大災害、大事故、凶悪犯罪の被害などがその条件となる。いずれも生存が大きく脅かされながら、個人にはなすすべのない事態である。性犯罪被害でしばしば生じるのは、生存はともかく、身体的侵襲によって人間的尊厳を一方的に壊される出来事だからだろう。

　子育ての過程での親からの攻撃や暴力の反復は、子どもにとって心身の存立を脅かされる事態であり、かつ親に依存せねば生きられない子どもは逃れたり抵抗するすべがない。PTSDがもたらされやすい条件がそろっている。

（1）記憶の領域で起きること

なまなましい感覚記憶がよみがえる

　起きてしまった危機はしかたがないとしても、再発を防ぐ手立てとして、そのときの危機体験を記憶に焼きつけるという反応が起きる。これは私たちのふだんの記憶（意味記憶）とは異なった性質をもつ記憶で、「外傷記憶」と呼ばれる。

　私たちのふだんの記憶は意味を通して記憶される（「事故にあったのは、何月何日で、場所はどこそこの交差点で……」と言語的に頭にメモされる）。この認識的な記憶に対して、外傷記憶はナマの映像や音声がじかに脳裏に焼きつく認知的な記憶である（事故の光景そのものが写真的に頭に焼きつくなど）。

　おそらく乳児期（感覚運動期）において記憶の主力を担っていた感覚記憶（イメージ記憶）と同じものだろう。認識の発達とともにしりぞいていた感覚記憶の力が、非常時に活性化すると考えればよい。感覚記憶のため、生々しい実感性・現実性をもってよみがえる。強烈な記憶でありながら、なかなか言葉での表現はむずかしい（意味記憶ではないため）。言語を絶したところがある（言葉にして対象化できるようになれば、少ししのぎやすくなる）。

　本来これは危機的な体験を記憶に焼きつけ、次からは同じ状況が起きそうな気配をいちはやく事前察知して逃れるための予防メカニズムと考えられる。その状況に類した場面や、その状況につながる刺激に出会うと、それを引き金に記憶が自動的によみがえって警鐘を鳴らすセキュリティシステムである。

> 密林で猛獣に襲われて九死に一生を得た。それ以来、密林を見ただけでその体験が恐怖とともにありありとよみがえるようになった。そのため、うかつに密林に近づけなくなり、猛獣に襲われるリスクはなくなった──。これなら予防の効果を果たす。しかし、数本の樹木を目にしただけでも同様の反応が起きるようになったとすれば、実生活上の困難が生じる。そうなった場合をPTSDと呼ぶのである。

　この記憶は時を経ても薄れず、長く残る。きわめて生々しく体験時の情動と一緒になってよみがえる。セキュリティシステムとして、すぐに薄れてしまっては予防に役だたないし、生々しく恐怖を呼び覚まさねば警鐘にならない。この記憶のセキュリティシステムが過剰にはたらいて、PTSDとして症状化したものに「フラッシュバック」と「回避」がある。

フラッシュバック

　外傷記憶とは危機予防の安全装置だが、予見しても避けられない危機に対しては予防の役にたたないばかりか、記憶だけが強化される。その結果、実際には安全な生活になってからも解除されずにいつまでも残り、鋭敏すぎるアラーム装置がしばしば誤作動するように些細な刺激から昔の体験が生々しくよみがえる現象が起きる。あたかもいま起きているかのような強烈なよみがえりのためパニックが引き起こされる。これが「フラッシュバック」と呼ばれる現象である。

> **例**　太郎くんを水泳練習のためにプールに引率したところ、突然、激しいパニック状態におちいってしまった。やむなく、保健室で休ませたが、すぐにはおさまらなかった。児童相談所の調査記録を読んでみると、折檻でたびたび浴槽に頭から漬けられていたことがわかった。それが外傷記憶になっており、プールの水面が目に入ったとたん、その記憶が誘発されたのである。

　このように引き金となった刺激が推測できる場合もあるが、何が刺激になったのか、まわりにはわからないフラッシュバックが生じる場合も少なくない。理由もなく子どもが急に激しい不安や混乱におちいった場合、フ

ラッシュバックの可能性を考える必要がある。

回避

外傷的な体験にまつわる場面や状況をあらじめ避けるという行動がとられることもあり、これは「回避」と呼ばれている。

> **例** 太郎くんはいつも入浴を嫌がる。お風呂ぎらいなのかとみていたが、浴室のそばを通るのも避けている様子がうかがわれた。後になって、しばしば風呂場で折檻を受けていたことがわかった。

子どもが何かを強く避けたり嫌がったりするとき、この回避がはたらいている場合がある。いやな記憶につながるものを避けるのは（だれでもある程度する）ひとつのこころの護り方ともいえ、またフラッシュバックを未然に防ぐ役目ももっている。しかし、あまりに極端にあらわれたり、さまざまなものが回避の対象になってしまえば、日常生活に支障が生じる。

（2）覚醒水準の領域で起きること

覚醒水準を上下させて危機に対応する

覚醒水準とは、わかりやすくいえば、外界の刺激への感度と反応性の高さのことある。

私たちは適切な覚醒水準を保ちながら外界とかかわっているが、危機状況にみまわれたとき、この覚醒水準を通常レベルよりも一気に高めることで危機に対抗する心身のはたらきが起きる。感度を上げて注意力を高め、反応性も亢進させて、少しでも素早い対処行動をする防御システムである。暴風雨にみまわれたとき、神経を張りつめて、力を総動員して嵐とたたかう態勢にたとえられる。

危機状況に圧倒されてとうてい対抗しきれない場合、逆に覚醒水準を下げることでしのぐという心身のはたらきが起きる。感度を鈍らせ、注意力や現実感を低下させ、反応性も下げ、一種の麻痺状態になって危機をやり

すごそうとする防御システムである。嵐に対して、身を縮め耳目をふさいで、頭上を過ぎ去るのを待つ態勢にたとえられる。

そして嵐が終われば、上昇した覚醒水準であれ、低下した覚醒水準であれ、通常のレベルへと戻る。

覚醒水準が高いままの子、低いままの子

親子関係不調のなかでの危機状況においても、この防御システムがおのずと作動するが、うまくはたらくことは少ない。子どもがたたかうには強すぎる嵐のうえ、過ぎ去ってもまたやってくるからである。そのつど覚醒水準の上昇や下降が繰り返されるうちに嵐の消えた平穏な生活になってからも覚醒水準が過度に高いままの子ども、低いままの子どもが出てくる。

覚醒水準が高いままとなればハイテンションで、過敏、多動や落ち着きのなさ（ADHDを思わせる）、興奮しやすさ、睡眠の障害などが目立つ。低いままとなればテンションが低く、注意力の鈍さ、意欲や活力の乏しさ、ぼんやりさ、不元気、抑うつなどがみられる。このふたつの状態が、ひとりの子どもに入り混じってあらわれる場合も少なくない。

（3）意識の領域で起きること

体験と自分を切り離してしまう

私たちはふつう、自分という意識をもって生きている。この「自分」という意識世界は、通常、一貫した連続性とまとまりをもっている。昨日・今日・明日と日々の生活は移り変わり、そっくり同じ体験は二度とありえないが、それらを体験している自分が自分であり続けていることは変わらない（昨日の自分と今日の自分は別人ではない）。

また、自分が意識世界で体験していることは、まさしくこの自分が体験していることで、その体験世界は、そのつどそのつどのばらばらな世界ではなく、やはり一貫した連続性をもっている（昨日の世界と今日の世界は別世界ではない）。このように「自分」と「体験」とは意識のなかで一貫性と連

続性をもって表裏一体に結びついている。

　心身の安全が極度に脅かされる状況では、その「体験」の過酷さによって「自分」が壊される危機に瀕する。そこで過酷な「体験」から「自分」を防御しようとするこころのシステムがはたらき、本来は表裏一体の「体験」と「自分」とを切り離してしまう反応が起きる。意図的にそうするのではなく、過電流でブレーカーが落ちるようにおのずと防御システムが作動して切り離しの反応が起きる。この切り離しを精神医学では「解離」と呼ぶ。

　これも危機状況での防御反応だけれども、安全な日常生活のなかでも切り離しが起きるようになれば、これはPTSDの症状となる。体験世界のうちの何をどう切り離すかによって、解離はさまざまなあらわれ方をする。

解離のあらわれ方
❶意識そのものの解離
　ひらたい言葉では、「意識がとぶ」とか「うわのそら」と呼ばれる現象である。失神のように意識が失われるわけではない。意識はちゃんと保たれ、見たり聞いたり動いたりしていながら、今している体験から自分の意識がよそにとんでいる精神状態である。

> 　ごく軽いものなら日常でも生じる現象である。退屈な授業中、身は教室にいながら意識はすっかり下校後のデートにとんでいて講義はまったく耳に入っておらず、突然、教師にあてられてハッとわれに返る。これも広い意味では「解離」である。私たちはこういう能力をもっている。これは目の前の体験の刺激が薄いため、意識はほかの世界にとんで、うわのそらになる現象である。

　精神医学的な解離はこれとは逆で、目の前の体験の刺激が強烈で破壊的なために意識がとぶという現象である。先の例では意識はデートの空想世界にとんでいる（空想世界を体験している）が、ここでは意識は完全な空白状態（体験ゼロ）になっている。

> **例** ある日、次郎くんは癇癪まぎれにいきなりこぶしで窓ガラスを割って一騒動もちあがった。スタッフルームに呼んで、「ガラスを割るのは自分にもみんなにも危ないことだから避けようね。腹が立つことがあれば職員に話に来てほしい。そうすれば、一緒に考えることができる」と諄々(じゅんじゅん)とさとしていた。神妙に聞いているかにみえたが、何か手応えがない。「聞いてる?」と強く声をかけると、われに返ったみたいに「うん」とうなずいた。しかし、「どんな話をしていたかいってごらん」と尋ねても答えられない。

　これは解離を起こしていた可能性が高い。失敗のたびに親からの激しい罵倒とそれにともなう体罰を体験して育ってきた次郎くんは、その体験のさなか、それを解離によってしのいできたのだろう。

　職員はけっして叱責したわけではなく、やさしくさとしたのだけれども、「失敗をしておとなを前にする」というシチュエーションの類似が自動的に解離現象を引き出したと考えられる。PTSDにおける解離は、しばしば、こういうかたちで生じる。このような解離現象が、ささいなきっかけで繰り返し起きるようになったものを、精神医学では「解離性障害」と名づけている。

> 　防御反応の解離が悪循環をもたらすことがある。解離のさなかは反応が乏しくなるため、「叱られているのに、まじめに聞こうとしていない」「こんなに懲らしめているのにふてぶてしい」など、いっそう怒りを買うなど。
> 　性的なアビューズの場合、その無反応さが「拒否や抵抗をしなかった、本人も納得(合意)している」といった思い込みや合理づけをもたらしやすい(仮に合意があっても児童への性的アプローチは犯罪だが)。

　意識がとんで「うわのそら」「心ここにあらず」となるこの解離がさらに重いかたちであらわれれば、意識全体が外界からまったく切り離され、刺激への反応も行動もすっかり消え、ボーッと座っているか横になっている意識障害かのような状態におちいることがある。精神医学では「解離性昏迷」と呼んでいる。なんらかの大きなストレスにぶつかった状況で起きるケースが多い。

❷感覚・知覚の解離

　意識全体がとぶのでなく、特定の知覚・感覚だけが「自分」から切り離

されてしまうものである。痛みや触覚を感じない、声が聞こえない、目がみえないなど。感覚・知覚は「体験の窓」だから、耐えがたい体験に対して窓を閉じてしまうような意味がある。

❸運動の解離

特定の身体運動能力だけが「自分」から切り離されてしまうものである。立てない、歩けない、声が出ない、など運動麻痺のかたちであらわれる。現実に対する拒否やギブアップといった意味合いがはらまれていることがある。

❹記憶の解離

体験したことの記憶が「自分」から切り離されてしまうもの。精神医学では「解離性健忘」と呼ぶが、俗にいう「記憶喪失」である。ある特定の記憶だけが抜け落ちるものから、過去すべての生活記憶が抜けて空白になってしまうケース(全生活史健忘)まである。本人にとって受け入れがたい体験、苦痛に満ちた体験の記憶が切り離されるのである。

❺行動の解離

行動が「自分」から切り離される解離もある。理由もなく急に家からいなくなって、2〜3日後、離れた町をうろついているのが見つかり保護されるといったパターンが多い。精神医学では「解離性遁走」と呼んでいる。家出のようにみえるが、目的性をもたず、その間の自分の行動をまったく覚えていない。

「遁走」の名前が与えられているとおり、ストレスのある状況からとりあえず逃げ出すというはたらきをもっている。

❻現実感の解離

意識と体験とはつながっているのだが、体験からリアルな感覚が抜けてしまう解離。何かフィルターごしの体験のようだったり、自分がまさに体験しているという実感がともなわなかったり、ひとごとのように感じられていたりする。「自分」という実感が切り離されることもある(自分が自分でない感じ)。やはり、つらい体験からの保護作用を果たしている。精神医学では「離人」と呼ばれている。

❼人格の解離

　「自分」そのものが複数の別々の人格に切り離される現象で、精神医学では「解離性同一性障害」と呼ばれている。いわゆる「多重人格」である。養育者から性的な侵襲を受けたり、激しい暴力を受けてきた体験との関連性がしばしば指摘されるため、少しくわしく述べる。ひとりの人間のなかに複数の人格が共存していて、それらが交代してあらわれるふしぎな現象だけれど、なぜ発達早期の養育失調によって生じうるのか、次のように説明できる。

　自分を愛し守るはずの養育者から存在を脅かされるという矛盾に満ちた体験は、親への依存欲求と親へのおそれとの間の解きがたい葛藤を子どもに強いる。その葛藤によってこころが引き裂かれないための防御策として、子どもは意識のなかで「自分」を別々の存在に切り離そうとすることがあり、それが解離性同一性障害へとつながる。

　極端な親子関係不調にあっても、親はけっして加害一辺倒ではなく、ときには笑顔もみせるし、まったく世話をしてくれないわけではない。やさしいときもある。そのため、子どものこころのなかで親のイメージが「怖い親」と「よい親」とに分極化する。

　そしてそれに対応するかたちで分極化が「自分」に向かっても起きてくる。たとえば「いま、ひどい目にあっているのは自分ではない。悪い子のBちゃんだ。Bちゃんは悪い子だからこんな目にあってもしかたないし、親はBちゃんには当然のことをしているんだ。いい子のAちゃんが本当の自分で、Aちゃんはいい子だから親はやさしくだいじにしてくれる……」というように。

　こうして幼児期から児童期にかけて「自分」という自意識が形成される道筋で、その「自分」が「良い子のAちゃん」と「悪い子のBちゃん」とに分かれていく。本来の「人格」とは、良いところもあれば悪いところもあるといった矛盾や対立をはらんで全体としてひとりの自分なのだが、それが2種類の別々の人格へと切り離されるのである。

幼児期に「自分」という意識（自意識）が芽ばえ、それが発達とともにまわりとの関係を通してひとまとまりの人格性をもったアイデンティティ（自己同一性）を獲得していくのが定型的な人格形成のプロセスである（「同一性障害」とは、その障害という意味）。
　しかし、人格形成のプロセスが過酷な関係不調にさらされていた場合、その耐えがたい「体験」を自分自身の体験として受けとめることができなくなる。他人（「悪い子のBちゃん」）の体験ととらえることによって、こころを護るしくみが芽ばえることがある。そのしくみを通してアイデンティが形成されれば、自分の多様な側面やさまざまな経験がひとつの人格（自分）へと統合されるかわりに、良い子の「A人格」、悪い子の「B人格」というように複数の「人格」に枝分かれしした自己形成が進められる。それらの「人格」がめいめい一人歩きをはじめるのが、「解離性同一性障害（多重人格）」である。

　「解離性同一性障害」は何人もの多数の交代人格をもつ場合がほとんどである。人格の解離は葛藤を消してくれるためであろう。
　私たちはみなに愛されるよき人でありたいと願う。同時に善意だけでは生きられない、エゴを満足させたいとも願う。両者は矛盾対立した願望のため、葛藤を生む。私たちはそうしたさまざまな葛藤をなんとか折り合わせつつ社会を生きている。
　しかし、小説『ジキルとハイド』（スティーブンソン）のような二重人格になれば、その葛藤は消える。善人ジキルのときは良心だけを満足させればよく、欲望との葛藤は起きない。悪人ハイドのときは欲望だけを追求すればよく、良心との葛藤は起きない。
　「自分」を切り離すしくみが身につくと、大きな葛藤に出会うつど、別々の人格に分かれることで葛藤を消していく方向に向かいやすくなる。たとえば、愛と憎しみとの葛藤が生ずれば、いつも愛に満ちたCさんと憎しみのかたまりのDさんとに人格が分かれる。依存していたい気持ちと自立したい気持ちとの葛藤にぶつかれば、甘えん坊の幼児のEちゃんと独立独歩のFさんとに人格が分かれる。こうしてさまざまな葛藤を避けるために人格がいくつにも多重化されると考えられる。
　こうしたしくみから考えれば、多重人格とは大きな葛藤に引き裂かれないための手立てといえる。深刻な関係不調のなかで過大な葛藤を強いられた者に生じても無理はない。これもひとつの生き方である。
　ただ、日常生活や対人関係の一貫性・連続性が損なわれること、交代人

格のうちに社会的に逸脱した行動に走る人格が含まれていると、トラブルを招くことが問題点である。これをどう折り合わせるかがケアのポイントだろう。

8　PTSDの症状にどうかかわるか

　以上のPTSD的な多様な症状は、基本的には精神医療や心理臨床による専門的な治療にゆだねられるが、もともとはこころを護るためのメカニズムだったものが常態化したり誤作動するようになったものであるため、治癒はかならずしもたやすくない。これは、もともとは身体を護るための免疫反応であるアレルギー疾患が治りにくいのと同じかもしれない。

> 専門家もフラッシュバックの反復や重度の解離性障害などに対して、特効薬的な即効治療をもつわけではない。EMDR（眼球運動による脱感作と再処理）などの心理的な治療技法や、対症的な薬物療法など手立ての工夫は進んできているが万能ではない。ただ、専門家はそれらの現象がどういうものか熟知しているため、慌てず焦らず粘りづよく回復を支えられるのである。

知っているとなぜよいか

　日々の生活的なケアにおいてたいせつなのは、このような現象が起きうることをまず知っていることである。理由はふたつある。

　ひとつは、知っていれば、フラッシュバック、回避、解離などの現象に当惑や混乱をせずに済む。たとえ治療はむずかしくても、その理由や意味が理解できていれば落ち着いてかかわれる。

　もうひとつは、知っていれば誤解を避けられる。具体例をあげれば、以下のような行動がみられたとき、心的外傷の症状である可能性を知らないと対応を誤るおそれがある。たとえば；

＊唐突に騒ぎ出す、急にキレる⇒フラッシュバック
＊あることをいつも逃げて避ける⇒回避
＊やる気がない、ぼんやりしている、不活発⇒覚醒水準低下

＊落ち着きがない、多動、すぐテンションが上がる⇒覚醒水準亢進
＊注意してもうわのそら、だいじな話が心に入っていない⇒意識の解離
＊本人がしたことは明白なのに覚えがないと言い張る⇒意識の解離

　一般にはこうした行動が共同生活の場や教室でみられたとき、注意を与えたり場合によっては叱責したりしなければならないだろう。しかし、もし心的外傷の症状であった場合、不用意な注意や叱責は的はずれなばかりでなく、事態をいっそう悪化させるおそれがある。「ひょっとして？」とその可能性が頭に浮かぶかどうかがだいじ。
　フラッシュバックは、過去の体験につながるなんらかの刺激が引き金になっていることが多いので、とりあえずその場から離して静かな部屋で休ませ、おさまるのを待つ。引き金が推測できた場合は、以後、それを避ける工夫を考える。解離もなんらかの刺激やストレス状況で起きやすいので、何かストレスがひそんでないか探してみる。

地道な生活的ケアこそが最良の治療
　治療の専門家のいない一般の施設や里親では、PTSDの直接的な治療はむずかしいし、その必要もない。が、これは何もできないという意味ではない。直接の治療はしなくても、日々の生活そのものを子どもにとって安心や信頼の深いものにしていけば、症状は減っていくからである。
　PTSDは過去の外傷体験を「必要条件」としているが、それだけで生じるのではない。現在の不幸感・不遇感や目の前の生活ストレスが「負荷条件」となっている場合が少なくない。
　今の生活への充足感や人間関係への安心や信頼が育たないまま、精神医学的・心理学的な治療プログラムに力をいれても、みのりは薄い。地道な生活的なケアを手厚くすることこそが重要で、結局、これが最良の治療といえるかもしれない。

9　発達的な問題がもたらすもの

　子どもは、養育者を軸としたおとなとの密接な交流を成長の糧としている。子どもの側に交流力の不足があれば、どんな発達のおくれやかたよりが生じるかは発達障害のところで詳述した（第Ⅱ部参照）。この交流は相互的・双方向的なものなので、養育をする側にその力不足や不全があっても、発達のおくれやかたよりが生じやすい。

　そのため、発達障害をもつ子どもたちの特徴と重なるところが少なくないが、この子どもたちの発達的な問題を具体的に考えてみたい。子育ての失調が発達のどの時期からはじまったか、どの程度の失調だったかによって、問題の根の深さもちがってくる。第7章で述べた精神発達の道筋をおさらいしながら考えてみよう。

（1）乳児期

　子育ての失調は、乳児期に発生の最大ピークがある。乳児の世話は手間ひまと根気が求められ、しかも待ったなしで、養育者に心身のゆとりが欠けた状況ではつまずきが起きやすいからである。子育てのスタートでつまずくわけで、そのまま悪循環におちいって、いつしか深刻な親子関係の不調が形成されてしまう。

マザリングが極端に不適切だったときに起きること

　乳児の世話（マザリング）は、ミルクを与える、オムツを替えるなど、生存と健康を維持する身体管理だけれども、親はそれだけで済まさず、そのつど愛撫的なかかわりを添えている。こうした世話を介して、子どもは身体的にも情緒的にも（おとなの言葉に翻訳すれば）「自分は護られている、まわりの世界は安心できる」という基本的信頼を心身に根づかせることができる。

　またマザリングによる適切な身体ケアの繰り返しによって、乳児は自分

の身体感覚をおとなが共有している身体感覚に向けて分化させていく。あやされたり睦みあったりする相互交流の積み重ねを通して、喜怒哀楽など情動の分化と共有も進んでいく。これが乳児期である。

　以上の役割を担ったマザリングが極端に不適切にしかなされなかった場合、次のようなおくれやかたよりが生じ、この子どもたちを特徴づけるものとなる。

（1）まわりの世界や人への基本的な信頼感・安心感が育っていない。
（2）身体感覚が十分に分化・統合されていない。
（3）情動も十分に分化・統合されず、情緒的に不安定で混乱しやすい。

　私たちの対人関係力の土台は乳児期につくられるため、この時期の養育不全が極端であった場合は上の（1）～（3）に加え、精神医学では「反応性愛着障害reactive attachment disorder」と呼ばれる深刻な対人関係の形成困難がもたらされる。次のようなものである。

反応性愛着障害とは

　対人関係の発達は、子どものもつ人への接近と交流への深い希求に対して、養育者の側も接近的・交流的に反応することによって進む。その希求力、つまり愛着の力がなんらかの事情で生まれつき弱い子どもだった場合、対人関係の発達におくれやつまずきが生じやすい。それがはっきりあらわれたのが「自閉症スペクトラム」のような発達障害である。

　これに対して、子ども側には愛着的な希求力が相応にあっても、養育者側の接近的・交流的な反応が不全であれば、同様に対人関係の発達におくれやつまずきが起きうる。これが「反応性愛着障害」で、こちらのほうが発達障害よりも複雑でこじれた関係困難となりやすい。

　交流の不全のあり方が混乱的で、養育者のそのつどのコンディションしだいで、ときには適切な反応、ときには攻撃的な反応、ときには無反応等々、不安定で一貫性のない反応にさらされ続けるためだろう。関係の混

乱の度合いが高い。

その結果、生まれ備わっていた愛着の力がゆがめられてしまう。人に愛着的に近づくことへの不安・緊張・警戒が極端に強くなって対人関係の形成が妨げられるものから、相手かまわず（むしろ無警戒に）愛着を求めて近づくけれども接近のしかたが過剰で一方的なため安定した対人関係の形成ができないもの、両者が入り混じったものまで、多岐にわたる。前者は「抑制型」、後者は「脱抑制型」と呼ばれる。

もともと子どもの接近力が弱いところに養育者の反応の不全が重なり、二重の負荷から生じるケースもまれではない。子育てとは親子間の双方向的なかかわりであるからだ。ニワトリが先か卵が先かという悪循環となり、大きな対人関係の困難が生じやすい。

（2）幼児期

トイレット・トレーニングをはじめ「しつけ」のはじまる時期である。この時期も失調があらわれる大きな山となる。しつけも根気と手間ひまがかかり、すぐ思いどおりにいくとはかぎらず、子どもにも「我」が出てくる。そこをこなしていくには、養育者にこころのゆとりが必要だからである。

しかし、乳児期はまったく問題なかったのに、幼児期に入って突然不調になるケースは少ない。しつけは乳児期に育まれた親子の親和的なつながりを土台として進む。その土台が乳児期に十分できていなかったため、この時期に入って失調が顕在化するケースが大半だろう。

しつけを通して意志の力を育む

しつけは直接には身辺自立をめざしてなされるが、精神発達上の意味はそれだけではない。しつけを通して幼児は、（おとなの言葉に翻訳すれば）「自分のまわりにはいろいろな約束やきまりがあり、それはたいせつなものだ」という感覚を身につけはじめる。規範意識の芽ばえである。それとと

もに、社会的な約束やきまりにあわせて自分の衝動や欲求を自力でコントロールする力、すなわち「意志」の力を育む。これらによって、子どもはいよいよ「社会的な存在」として生きはじめるのである。

　しつけが投げやりであれば、当然、意志の力の形成が損なわれる。その逆の厳しすぎる強圧的なしつけも同様。意志とは自分を自力でコントロールする能動的・内発的な力であらねばならないが、強圧的なしつけは外からのコントロールで、子どもの能動性・内発性を奪い、意志の力の発達を妨げるからである。

> ときに誤解されるが、「意志力」と「忍耐力」とはちがう（第8章-10参照）。忍耐力は、衝動・欲求をひたすら抑えたりストレスをこらえる受け身の力である。衝動・欲求をしかるべく満たしたりストレスを乗り越える力にはならない。それに対し意志力は、衝動・欲求を自力で制御したりストレスに立ち向かう能動的な遂行力である。しつけにおいて、両者を混同しないことがだいじ。忍耐の強制は能動性を妨げ、むしろ意志力のそだちを損なう。親はしつけのつもりがいわゆる「虐待」となってしまう事態が生じるのは、しばしば、この誤解からである。

意志の力が育まれないと起きる問題

　意志力形成のおくれ、自己コントロールの力の弱さは、具体的には次のかたちであらわれる。

（1）そのつどの刺激や欲求や衝動を自力で能動的にコントロールできない。外からの刺激や内からの欲求や衝動のままに動かされてしまう。
（2）ものごとをやり抜けない。望んだことですらじっくり取り組めない。驚くほど持続力・遂行力に欠ける。
（3）簡単な約束やルールが（わかっていても）守れない。

　（1）〜（3）は往々にして現象的にはADHDと見まごうふるまいをもたらし、操作的診断ではその基準を満たす場合もめずらしくない。
　この問題は、児童期に入って学校生活がはじまるとはっきりした困難となってあらわれてくる。集団に入れないか、入ればさまざまなトラブルを

起こしてしまうからである。それがどのようなものか以下に述べてみる。

（3）児童期（学校で起きてくる問題）

ルール感覚が育っていない

　学校での社会生活がはじまる時期。社会的・共同的な集団生活が可能になるためには、次の3つが年齢相応に備わっていなければならない。

（1）人への信頼や安心。
（2）約束やルールはたいせつなものという感覚。
（3）自分をコントロールできる意志の力。

　学校をはじめとする共同生活でさまざまトラブルが起きるのは、この子どもたちはしばしばこれらが相応に育っていないためである。
　トラブルのひとつは、まわりのルールや約束から外れやすいことである。自己コントロール力の弱さに加えて、ルールや約束に対するたいせつさの感覚が育っていないためだろう。強圧的な子育てを通して、「約束やルールとは自分を責めたり罰するためにあるもの、自分を苦しめるもの」というネガティブな感覚しか抱けずにきた子が少なくない。
　また、そのつどの親の気持ちのあり方しだいで、同じ行為があるときは許容され、あるときは激しい叱責を呼ぶなど、ルールに一貫性のないかかわりが続いたため、規範意識が根づいていない場合もある。

言葉をだいじにできない

　言語も人間の生み出した社会的なルールだけれども、語彙や文法という意味での言葉は身についていても、「言葉」をだいじにする感覚が育っていない場合も少なくない。

　例　　ある日、三郎くんがこぶしで窓ガラスを割って一騒動もちあがった。スタッフルー

ムに呼んで、「ガラスを割るのは自分にもみんなにも危ないことだから避けようね。腹が立つことがあれば職員に話しに来てほしい」と諄々とさとした。うなずきながら聴いており、終わったあと「いま言ったこと言える？」と確かめればちゃんと復唱もできた。
「よし、これからはそうしようね」「わかった」
ところが翌日、ガラスが割れる音がして駆けつけるとまたしても三郎くんだった。これまでも同様のことが繰り返されており、「三郎には言葉が入らない」「言葉が定着しない」と担当のスタッフは頭を抱える。

　命じられたり追及されたり責められたり、それに対してなんとか言い訳をしたり嘘で逃れたり、もっぱら言葉を、人と「操作」しあう道具としてしか体験してこられなかった子どもがいる。また、とりあえずその場その場をしのぐという言葉の使い方しか身につけてこられなかった場合もある。そうした場合、話したり聴くこと、自分たちの言葉にはおろそかにできないたいせつさがあるという感覚（「言霊」といえばおおげさだが、どこかそれにも通じる感覚）が、もてていないのである。

例　《「たとえ、どんな目に遭おうと、嘘を吐くのはよくない」と、懇ろに、名づけ親のピエル爺さんはいう──「こいつは卑しい欠点だ。それに、なんの役にも立たんだろう。だって、どんなこっても、ひとりでに知れるもんだ」
「そうさ」と、にんじんは答える──「ただ、時間がもうからあ」》（にんじんのアルバム8──『にんじん』248頁）

攻撃的な逸脱の悪循環

　もうひとつの大きなトラブルは、暴力的・攻撃的な言動の突発である。「心理的な問題」（本章-6）であげたように、しばしば怒りや攻撃感情がこころの基底モードとなっている。それは無理からぬことだけれども、問題はそれらをコントロールする力が弱いことである。そのため、ささいなことからも攻撃的な逸脱が生まれてしまうのである。
　これらは次の理由で悪循環をもたらしやすい。

（1）それらの行動を養育者がなんとか矯めようとして、その努力が折檻を

招いたり、お手上げとなって放棄を招いたりする。子どもの「手に負えなさ」への否定的な気持ちが強まり、関係の不調をいっそうのものにしていく。
(2) 関係不調の場である家庭から離れた学校も、子どもに安心の場とならない。学校も、まわりから孤立したり非難や叱責を受ける場となり、安住感がもてない。これは子どものフラストレーションを強め、学校での行動をさらに不適応的なものに追いやりやすい。

　子ども自身、自己不全感や自己否定感を深めている。自己コントロール力の弱さから、学校で求められるさまざまな技能の習得はもとより、友だちと楽しく遊んだりといったこともうまくいかない。そのうえ、規範的な行動を学ぶ場でもある学校で繰り返される逸脱した行動のため、まわりから非難や叱責を受けざるをえないことが続くからである。
　強い自己不全感と自己否定感とから「どうせ自分なんか」と自尊感情が失われれば、不得手なりになんとか自分をコントロールしようとか、ルールを守ろうとする意欲が抱けなくなる。そうなれば大きな悪循環となる。
　自己コントロールの力をいかに育むか。そこがこの子どもたちの大きな課題で、これにはADHDへの支援で述べたケアが参考になるだろう（第12章-5参照）。

知力にみあわない学業不振
　学校でのもうひとつの問題は、知的な能力にみあわない極端な学業不振をみせる子どもたちが少なくないことである。ときには「学習障害」を疑われるほどである（第12章-2参照）。これには次の理由が考えられる。

(1) 落ち着いて学習に取り組める生活条件が与えられてこなかった。そのため学習習慣が定着していないばかりか、何かを能動的に習得しようとする力そのものが育っていない。
(2) おとなが与えてくれるものはよいもの、幸せにつながるものという体

験に乏しかった。だから、勉強を自分にとってよきものとしてとらえられない。「さあ勉強をしよう」といわれても「また何かつらいことを強いられる」と、からだのレベルで拒否反応が出てしまう子もいる。
(3) 基礎学力をつけるには持続的な反復学習が必要だが、それをできる自己コントロール力、すなわち「意志」の力が十分育っていない。40分、50分間の授業にずっと集中することもむずかしい。

　学業不振はこの子どもたちにとても重い問題となる。制度上、中学卒業後も施設に在籍してケアを受けるためには高校進学が必要になるのだが、学力の壁にぶつかる。しかも、こういう子ほど、ほかにも困難を抱えていて、高校年齢、さらにその先に至るまでの長期間のケアを必要としているのである。現代日本で高卒の学歴なしで社会に働き場所を見つけるのはむずかしく、ただでさえ生活条件に恵まれない彼らに、さらに大きなハンディとなる。

(4) 性の問題

　この子どもたちの発達的な問題として「性化行動 sexualized behavior」と呼ばれるものがある。その年齢には不自然かつ不適切な性的色彩を帯びた行動をさしている。よくみられるものには；

*ひとにベタベタする、会話のとき相手のからだにさわる。
*他人の性器やプライベートゾーン（胸、お尻など）にさわる。
*卑猥な言葉、性行為に関する声を出す。
*よく知らないおとなにもすぐ抱きつく。
*テレビや本での性描写を見て、過度に反応する。
*性行為について話す。
*同性にキスしたり身体を触る、触らせるなどセクシャルな接触を求める。

こうした行動が児童期のはじめから、ときには幼児期からみられる。いわゆる「性虐待sexual abuse」を受けた子どもに特徴的な行動とされてきた。しかし、かならずしもそればかりではなく、早期から失調的な養育のなかで育ってきた子どもたち一般にみられる現象であることをよく知っておきたい。

性虐待とインセストタブー
　その前に「性虐待」に触れておこう。子どもが養育されている過程で養育者もしくはその周辺のおとなから性的な侵襲を受けることが、この名で呼ばれている。この問題は複雑微妙なため、少し整理が必要かもしれない。

> 　13歳未満の子どもにおとなが性的なはたらきかけをしたり性行為に及べば、合意のいかん、理由のいかんを問わず、刑法上、明らかな犯罪とされる（強制わいせつ罪、強姦罪）。13歳以上でも、意志に反してなされれば同様である。この際、行為者が赤の他人でも知人でも家族・親族でも親でも法的には区別されない。

　このように法的には単純明快だけれども、家族のなかでは問題は単純ではない。ひとつは実際問題として、密室性の高い家庭内で起き、しかも一方の当事者が子どものため、事実認定や立件がむずかしい。司法的な手立てでは子どもを護りきれない。そこで養育上の問題として児童福祉的な手立てにより子どもを護ろうと、「性虐待」という概念が生まれたといえるかもしれない。
　しかしそれだけでなく、性的侵襲が親をはじめとする近親者によるとき、複雑な心理的・社会的な問題性を帯びる。「インセストタブー」（近親姦の禁忌）に触れるからである。それが、まわりに深い困惑やおそれ、拒絶や嫌悪（あるいは、それゆえの事実否認）をもたらさずにおかない。
　近親姦の禁忌は人類にほぼ普遍的に存在する重いタブーだけれども、なぜ存在するかは諸説あって定まっていない。人間の〈性〉の欲望は深淵で「なんでもあり」なのかもしれない。だからこそ、人間は法やモラルやタブーによって自分たちの〈性〉にさまざまな歯止めをかけているのだが、

それでも踏み外しが起きる。インセストも踏み外しのひとつで、どんな条件がそろったとき踏み外しが起きるかわかれば、予防の手がかりになろうか。

固有の深刻さ

「インセスト」の概念が成り立つためには、前提として「家族」の概念が必要である。裏返せば、インセストがかたく禁じられているのは、それが家族という関係の構造やつながり、そのこころの世界を内部から破壊するものだからかもしれない。この行為が子どものこころにどれほど禍根を残すかが、その破壊性を明らかにしている。通常の「性犯罪」とは別の固有の深刻さをもつのは、こうした破壊性がしばしば加わるためである。

ほかはうまくいっているのに子どもへのインセスト（だけ）が起きるケースはまずなく、なんらかの子育ての失調がすでにあり、それが背景条件となっているものがほとんどである。「親が育てるわけ」のところで述べた、子どもへの「関係の意識」が深く損なわれている場合が多い印象をもつ（第13章-1参照）。

> ちなみに欧米では、痴漢などによる子どもへの性犯罪を「家庭外性虐待 extrafamilial sexual abuse」と呼び、それらも一律に「性虐待」にカウントしている場合が少なくない（統計を読むときの留意点）。この概念の拡張は「インセスト」という問題をぼやかすものかもしれない。

理不尽な性的侵襲はおとなにとっても深い傷となる体験である。まして子どもにとって、しかも保護者たるべき者からのものであれば、いっそうとなる。そのため、解離をはじめとしたさまざまなPTSD症状がもたらされやすい。解離性同一性障害との関連も指摘されている（本章-7参照）。

性と愛のつながりが根元で傷つけられる

問題はもうひとつある。人間の〈性〉は、たんに生殖行為やそれへの欲求からなるものではなく、〈愛〉というこころのはたらきからなっている。

人間の〈性〉の中核には〈愛〉への希求があり、それは最初は小児性愛あるいはアタッチメント（愛着）として親へ向けられる（第6章-1、第8章-3参照）。乳児期には抱っこや頬ずりなど身体的愛撫への希求としてはじまり、幼児期は甘やかな依存と親和的な情緒交流への希求、すなわち「甘え」へと発展する。これらの希求が関係の発達、社会性の発達を推し進める原動力となることは発達のところでくわしく述べてきた。

　思春期に入り生殖能力の開花とともに、この〈愛〉への希求は成人性愛的なうながしを帯びて、家族の外の他者（多くは異性）へと向かいはじめる。そこで〈性〉は、はじめて性交渉を介した深い歓びや快をともにする〈愛〉の体験となる。それとともにふたりは乳幼児期に親しんだ、あの愛撫や甘えの体験をあらためて満たしあうはずである。そして、うまく条件がととのえば、ふたりはあらたな「家族」を形成していくことになる。

　子どもへの性的侵襲は、この〈性〉と〈愛〉とのつながりを根元で傷つけ、〈性〉がすこやかな〈愛〉の力へと伸びてゆく道筋をゆがめかねない。合意性にも対等な相互性にも欠けた一方的な〈性〉は、〈愛〉の体験とはならず、〈恐怖と屈従〉〈支配と被支配〉の体験となるためだろう。それが保護者であるべき近親者からのものであれば、いっそうであろう。

サインとしての性化行動
　性的侵襲を受けた子どもにみられる「性化行動」は、そうしたゆがみの兆候とみることができる。発達早期から攻撃的な情動にさらされて育ってきた子どもは、知らず知らず攻撃的な情緒やふるまいを身につける。それと同様に、セクシャルなものを向けられてきた子どもが、セクシャルなふるまいを無意識に身につけてしまったものと考えられている。臨床的に性化行動が重視されるのは、しばしば、隠されていた性的侵襲を発見する具体的なサインとなるためである。

　侵襲を受けた子どもたちへの支援はふたつである。ひとつはそれによってもたらされたPTSDへのケアで、これはすでに述べている（本章-8参照）。もうひとつは、暖かな〈愛〉を体験していけるようなケアで、これは結局、

人との間での安心と信頼とをいかに育むかに尽きる。これは、深刻な親子関係不調のなかを育ってきた子どもたちへの支援の、普遍的な課題にほかならない。

寂しさのサイン

「性化行動」は、以上のような性的侵襲を体験した可能性のサインでありうる。しかし、その体験をもたない子どもにもみられる事実は、それだけではなく発達的な問題のあらわれとして生じることを示している。

現象は同じにみえても内容が異なるのである。この場合はセクシャルな性質をもった行動ではなく、養育の失調によって発達早期に十分得られなかった「愛撫」や「甘え」の体験を年長になって遅ればせながら求める行動と考えられる。

年齢不相応に幼くプリミティブなベタベタした身体接近を求め、それが外見上はセクシャルな接近行動にみえるのである。おとなとの間でそれが得られないときには、子ども同士で身体接触をしあう遊び（刺激を感じやすい性器などが接触部分に選ばれたりする）としてあらわれることも多い。これも外からは性戯にみえる。

一見、過早で早熟な性的行動かに映るけれども、むしろ発達的には遅れた、とても幼い行動であることへの理解が必要な場合が少なくない。まわりとかかわる力、社会的な対人関係をこなす力が年齢相応に育まれていない子どもに多くみられる。こちらは性的侵襲体験のサインではなく、寂しさのサイン、人恋しさのサインとしてとらえることが必要である。

10 子育ての失調の予防

以上のとおり、生じる事態の深刻さ、子どものつらさ、そうなってからケアすることの大変さやコストの多大さを考えれば、やはり、子育ての失調そのものを未然に防ぐ道を真剣に探らねばならない。子育てはうまくいくとはかぎらないものだけれども、極端な失調にまではいたらしめない

セーフティネットをつくる道である。船底の穴をふさぐ努力といってもよい。これまでの調査研究で失調の発生要因はよくわかっているのだから、予防の道があるはずである。

格差を減らす、親に帰責しない

貧困・格差が最大の要因という事実は明白ながら、その解消は現在の社会状況からは一朝一夕にはいかないだろう。しかし、社会全体を早急に豊かにはできなくても、格差を減らす施策は社会的合意があればできるはずで、子育てを社会的孤立から救う力になるだろう。それだけでなく、私たちの暮らしの安寧そのものに役だつにちがいない（大は国際テロから小はときに起きる惨劇的な犯罪事件まで、背後には高い頻度で格差問題がひそんでいる）。

もうひとつは、すでに述べたとおり、この現象を「虐待」と呼ぶまなざし、その背後にひそむ子育ての責任をすべて親に帰する子育て観を社会からなくすことだろう。これは近年に生み出されたものに過ぎない。「子育てとは社会全体で責任をともに担うべきもの」という意識を、私たちが共有できるか否かに予防の鍵がある。

最初のボタンをかけちがえないために

具体的な予防策には、何が考えられようか。子育ての失調は発達のごく早期、乳児期が発生の最大ピークであることがわかっている。この時期のボタンのかけちがいにはじまって、悪循環的に親子関係の深刻な不調に至るのである。

そうとすれば、乳児期から幼児期初期までの子育てを社会が護ることが、実践可能でいちばん確実な予防策となろう。最初のボタンがうまくかかれればひとまずは安心で、この最初のところに寄り添った支援がなされれば、極端な失調は未然に防げる。ここから手をつけたい。

現在、ほとんどの子どもは産科（産婦人科）施設で生まれる。そこで、産科に育児支援の専門スタッフをかならず配置する。そして、すべての親と妊娠中から接して信頼関係をつくり（そこがたいせつ）、その関係を介して、

産後から少なくとも2歳になるまではフォローを続ける。こうした育児サポートのシステムが社会に制度として定着すれば、ずいぶんちがってこないだろうか。

> 児童福祉法は、若年の妊婦、経済的問題のある妊婦、心身の不調をもつ妊婦等々を育児困難のリスクをもつ群として「特定妊婦」と名づけ、支援の対象とするように定めている（第6条の3、第25条の2）。しかし実際にその支援を具体的にだれがどう担うのか不明確で、必要な人的資源やコストの裏づけもない。「特定妊婦」の呼称にみてとれるよう、ある人たちだけをあらかじめ「問題群」として選り分けるもので、このままでは実践困難。この条文を生きたものとする一案である。

妊婦のフォローからはじめる

日本の年間出産数は現在およそ100万件で、1日2750人の赤ちゃんが生まれる。日本の産科（産婦人科）の数はおよそ5500施設だから、地域や施設規模で差はあるが、平均すれば1施設あたり2日に1名の誕生にあずかっている。年間183名。虐待相談件数から推計して深刻な養育失調が生じる確率を仮に0.3％とすれば、そのうちおよそ6名がリスクをはらんでいることになる。念のため多くみて10名。それぞれの施設に1～2名ずつ支援専門のスタッフを置けばフォローができる数字ではなかろうか。

すべての妊産婦を対象としてフォローをスタートする（全員をカバーするシステムであること、問題が起きる前からの関与であることが重要）。そして、これなら大丈夫というものから手を離していけば（大多数はすぐにそうなろう）、317頁で述べたリスクファクター❶～❺をもった者が残っていき、それへの懇切なサポートを継続する。必要に応じてさまざまな社会リソースも援用し、その場合は支援のネットワークのかなめ役を担う。

困難を抱える者ほど、積極的にまわりに助けを求めたり、そのつどの支援機関・支援者ごとに関係を結び直したりという力やゆとりがなく、簡単に支援の糸が切れやすい。持続性・一貫性をもった支援の継続システムが必要である。

はるかに低コストのはず

　以上は一試案に過ぎないが、少子化進行のなか、生まれてくる子どもを社会にとってかけがえなき存在として迎え入れるには、これくらいの社会体制があってしかるべきでなかろうか。子どものそだちは社会の責任である。

　スタッフ配置に相応のコストがかかるが、いわゆる「虐待対策」、つまり子育てが失調してしまってからの介入とその後の困難かつ長期にわたる子どものケアに国と自治体が現在費やしているきわめて多大な経費（それでも不足）にくらべれば、はるかに小さい。ここにコストを注げば、のちにその10倍を大きく超えるコストがかかっている現状を変えられないだろうか。

　このシステムは育児失調の予防だけでなく、ひろく人びとが安心して妊娠出産や育児に向かえる一般的公益性をもっていて、コストパフォーマンスが高い。少子化対策にもつながるかもしれない。なによりも、子どものしあわせにとってどうか。

第 IV 部

社会へ出てゆく
むずかしさ

ここまでは養育者との密接な交流を通して、いわば「親の懐」のなかで子どもが成長する歩みと、そこで出会う問題を中心に述べてきた。
　ここからは、その懐を出て家族世界の外で、養育者以外の人たちとのかかわりを軸として、子どもが成長する歩みをみてみよう。通常の発達区分では「児童期」から「思春期（青年期）」がその時期にあたる。他者との社会的な交流が精神生活の中心となっていき、それを通していよいよ「おとな」へと歩む時期である。
　そして、現代社会では、児童期〜思春期における社会的な交流の場はもっぱら学校である。そのため、これらの時期のメンタルな問題は、しばしば学校生活とつながっている。

第 16 章

児童期〜思春期を めぐる問題

　子どもたちがこの時期にいよいよ向かっていく「おとな」とは、どのようなものであろうか。私たちはどのような存在を「定型的なおとな」と考えていようか。これにはいくつかの像が重なりあっている。

　第一に（A）**身体としてのおとな（成体）**の像。生物的な身体成長を遂げ、生殖能力を獲得してから先を生きる存在、それがおとなである。

　第二に（B）**社会人としてのおとな**の像。社会的な共同体の成員として生きるのがおとなで、一般には社会的な労働に就いたり、社会的労働を支える家事労働に就いたり、親として子育てをしたりというかたちをとる。これは一人ひとりの意識のなかでは「私的・個人的」な営みであっても、実は共同体の存立と継承を支える「社会的・共同的」な営みであり、それを担う存在、それがおとなである。この営みなくしては人間社会（共同体）は存続できない。

　おとなの像がこの（A）と（B）からなるのは、人間が一方で生物的存在であり、他方で社会的存在であるからには当然といえる。しかし、さらにこれに加え、日常、私たちが「もっとおとなになれ」とか「あの人はおとなだ」とかいうときの「おとな」の像がある。これは分別ある理知や感情や対人意識を備えた、いわばサイコロジカルに成熟した者としての「おとな」である。人間が高度に心理的な存在であるためのもので、これが第三の（C）**心理的なおとな**の像であろう。

　これら（A）、（B）、（C）に向かって成長をたどるのが、児童期〜思春期（青年期）である。

「思春期」「青年期」というふたつの言葉には語感のちがいがあって、使い分けられることもあるけれども、この本では同義に用いている。

1 児童期とその発達課題

小学校という場

児童期を、フロイトは「潜在期」と呼んでいる。幼児期までは親との性愛的(エロス)な交流が発達の主題で、そこにこころのエネルギーが注がれていたのに対して、その主題は背後にしりぞき（潜在化し）、エネルギーはもっぱら文化的な目的に向けられ、それが発達のあらたな主題となる時期としたのである。

他方、ピアジェは同じ時期を「具体的操作期」と呼んでいる。身のまわりの具体的な体験と照合できる範囲内での論理操作（たとえば算数など）や論理的判断力を身につける時期とした。

こうしたフロイトやピアジェのとらえの背景には、近代になって人びとがかならず小学校（初等教育）を通過する社会になったことが考えられる。子どもが「文化」に、すなわち社会的・共同的な規範や知識・技能の世界に開かれる場は小学校で、子どもが具体的操作のわざを磨く場も小学校である。

only one から one of them へ

現代では子どもたちの多くは幼児期からすでに保育園・幼稚園に通っている。けれども園は基本的に「託児」の場で、あくまでも「親の懐」の延長である。親代りとしての保育士さんらと個々の園児との二人関係的なつながりからなる世界で、子ども集団だけによる三人関係的な共同世界（＝社会）はまだかたちづくられない。

ところが小学校に上がるとそれが変わる。学校は親の懐から離れた別の世界である。おうちではかけがえのないただひとりの存在（only one）だったのが、教室では自分と同じような子どもが山ほどいて自分もそのひとり（one of them）として扱われるようになる。

社会的な三人関係の世界に入るとはそういうことで、私たちが社会人として生きるにはone of themという自己理解が必要である。学校ではone of themとしての子どもたち同士で社会的な共同世界が形成される。その世界をいわば現実社会のひな形として、そのなかで社会的な経験を積み重ねるのが児童期と考えられる。

> 　人間の社会性について、「人間は社会をつくり、そのなかで支えあいながら生きている。支えあうとは、ただ仲よくもたれあうことではなく、競争と協力、対立と妥協、主張と譲歩、自愛と他愛など、相反的なものを調和させながらかかわりあうことを意味している」と述べた（第8章-13）。そのわざを学校という共同世界のなかで他者と交流しながら実地に身につけるのが、この時期のだいじな発達課題である。
> 　この課題は子どもにとって苦労も多い大仕事である。フロイトが「潜在期」と呼んだように家族との性愛的なつながりが背後にちゃんとひそんでいて、それに支えられている。「ただいま」と学校から家に帰れば、そこではonly one のかけがえのない「○○ちゃん」に戻れるというように。児童期にあっては、「半身」は学校という共同世界を社会的に生きつつ、残りの「半身」はまだ親の懐のなかで性愛的に護られている。それによって、この大仕事に取り組めるのである。

学びの世界と遊びの世界

　この共同世界は二重構造をもっている。ひとつは、おとな（教員）を統括者としてかたちづくられる（俗に「学級王国」などとも呼ばれたりする）学級共同体で、これはいわば表の共同世界である。この世界のなかで子どもたちは社会的な規範やマナー、アカデミックスキルとしての知識技能を身につけていく。「学び」の世界といってもよい。

　もうひとつは、おとなの目から放たれた子ども同士だけからなる、いわば裏の共同世界である。この世界で子どもたちは自律性や創造性を培っていく。「遊び」の世界といってもよい。

　この二重の共同世界を生きながら、子どもたちはやがておとなとして実社会を生きるための基本的な力を磨いていく。私たちは親の懐にいる半身、子どもらしい無垢さや幼さのほうを児童にみがちだけれども、もう半身はシビアにおとなを見る観察者だったり、なかなかのリアリストだったりすることを見落とせない。

「小さなおとな」へ

そして10歳を超え、小学校高学年にもなれば、すっかりおとなびた「小さなおとな」の顔をみせはじめる。しかるべき礼儀をわきまえたり、その場に必要な思慮をちゃんとやってのける小さな「紳士」ぶりをみせる。あるいは、けっこう術策をめぐらしたり、仲間でおとな顔負けの悪をする小さな「ギャング」ぶりをみせる。

いずれにせよ、私たちおとなのもつ社会的なふるまいやスタイルを身につけたわけで、児童期の終わりにはこうした「おとなの基本型」ができあがっている。これが定型的な発達である。

事実、フロイトやピアジェの発達論では、その次の段階は「性器期」「形式的操作期」という最終ステップ、つまりもう成人期とされている。児童期（小学生時代）を終えれば、もはや「子ども」ではなく、「おとな」なのである。実際、第二次性徴が発現して（A）**身体としてのおとな**に足を踏み入れている。

ただし、この段階で獲得されたのは、まだ「基本型」に過ぎない。この「型」の内側におとなの「中身」を獲得するためには、なお課題が残る。ひとつは（B）**社会人としてのおとな**として労働や子育てを現実に営めるだけの生活的な経験値を上げるという課題である。もうひとつはそれまで「親の懐」のなかにいた半身をそこから抜け出させること、すなわち養育者からの心理的・生活的な自立という課題である。これは（C）**心理的なおとな**に向かうことと連動している。

> 戦前までの社会のマジョリティは尋常小学校・高等小学校を卒業すれば、つまり児童期を終えれば、労働の場に加わり、おとなの仲間入りをした。第一次産業（農林水産業）が基幹産業だった時代には、それがあたり前だったのである。そこで年長のさまざまなおとなたちと実生活的に立ち交わる経験を介して「中身」を獲得しつつ本格的な「（B）社会人としてのおとな」へと鍛えられ、あわせて「（C）心理的なおとな」へと成熟する。これがごく自然な「社会化（おとな化）」の道だった。
>
> もちろん、すぐ労働に向かわず、中等教育（中学・高校）、さらには高等教育（大学）へと学業の道を歩む少数もいた。中等教育とは、ピアジェ流にいえば形式的操作的な、より抽象性の高いアカデミックスキルを磨き、同時に具体的な生活世界を超えたハイレベルな文化（教養）の世界にひらいていく教育である。

しかし、同世代のマジョリティがすでにおとなとなっていく社会では、やはり彼らも早く「おとな」にならざるをえなかったし、選ばれた少数者の自覚は「(C)心理的なおとな」への成熟をうながす契機ともなった。戦前の中等教育はエリート養成をめざすもので内容は厳しく、中学に入っても卒業までこぎつけられる生徒は半数足らずで、ましてや高校へのハードルはきわめて高かった。

2　思春期とその発達課題

待機と準備の時期

　昔は児童期に「おとなの基本型」ができあがれば、そのままおとなの仲間入りが可能になったけれども、現代では無理になっている。近代化の進行とともに産業構造や社会構造が大きく変化し（265頁★27参照）、労働の内容も生活のあり方も複雑化してきたからである。

　そのため、児童期を終えてもおとなの仲間入りはできず、なおも待機と準備の期間（エリクソンは「モラトリアム」と呼んだ）を要するようになり、こうして「思春期（青年期）」と呼ばれるあらたな発達区分が生まれたのである。この思春期の誕生と学校制度とは深くつながっている。

> 　戦後、中学が義務教育となり、日本は15歳までの全員が被養育者（＝子ども）として扱われる社会となった。これが日本での「思春期」の誕生である。
> 　さらに60年代、高度経済成長とともに高校進学率が上昇の一途をたどった。進学率がついに90％を超えて18歳までのほとんどが被養育者（＝子ども）となったのが70年代で、「思春期」が社会的にクローズアップされたのはこの時代である。精神医学的には思春期の不登校、家庭内暴力、摂食障害などが大きな臨床問題として浮上してきた。日本で最初の思春期精神医学の研究書が上梓されたのが1972年である（辻悟編『思春期精神医学』金原出版、1972年）。

思春期の矛盾と困難

　思春期とは大きな矛盾をはらんだ時期で、いくつかの困難にぶつかる。それをくぐり抜けて「おとな」になることが、この時期の課題である。具体的には次のような矛盾と困難である。

　第一に、児童期を終えているにもかかわらず、なお「被養育者（子ども）」

のままであらねばならないという矛盾で、これは親の懐のなかにいた「半身」をそこから抜け出させること、つまり心理的自立をむずかしいものとする。このむずかしさが失調となってあらわれる現象については、思春期の家庭内暴力を代表としてすでに述べた（第14章-1参照）。

　第二に、フロイトが「性器期」と呼んだように（A）**身体としてのおとな**になって成人性愛的な欲求や衝迫が強く動きはじめていながら、やはり、なお「被養育者」に留めおかれて、それに抑止がかからざるをえない矛盾である。〈性〉の悩みにぶつかる（後述）。

　第三の矛盾として、思春期は「おとな」への準備期間でありながら、従来の「社会化（おとな化）」の道、年長のおとなたちと立ち交わりながら、みずからも「おとな」に向かって自己形成する道がほとんど消えていることがあげられる。教室という同年齢集団だけで組織された共同世界がこの時期を過ごす場になったからである（それも黒板を前に机を並べて日々を過ごすという児童期と同じスタイルで……）。これは第一の矛盾とあいまって、彼らが社会的かつ心理的に「おとな」になるのを遅らせたり、むずかしくしている。

　もちろん、プラス面もある。学校は同世代で成長の課題を共有する者どうしの親密な交流や親友体験をもてる格好の場として、大きな役割を果たしている。これは心理的成熟の糧となる。反面、学校でそうした友人が得られなかった場合、現代では学校以外には対人交流の場に乏しいだけに一気に孤立に傾きやすい。

　　　学校の三人関係の世界でずっとone of themだった子どもが、児童期の終わり（前思春期）から思春期初めに、特定の親友ができて、その親友との間で互いをかけがえなき存在としあう二人関係の世界をあらためて体験するようになる。これは相手を鏡にしあいながらonly oneの「個」としての自分をつかんでいく重要な体験となり、また、やがて「おとな」として（異性との間で）性愛的な二人関係の世界を育んでいく下準備ともなる。そのような友人関係を「チャムchum」と呼んで、おとなに向かう通過点として重視したのが、アメリカの精神医学者サリヴァンだった。

　　　たとえば、スティーヴン・キング原作で映画にもなった『スタンド・バイ・ミー』（原題：The Body）のクリスとゴードンとの関係が、前思春期のチャムシップの典型像である。

矛盾の回避へ

　思春期が「むずかしい年頃」とされるのは、以上の矛盾のなかで「おとな」への道を探らねばならないためである。その手探りが悪戦苦闘となることも少なくない。

　「思春期」というあらたな発達段階に研究者が注目をはじめた1900年代、その悪戦苦闘ぶりは社会の既成秩序やおとなへの激しい反抗（第二反抗期）、行動や情動のゆらぎや荒れという姿で目についた。そのため思春期は「疾風怒濤 Sturm und Drang」の時代と呼ばれてきた。

　しかし、日本の場合、このアグレッシブで激しい思春期像が一般性をもったのは1970年代初めまでで、それ以降は急速に穏やかになる（297頁★31の少年殺人の激減に象徴的）。第13章-3で述べたように乳幼児期から手厚くだいじに育てられて思春期を迎える者が大多数になったためであろう。やさしい繊細な若者が増えた。

　とはいえ、思春期固有の矛盾が消えたわけではなく、あらわれ方が変化したとみるべきである。大づかみにいえば、その矛盾に攻撃的に向かうよりも、矛盾の回避に向かうようになった。

3　思春期の〈性〉の問題

　思春期は生殖能力の発現とともにはじまるから、当然、〈性〉の問題に出会う。これは、ひとつは（1）生殖行動（性交渉）への衝迫が動きはじめるという問題、もうひとつは（2）他者（一般には異性）との〈愛〉にこころが開かれはじめるという問題である。（1）は「からだ」、（2）は「こころ」の問題といってもよい。

性非行、性犯罪（戦後）

　戦後、思春期という発達段階がはっきりあらわれてきたとき、まず大きな問題となったのは、その世代による性非行、性犯罪だった（★35）。

　犯罪の性質上、暗数が多くて確実なことはいえないけれども、おおむね

の傾向は知ることができる。比較のために成人もふくめた全体のグラフも示してみる（★36）。

　この図のごとく、戦後、強姦の認知件数が急上昇で増加する。戦中の抑圧からのある意味での解放と社会秩序の混乱・変動のさなかで性犯罪が急増したのだろう。60年代がピークで、全体として年間6000〜7000件（全人口10万対6〜7）に及んでいる。問題はそのうち4000件（年少人口10万対20）以上が未成年によるものだったことで、この時代、性犯罪に走るのはもっぱら若者（思春期）だったといって過言ではない。

> この60年代には少年殺人も多発しており（297頁★31参照）、思春期がアグレッシブな、文字どおり「疾風怒濤の時代」だったことを示している。とはいえ、この時代の殺人総件数年間2500〜3000件のうち少年による殺人は300〜400件。現在よりはるかに多かったとはいえ、性犯罪とは逆に成人より少なかった。
> なお50年代終わりからの検挙件数の跳ね上がりは、法改正で直接行為に及ばなくても現場に参加すれば強姦罪が適用されるようになったためだろう。

不純異性交遊（60年代）

60年代には小学生の万引きなど低年齢の軽度非行とあわせて、中高生

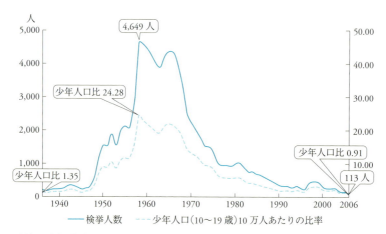

★35　未成年の強姦犯検挙数と少年人口（10〜19歳）10万人あたりの比率

管賀江留郎「少年犯罪データベース」より

男女の性愛行為（ペッティングや性交渉）が「不純異性交遊」の呼称のもとにあらたな非行問題となった。思春期の〈性〉が大きな問題性として浮かび上がった時代である。「援助交際」が大きな問題とされたのは1990年代後半だけれども、すでに1950年代から女子高校生の売春を報じる記事がみられていた。

　性犯罪ではなくても、生殖年齢に達したといえまだ「子ども」のわが子が（たとえ合意によるものであろうと）性行動に走るのは、この時代の大半のおとな（親）にとってやすく受け入れられないことであった。「不純異性交遊」という非行概念が生まれたゆえんだろう。

　戦後「性の自由化」が進んだとはいえ、60年代までは伝統的な男女のモラルや禁欲をよしとする倫理も一方で強く残っていた。そのなかでひそかに〈性〉の悩みを抱えるのは、この時代の思春期の一般的な姿だったといえる。思春期の「青い性」へのおとなの不安や危惧から、それへブレーキをかけるのが社会一般のスタンスで、逆にそれに対する思春期的な反抗がときに激しい性非行を招いたといえるかもしれない。

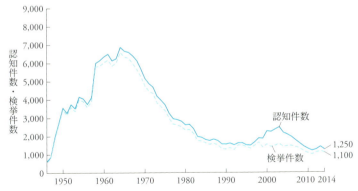

★ 36　強姦の認知件数と検挙件数の推移

注　1　警察庁の統計による。
　　2　昭和30年以前は、14歳未満の少年による触法行為を含む。

法務省「平成27年版犯罪白書」より

性の自由化（70年代）

　ところが70年代に入るや未成年の強姦数は一気に下がり、成人との比率も逆転して、きわめてわずかとなる。これは殺人をはじめ凶悪少年犯罪がこの時期に激減したのと軌を一にしており、すでに述べた理由が考えられる（第13章-3参照）。子どもたちが優しく穏やかに育つようになり、かつてのアグレッシブな思春期は一般性をなくしたのである。思春期の抱える矛盾は、激しい反抗や反社会行動ではなく、回避や非社会行動のかたちに変わった。

　しかし、性的な逸脱行動が激減したのには、もうひとつ理由が考えられる。★37は日本性教育協会調査による「若者のセックス体験率」の推移をたどったグラフである。70年代後半から体験率は上昇を続け、若者が〈性〉に自由に開かれるようになったことを物語っている。「個人の自由」「個人の意志」が何よりの価値となり、伝統的な男女モラルや禁欲の倫理は力を失ったのである。

　★38は東京都幼稚園・小・中・高・身障性教育研究会による都下の中高生を対象に各学年の生徒ごとの初交体験を質問紙調査で調べた結果である（2005年）。中学1年ですでに経験ずみの生徒もあり、高校3年で男子は3分の1以上、女子は半数近くが初経験をしている。不純異性交遊といった非行概念はもはや成り立たない。こうした性の自由化によって、思春期の〈性〉の悩みは往年にくらべてずっと軽くなっているかもしれない。

性的関係世界の回避へ

　ところが★37のグラフをたどると、2000年代の半ばを過ぎると大学生でも高校生でも性体験率が減少に向かっている。もちろん、この間、〈性〉への社会的な抑止が強まったわけではない。しかし、「個人化」「私化」の進行によって、人間関係のサイコロジカルなデリケート化が進み、もともと微妙な綾をもつ異性との〈愛〉というかかわりがむずかしさを増して、それがあらたなブレーキとしてはたらきはじめた可能性がある。

　ひとつまちがえれば〈愛〉は傷つく。そのおそれから、〈性〉へ自由に

ひらかれた社会には変わりなくても、そこに踏み込めない思春期が増えているのではあるまいか。ここに新しい「性の悩み」が生まれているかもしれない。

　思春期において〈性〉の欲望にブレーキをかけるものが社会的なモラルや規範など外側からの力であった場合、対立・反抗として性的な非行や犯

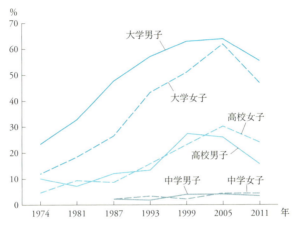

★37　若者のセックス体験率の推移

日本児童教育振興財団内日本性教育協会編『「若者の性」白書　第7回青少年の性行動全国調査報告』小学館、2013年、18頁より

★38　学年ごとの初交の経験率（％）

学年	男	女
中1	0.4	0.9
中2	1.4	5.1
中3	4.3	9.8
高1	12.3	14.6
高2	23.5	26.4
高3	35.7	44.3

東京都幼稚園・小・中・高・身障性教育研究会（2005）
浅井春夫編著『子どもと性』リーディングス日本の教育と社会第7巻、日本図書センター、2007年、108頁より

罪が起こりうる。それに対して、このような内側からの心理的な力がブレーキとなっている場合、生じるのは対立や反抗ではなく、〈性〉的な関係世界の回避だろう。バーチャルな世界で代替するなどして。晩婚化、非婚化、その結果としての少子化が進んでいる背景にもこれがひそんでいる可能性がある。

不自由な〈こころ〉を受けとめられるか

　思春期の〈性〉の問題を社会的な切り口から眺めれば、およそこうしたことがみてとれるだろう。それに対して、個人の切り口から眺めると、自分のこころの不自由さ、不如意さという問題にぶつかって、それを取り込みつつ自己形成をはかるという発達的な課題が浮かび上がっている。

　思春期には「性衝動」の高まりに出会い、この生物的な衝動はなかなか自由にコントロールできない。しかし、これはたんにからだの世界でフロイトが「エス」と呼んだような無名の衝迫に突き動かされるだけではない。しばしば、この衝迫は、こころの世界のなかである特定の個人に向かう。恋愛とは、なぜ特定の相手に向かうのだろうか。

　なぜかAさんが好きだ、Aさんがほしい、Aさんでなければ……というふうに。別の人はBさんが好きという。たしかにBさんは非の打ちどころがない。でも、自分はどうしてもBさんよりAさんだ。そもそも、Aさんが好きになるとは、自分がAさんを好くという能動的なこころの動きなのか、Aさんに惹かれてしまうという受動的なこころの動きなのか、そこもはっきりしない。しかし、おのれのこころからAさんが離れない。なぜこんなに離れないのだろうか。——このようにして思春期には、自分のこころとは自分のこころでありながら「自由」でないという体験を知るのである。

　もちろん、児童期までの子どもたちも、不自由な体験、意のままにならぬことにばかりぶつかりながら成長してきている。けれども、その不自由さとは子どもたちにとって外からやってきた制約や制限、親やおとなの意志のかたちで差し向けられた不自由で、やむなく従うか、取り入れて自分

の意志へと内面化させるべきものだった。

　ところが、ここで〈性〉を通してぶつかるのは、自分自身のこころの内側に自分の意にまかせられないもの、不自由なものがひそんでいることである。こころとはなんと不如意なものか。しかし、そうした不自由性、不如意性を受けとめることによって、はじめて「そうでしかない自分」「ほかならぬ自分」という自分を得ることができるのである。こうした思春期の「自分」の受けとめの困難については後述（第17章−2参照）。

4　不登校現象のはじまり

　ここからは児童期〜思春期にみられる代表的なつまずき（失調）をみていきたい。先に触れたように、しばしば学校生活と関連したかたちであらわれる。その代表的な例が、学校へ行かない（行けない）という「不登校」である［滝川2012］。

高度成長とともに長欠率は減少

　戦後の小・中学生の長欠率（年間合計50日以上を断続的にであれ継続的にであれ欠席した者の全児童生徒に対する割合）の推移からみてみよう。

　★39のように、50年代まで小中学生の長欠率は高かった。敗戦後の混乱、社会全体の貧しさや近代化のおくれを背景にみることができる。地方の長欠率のほうが都会のそれを上回っていたことが、それを示している。

　当時の調査では欠席事由を、（1）疾病、（2）経済困窮、（3）親の無理解、（4）勉学意欲の乏しさ（怠学）の4種類に分けていた。そのいずれかだったのである。これらの欠席は学校制度の誕生以来ずっとみられてきたし、いずれも常識的に理解できるものなので、児童精神医学がこれにかかわることはなかった。そして戦後復興と高度経済成長の歩みとともに（1）（2）（3）の欠席は減じていき、高かった長欠率は急速に下がっている。子どもたちはどんどん登校するようになった。

新しいタイプの長欠──休みそうもない子の欠席

ところが、その長欠率が急低下しているさなかの50年代末から60年代初め、経済復興と近代化が先んじて進んだ大都市の小学生の間から、これまでなかったタイプの長期欠席があらわれた。次のような特徴があった。

典型例1 小学校低学年の児童。都市の豊かな家庭で育ち、性格はおとなしくてまじめ。勉強は好きで成績も上位。親の教育への理解も高い。友だち関係も良好。担任との関係もよい。ところがその子がなぜか登校できなくなる。頭痛、腹痛など不定愁訴を訴えるが医者に診せても悪いところはなく、学校でもいじめ等、登校を忌避させるような問題は見出せない。何かわけがあろうと尋ねても、本人にも説明できない。自分から「学校へ行きたい」といって前夜は準備万端ととのえて寝るが、いざ朝にな

★ 39　長欠率の推移（小学生・中学生）

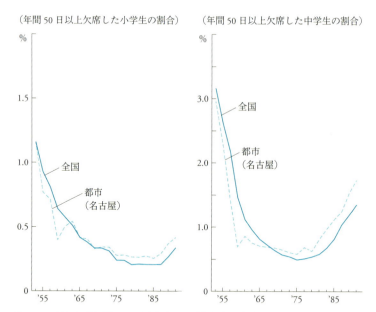

注　1991年から「年間30日以上欠席」に長期欠席の定義が変わった。このグラフ以降も上昇をたどり、新定義による長欠率は、2014年には中学生（全国）3.62％、小学生（全国）0.88％。

名古屋市教育委員会「学校基本調査」のデータから作成

ると玄関を出られない。がんばって親が連れていっても校門前ですくんでしまう。やがて、少しでも登校をうながされたり、学校のことに触れられただけでもパニックになり、まったくの不登校状態におちいる。

　387頁にあげた欠席事由（1）〜（4）のどれにもあてはまらず、理解困難な欠席現象として解決が児童精神医学にもちこまれた。常識から考えればもっとも学校を休みそうもない児童が、理由もわからず欠席を続けてしまうのだから、関係者の戸惑いは大きかった。このときから子どもが学校を休むこと、すなわち不登校が臨床の対象とされるようになった。

　当初、欧米の研究にならって「学校恐怖症 school phobia」と呼ばれた。心理学的な側面からは「親の懐」から離れて学校で過ごすことの不安、すなわち「分離不安」がこころの奥にひそむことが指摘された。

　社会背景の側面からは、近代化の進んだ都市の豊かな家庭が先んじて手にした濃やかな養育環境で手厚く育てられ、早熟な自意識や繊細な感受性をもった知的で内向的な子どもが、はじめて出会うラフな集団生活（その頃の小学校は今よりずっと腕白ぞろいだった）にぶつかっての不安だったと考えられる。

　まじめな性格で勉強もできるので、最初は不安をこらえて登校しながら、なんとか学校生活に適応しようと一生懸命に努力する（しっかり勉強する、同級生にあわせようとする、など）。その努力をするうちに不安も薄れて学校になじんでいく子が多かったけれども、なかにはそれが無理な過剰努力となって続かなくなる場合もある。そこで生じるのが、この欠席現象だった。

　　社会全体では長期欠席が激減し、学校へ行くのがあたり前になった世の中で登校できない状態におちいるため、本人やまわりの焦りと不安はきわめて大きかった。それが二次的な混乱をもたらして事態をこじらせやすかった。そこで登校をうながす「登校刺激」を一切せず、学校をゆっくり休むことを保証し、その間に本人の自律性を伸ばして分離不安を克服できるようにするメンタルケアが重視された。自律性さえ伸びれば、勉学への意欲や能力は高いのでおのずと登校できるようになる。この登校刺激を避けるというアプローチは、その後も久しく「不登校」にかかわるときの定石とされてきた。

　小学校低学年から出現したこの不登校は、その世代の学齢が上がるにつ

れ、高学年から中学生にも及ぶようになる。やがて進学率の上昇による高校生の急増とともに高校生からも出てきた。こうした学齢層のひろがりとともに、当初の分離不安では説明できないタイプもあらわれて内容が多様化し、「登校拒否 school refusal」と総称されるようになった。

> この refusal とは、競走馬が障害物を前にすくみあがって跳ぼうとしないというニュアンスの語である。日本語の「拒否」は英語では rejection に近く、語感のずれがあった。

思春期の不登校

しかし、60年代を通して長欠率は減り続けており、不登校とはあくまで例外的な特異現象であった。したがって、その特異性のあり方によって、いくつかの類型群に分けることができた。

類型は分かれても、いずれにせよ都市部の中産階層以上の家庭で育ち、知的にも恵まれた児童生徒を中心に起きる現象という共通特徴があり、(4)の勉強の苦手さや学業意欲のなさからの「怠学」とは明らかに異なる欠席だった。

この時期、思春期（高校生）にはどんな不登校があらわれたか、典型的な類型を示す。

> **典型例2** 小学校、中学校と成績抜群で、学業ばかりでなく同級生からの信任も厚く、いつもクラスの中心的な位置にいた。父親も高学歴で企業の要職にあり、優秀なわが子に期待をかけ、だからこそ甘やかしてはいけないと、たえず上をめざすよう求めた。彼もそれによく応えて一流大学への進学者を輩出する難関高校に入学を果たした。ところが、2学期に入ると学校を休みはじめる。登校をうながす父親に対して「こんな高校はだめだ、詰め込みばかりでおもしろくない。行ってもむだだ」とこれまでにない反抗的な態度をみせる。口論となり、とうとう父親が「だったらやめてしまえ！」と叱りつけると「やめるとも！」と負けずに返すが、ずるずると休み続けるだけで退学には踏みきれない。ひきこもった生活となり、学校のことを持ち出されると暴力が出るようになった。

背景には思春期の心理的自立の課題がある。父親との結びつきが強く、それを支えに学業に打ち込んできた。難関校への入学は、ふたりの一体性の成就だったといえる。そしてその成就の結果、いよいよ次は父親の懐か

ら離れるという成長課題に向きあうことになった。それが「学校へ行かない」という反抗としてあらわれたとみられる。

　が、それだけではない。中学までは何でもできる秀才として学校においてもonly oneであったのが、難関校に入ればまわりも秀才ぞろいで、上には上がいる。ここではじめてone of themとしての自分にぶつかる。それをうまく受けとめられないための学校からの「回避」という側面を、この不登校はあわせもっていた。

　頭がよく学業優秀な子は、まわりの目や評価がそこにばかり集まり、内面に目を向けられなかったり、内面的なかかわりを得られぬままに育つリスクをもっている。まわりの高い評価に応えることだけが生きることになってしまう場合もある。そのため、人間関係へのどこかおぼつかなさや不全感をひそかに抱えていて、それも「回避」につながる（学才だけでなく、スポーツや芸術の才においても、美貌などによっても、同じことが起きうる）。

　　　家族からの「自立」と現実からの「回避」という両立しえない矛盾を抱えて身うごきがとれないところに、この類型の急所があった。必要に応じて休学などの手続きをとって、ゆっくり休ませる。休んでいる間に、あらためて自分の身の丈や可能性、向かうべき将来像をさぐる試行錯誤をカウンセラーとともにしていき、あわせてそれが内面的な交流体験、成熟体験となることをめざすメンタルケアが支援の定式だった。

5　不登校現象の増加

一般性の高い現象になった

　70年代に入って長欠率に大きな変化が生じる。まず★39のとおり、地方の長欠率が都会を上回っていたのが逆転して都会の長欠率が地方を上回るようになった。これは公教育がはじまって以来ずっと長期欠席の主因であった貧困や後進性に代わって、逆に豊かさや近代性が長期欠席の主因に転じたことを意味する。長期欠席の性格が転換したのである。

　それとともに戦後一貫して下がり続けた長欠率が、70年代半ばから上昇の一途に転じる。このときから不登校は大きな「社会問題」となる。子育てと教育とが密接にリンクした社会において、子どもが学校へ行かない

のはゆゆしい問題だった。

　この上昇は、典型例1、2のような類型群の増加によるものではなかった。なんらかの特異な条件をもった少数の子どもに（だけ）起きていた不登校が、そうした条件なしでも起きる一般性（非特異性）の高い現象に変わってきたため、つまり、だれにでも起きうる現象となったための増加だった。典型例のような輪郭のはっきりした特徴も崩れ、欠席事由（4）の怠学との境界もはっきりしなくなってきた。こうした内容の変化を背景に、より包括的な呼称「不登校」がひろまって現在にいたっている。

＊

　この変化はなぜ起きたのだろうか。その背景を知ることが現在の不登校の理解には欠かせない。大きくいえば、戦後一貫して長欠率を押し下げてきた子どもたちを学校や勉学へとうながす力、すなわち学校（勉学）の価値が70年代半ばから急速に低下しはじめたのである。この変化は、これまでにも触れてきたが（第12章-2、第13章-3参照）、あらためて全体を通してまとめてみたい。

> 　ここまで「不登校」の言葉を定義なしに用いてきた。定義すれば、「児童生徒が学校を長期に休み、それをめぐってなんらかの悩みや葛藤が生じている状況の総称」となる。学校を休む理由や背景は基本的に何であってもよい。
> 　ただし、明らかな病気によって休む場合はその病名で呼び（慢性腎炎で長く休むなど）、「不登校」とは称さない。不登校とは病欠以外の長期欠席にかぎる。しかし、パニック障害、対人恐怖など心理・社会的な失調を病理とする「病気（神経症）」となると微妙。腎炎による欠席は結果に過ぎず、病気そのものの「症状」や「病態」ではないけれども、パニック障害や対人恐怖などではその病態と学校の社会集団に入れないこととは密接につながっているためである。腎炎で「不登校」になっているとは言わないが、対人恐怖のため「不登校」になっているという言い方はされる。
> 　すなわち、疾病とか事故など学校にとって偶発的・外在的な事態のため登校が妨げられる状況は「不登校」と呼ばず、学校という場に内在している何かとのかかわりにおいて登校ができず、そこに悩みが生じている状況が「不登校」である。

6 学校へ行く意味

公教育のはじまり

18世紀末、西欧では王侯貴族が治める君主国家から、国民がみずからを治める国民国家への転換がなされた。国民国家が成り立つには、人びとが共通の知識や技能や体験、すなわち「文化」をともにして「同胞（＝国民）」としての一体感をもてることが必要で、そのためのシステムとして「学校制度（公教育）」が生み出された。国民の統合に加え、社会の経済的・文化的な発展のためにも教育の普及は重要だった。

明治維新［1867］によって近代国家の道に踏み出した日本も、すぐさま公教育を立ち上げた。文部省は「学制序文」［1872］で「学問は身を立つるの財本」、すなわち学問こそが自立の基盤で、各人がみずから身を立て産をなし、仕事をおこない、よき人生をまっとうするには学問が欠かせないと説き、返す刀でこれまでの学問は武士の専有物で、しかも実用性がなく社会の発展に役だたなかったと批判し、これからは役にたつ学問を身分職業性別を問わず国民全員が学ぶために学校を設けると宣した。

同じ頃、福沢諭吉は当時ベストセラーになった『学問のすすめ』［1872〜6］で、やはり、学問によって個人の自立と国の独立とが得られると説いている。そこには西欧に追いつくべく近代化を急がねばならない切迫した要請と、西欧から取り入れた開明的な個人主義・平等主義・功利主義の芽ばえがあった。

なぜ学校は社会に浸透したか

こうして生まれた学校が社会に根をおろす様子が★40にみてとれる。就学率は急上昇し、欠席率（出席をとったときに休んでいる児童の割合）の低下は欧米先進国をしのいでいる。日本の学校は速やかに国民の間に浸透できたといえる。なぜそれができたのだろうか。理由はいくつか考えられる。

❶**高い識字率**

江戸時代末、日本人の識字率はきわめて高かった。寺子屋をはじめ教育

のインフラがすでにととのっていたことを意味し、学校制度はそれに乗ることができた。

❷身分制度の解体

　江戸時代には士農工商の厳格な身分制度があり、それぞれの身分職業に応じて、子どもたちがおとなに向かって歩むレールが社会的に定まっていた。ところが維新によってそれが解体したため、それに代わるべきレールが必要になった。学校制度はそのあらたなレールとして人びとに迎え入れられた。

❸豊かさへの唯一の道

　社会全体も個々人の暮らしもとても貧しかった時代で、そこからの脱却

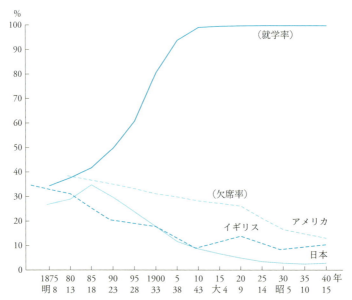

★40　欠席率と就学率の推移

日　　本	海後宗臣『近代日本教育史事典』平凡社、1973 など
アメリカ	Digest of Education, 1988, U. S. Department of Education, Table 30
イギリス	Galloway, D.: Schools and presistent absentees Pergamon, London, 1985

長岡利貞『欠席の研究』ほんの森出版、1995 年、36 頁より

は人びとの切実な願いだった。学校は、その貧しい此岸から豊かな彼岸へとつなぐ特別な門戸であり、知的・文化的により豊かで、より高い世界へと上昇させてくれる貴重な階梯という意味を帯びて、人びとの間に受け入れられていった。情報化された現代とちがい、学校は高い知識や文化にアクセスできるほとんど唯一の場だった。

　これは学校に「貴重で尊い場所」という一種の聖性（権威性）をおのずと与え、その最初の入り口となる小学校へ子どもたちを理屈ぬきに登校させる力となった。

> 「学校へ上がる」「登校」などの表現に「高みにあるもの」「尊い場所」という聖性（権威性）が象徴されている。教員は久しく「聖職者」と呼ばれてきた。昔は親が子どもを叱るときの決まり文句は「先生に言いつける」で、親からも子どもからも教員は権威あるものとされていた。

学校は尊い場所だった

　不登校の問題は、この❸の学校の聖性と深くかかわっている。だれもが勉強が得意で好きとはかぎらない。勉学に興味関心がもてない子もいて当然。ピタゴラスの定理を知らなくても実生活に困るわけでもない。しかし、★40のように大多数の子どもたちがたゆまず学校に行くようになったのは、学校とは「尊い場所」「だいじなところ」という感覚が社会に共有され、それが子どもたちのこころに根づいたからである。勉強のできるできない、わかるわからないはかならずしも問題ではなく、学校という「だいじな場所」で自分も日々をみんなとともに過ごすという共同体験そのものにたいせつさと価値があった。それが子どもたちを登校にうながす強い力となったのである。

　こうして、ほとんどの子が児童期を小学校で過ごし、卒業とともにおとなの仲間入りをしていき、一部の層が中等教育・高等教育と知的・文化的な階梯をさらにステップアップしたのが戦前の社会だった。これが、戦後、どう変わったのだろうか。

高度成長期に子育てと教育がリンクした

　これまでにも述べたとおり、戦後も50年代まで第一次産業の労働人口が全体の半数を占めていた（265頁★27参照）。日本はずっと農業国だったのである。これは黒板で学ぶより自然のなかで実地経験を積むことで力がつく労働の領域で、中学が義務教育化されてもその必要を認めなかった親も少なくなかった（387頁、長欠の理由のうち「(3) 親の無理解」がこれだった）。これも、50年代までの中学生長欠率の高さの一因をなしていたかもしれない。

　しかし、60年代に入ると日本は工業国へ大転換した。学校で鍛錬されるアカデミックスキルや集団規律、勤勉性がそのまま労働にいかせる産業領域で、学校へ行く意味と価値が現実的な裏づけをもつようになった。

　それに加え、工業社会は給与生活者（サラリーマン）を激増させた。給与生活者にとって、将来のために親から子に与えられるものは「学歴」しか

★41　高校進学率と中学生長欠率

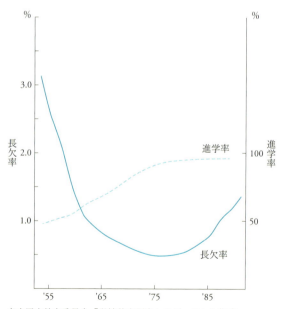

名古屋市教育委員会「学校基本調査」のデータから作成

なく、この時期から進学が子育てのだいじなテーマとなった。★41は高校進学率と中学生長欠率とを重ね合わせてみたものである。明らかに逆相関を示しており、60年代を通して高校進学率は上り続け、それに足並みをそろえて長欠率は下がり続けている。

　勉強は将来の就労につながり、学校で学ぶ価値は（勉強が嫌いな子にとってすらも）自明で、6割以上の中学生が「もっと勉強したい」と考えていた時代だった（278頁★28参照）。大部分の子どもはたゆまず登校するようになって、そのなかで起きる典型例1（388頁）、典型例2（390頁）のような不登校はごく少数に起きる例外現象で、その特異な特徴によって専門家の関心を集めたけれども、社会問題にはならなかった。

　ところが、70年代半ばを過ぎると、ここに大きな変化が訪れる。

7　現代社会の不登校

豊かさという目標が達成された

　1975年に第三次産業人口の割合が50%を超えた（現在は70%超）。その一方、増加を続けてきた第二次産業は頭うちとなり、減りはじめる。これは日本が「工業社会」から第三次産業（消費産業）を基幹とする「高度消費社会」に移り、豊かな消費生活が一般のものになったことを意味した。大づかみな見方をすれば、近代化と豊かな経済発展という「学制序文」にうたわれた所期の目標がここに達成されたともいえる。

　達成されてしまえば、さらに努力すべき切実な要請は人びとのこころから薄れ、学校へ行くことの意味や価値は社会のなかでおのずと下がる。そこから長欠率の上昇、不登校の増加がはじまったとみることができる。具体的には、どんなことが起きたのか。以下に整理してみたい。

不登校が増えたわけ
❶学歴価値の低下
　上昇を続けていた高校進学率が1974年に90%を超え、大学進学率も

40％に迫る。日本は「高学歴社会」に入ったのである。そして高校進学率90％突破とともに、下がり続けてきた中学生の長欠率が反転して上昇に移る（★39）。高学歴社会とは高い学歴をめざして人びとがしのぎを削る社会ではなく、高い学歴がだれにも手が届くものとなって値うちが下る社会を意味する。学歴を得なければマイノリティに落ちる不安は高まるが、取得したからといって大きな将来展望へはつながらない。高学歴社会では、勉強がうんと得意な一部の層は別として、多数を占める中間層の学業意欲は大きく低下する。たとえば★28（278頁）は「もっと勉強したい」と考える生徒が80年代以降いかに減ったかを示している。

❷学業と労働のギャップ拡大

労働の面からいえば、消費産業（サービス業）の世界では、第11章–5で述べたとおり、対人配慮性という意味での「社会性」「コミュニケーション能力」に重きがおかれ、学校で訓練されるアカデミックスキルや集団規律、勤勉性は、仕事の現場において直接的な有用性は乏しくなる。競争原理や能力主義の導入も、集団での力あわせやこつこつ努力する勤勉さの価値を落とした。学校で訓練される内容と労働の場で求められものとの間にギャップがひろがったのである。

❸学校での心理緊張の高まり

その一方、高度消費社会は個人意識や私的な欲求を拡大させるため、そのなかで育ってきた子どもたちにとって、学校の集団性や規範性は窮屈なストレスと感じられやすくなった。クラス内での子ども同士の対人関係や交友も、おとなの世界と同様、緊張性や過敏性を帯びやすくなった。めいめいの個人意識の強まりと個人の欲求拡大は、個人相互のデリケートな摩擦や傷つきを生みやすくし、それを避けるための心理緊張が高まらざるをえないからである。

❹学校の聖性消失

子育てと教育とのリンクがむずかしくなった（第13章–3）。子どもたちに国民国家の一員として同じ知識・技能・体験を共有させる役割を担う公教育と、子育ての個人化・私化の進行によって個々の親がわが子のために

要求する教育サービスとの間のギャップが大きくなったからである。しかも親たちの求めるものはめいめい異なるため、どの親をも満足させるのは不可能で、学校への不満や批判があちこちから出てくるようになった。それが「教育はどうあるべきか」という理念的なテーマと結びつき、80〜90年代はさまざまな理念的立場からの教育批判・学校批判が渦巻く時代となった。その批判の渦中で、学校を「権威ある場所」「たいせつなところ」とする意識（学校の聖性）が、社会からも、子どもたちのこころからも消えていった。

> 「不登校」問題も、この時期には「教育はどうあるべきか」の文脈で論じられた。論者の教育観や理念のちがいによって、学校が生徒を校則や試験によって抑圧的に管理しているから不登校が生み出されるとする説から、学校が生徒をしっかり管理せずにスポイルしているから不登校が生み出されるとする説まで正反対に分かれた。真逆だけれども、いずれにせよ「学校」を批判する点では同じだった。

「社会の変化」が要因である

　実際には、教育（学校）のあり方になんらかの欠陥があったせいで不登校が激増したわけではない。産業構造・社会構造の転換にともなって、子どもたちもふくめて私たちの価値観や意識が❶〜❹のように変化してきたところに本質があった。この変化によしあしはない。

　たとえば❶は、能力も意欲も人一倍ありながら生活条件から進学をあきらめる子がたくさんいた昔にくらべたら、やはりよいことと言わねばならないだろう。豊かな消費社会も、貧困にあえぐ社会より望ましい社会であろう。暮らしが豊かになれば、それだけ個人意識が強まり私的欲求が拡大するのは自然のなりゆきである。ただ、何ごともすべてよしではなく、他方で負の現象をもたらすのである。

> 80〜90年代は経済繁栄と高度消費の時代だった。しかし、国民全般に一定以上の消費力（＝経済力）がなければ「高度消費社会」は維持できない。第15章-1・2で述べた格差拡大の進行が、これからの子どもたちに何をもたらすかが問題。

8　不登校への具体的対応

　以上を背景として、児童生徒をおのずと学校へ向かわせる力が弱まった一方、学校生活をストレスと感じさせる力は強まった。そのため、児童生徒になんらかの負荷がかかれば、たやすく不登校につながるようになったのである。昔なら「こんなことでは休まなかったのに」といった程度の負荷からも不登校が生じ、これが発生数の増加に加えて、内容の多彩化・多様化をもたらしている。一人ひとりへの個別的理解と対応が必要なゆえんである。

　その個別性を前提にしたうえで、一般的な対応を考えてみたい。大づかみにいえば、いよいよ社会的な関係世界に深く足を踏み入れておとなへと向かっていくべき児童期・思春期において、その社会的な関係世界の学校へ入れないのが不登校である。支援の基本線は、いかに社会的な関係世界とのつながりが切れないようにするか、つながりを回復していくかにある。

（1）専門家としてのかかわり

　まず、スクールカウンセラーや教育相談所のカウンセラーなどの専門家的な支援について考えてみよう。

　不登校への児童精神医学的・心理臨床的な取り組みは、典型例1（388頁）、2（390頁）のようなケースを出発点としてはじまり、そこから工夫されたノウハウを継承してきた。しかし現在の不登校は、そうしたケースもなくはないとしても、全体として大きく変わっていることへの留意が必要。

負荷を軽くする支援を

　不登校になってからではなく、それ以前、学校へ行っていたときの生活を本人と一緒に振り返ることがたいせつである。なぜ行けていたのだろうか。学校生活をどう体験してきたのか、学校はその子にどんな意味をもっていたのか。そのうえで、どんな負荷にぶつかったのかを探る。負荷は学

校生活にある場合も、家庭生活にある場合も、その子の内面の悩みにある場合もある。

多くの場合、なんらかの負荷が見つかる。ただし、それを不登校の「原因」とみないことがだいじ。負荷の所在を探るのは「犯人探し」ではない。原因を見つけて取り除くという医学的発想ではなく、何であれ荷が軽くなれば動きやすくなるという発想に立つ。

> Ａさんがエレベーターに乗ったとたん、重量オーバーのブザーが鳴った。みんなＡさんの顔を見る。しかし、Ａさんがブザーの原因ではない。重量オーバーをもたらしたのは乗客全員の体重である。私たちが何かを「原因」と考えるとき、実際にはこういうものが多い。その子のエレベーターにはすでに397-398頁であげた❶～❹が乗っており、さらになんらかの「負荷」が乗ったときブザーが鳴ったのである。別の負荷でも鳴ったかもしれない。とはいえ、Ａさんが降りれば（ＢさんやＣさんが降りても）ブザーはやみ、エレベーターは動きはじめる。同様に、見出された負荷がなんであれそれが減れば、その子のエレベーターも動きはじめる可能性が高まる。

なんらかの負荷が見つかるのは、人間はたえず負荷を背負って生きている存在だからである。それらの負荷のうちには、耐えるべき（乗り越えられるべき）負荷と、耐える必要のない（取り除かれるべき）負荷とがある。両者の見きわめが必要だが、見分けがたく入り混じっているところにむずかしさがある。その内容、本人の年齢、発達レベル、資質や力量、おかれた環境状況などに照らし合わせながら、その子にとっての負荷の重さを推しはかり、それに応じた負荷への対処を本人やまわりと一緒に考える。負荷の構造によって、狭義の心理治療的な支援からソーシャルワーク的な支援まで、さまざまなかかわり方が柔軟に選択されたり組み合わされなければならない。

耐える必要のない負荷（学校内での深刻ないじめ、家庭内での深刻な不調和など）が見つかる場合もある。そのときは、より現実対処的な支援が必要となるだろう（いじめの解決、家庭環境調整など）。

試行錯誤を応援する

その子にとって「学校」のもつ意義や役割のいかん、どんな値打ちをも

ちうるのか、将来何になりたいのか、どう生きたいのか、自分にどんな可能性があるのかを一緒に考えていく。考えるだけでなく、生活のなかでの小さな手探り、試行錯誤を応援する。

　現実性があり、かつ少しでも肯定的な未来像を育むことがたいせつである。将来の可能性や未来の見通しがもてぬまま、目の前の負荷を克服したり、いま現在を努力することはむずかしいからである。とりわけ思春期に入っているケースでは、目の前の学校がどうこうよりも、どう社会に出ていくかの将来展望を少しずつ描いて、学校はあくまでその通過点のひとつの選択肢と考えたほうがよい。タイムスパンを長くとる。

　先の見通しができてきたら、一気に山頂をめざすのではなく、「試しにあそこまで登ってみよう」というような小さな目標をつくってはステップバイステップで取り組みをはじめる。必要に応じて、さまざまな社会資源の活用をはかる。この際、あくまで引き返し可能な試行錯誤で「ものは試し」「失敗は成功のもと」という構えがだいじ。気持ちが「背水の陣」にならぬように配慮する。

バイパスを探す

　学校の聖性（権威性）が下がり、不登校がありふれた現象になるにつれ、休むことそのものが激しい罪悪感や焦燥をもたらすことは減った。高等学校卒業程度認定試験（高認）など、かならずしも学校へ行かずとも資格取得の道も開かれている。サポート校などバイパスとなる回路も増えている。そのため、焦りにまかせず、長い目でじっくり解決に取り組みやすくなっている。反面、漫然と先延ばしされて、いつしか長期のひきこもりに入り込んでしまうリスクも隠れていることへの留意が必要。

　現代社会では、子どもたちが家庭の外で社会的な体験を重ねる場といえばほとんど学校しかない。そのため、あまりに長期の不登校はおとなへの成長の糧となる社会経験を損なう。人交わりのちょっとした不得手さを負荷として不登校となるケースが少なくないけれど、それにこの事態が重なれば悪循環が生じる。

学校への復帰がむずかしければ、それに代わる社会的・共同的な体験の場をどこかに探し出すことがたいせつな課題となる（サポート校、フリースクール、私塾、デイケア等々）。ソーシャルワーク的な支援がここでも必要になる。

（2）家族としてのかかわり

安心して家にいられるようにする

わが子の不登校は勉強のおくれや進級・進学への心配はもちろんながら、親にとってまず堪えるのは、子どもが毎朝「いってきます」と登校し夕方には「ただいま」と帰ってくる、そのあたり前の日常が壊れてしまうところである。長引けばだんだん「慣れて」はくるけれども、それはそれで慣れてしまっていてよいのかの不安が頭をもたげる。

早く登校を、なんとか登校を、と願うのは当然の親ごころだけれども、休むにはその子なりの事情がある。家族として最初にこころがけるのは、子どもが安心して家にいられるようにすることである。

そんなことをしたらよけい学校へ行かなくなるのでは？　という心配はいらない。人間は社会的な動物で、児童期に入ればおのずと、思春期ではさらにいっそう、家族の外の社会的な人間関係の世界へ子どものこころはかならずひらかれている。ただ、なんらかの事情で、そこでつまずいているのである。

家をよきベースキャンプに

児童期・思春期の子どもたちにとって、「家」は社会的な関係世界へ乗り出していくためのだいじなベースキャンプである。登山を思い浮かべればよい。安全なベースキャンプがあってこそ、それをバックに登山家は山頂をめざせる。子どもたちも同様で、安心できる家があってはじめて社会的な世界へ存分に乗り出す力が得られる。わが子にその能動的な力を、ひらたくいえば元気をつけてやるのが家族にできることである。次の3つが

役だつ。

（1）家にいることが「針の筵（むしろ）」にならぬようにすること。
（2）家のなかで何か楽しく取り組めるものを子どもがもてるようにすること。
（3）専門家とつながりをもつこと。

　「針の筵」では安心なベースキャンプにはならないから、（1）は当然だろう。「毎日が日曜日」で楽しくてしかたがない、なるほどこれじゃ学校へ戻る気にはなれないよね——という不登校はみたことがない。学校を休んでいる日々は、やはり、つらい日々なのである。そのつらさが重なれば家の外に踏み出す力がますます萎えてくるだろう。そこで、（2）何かひとつでも楽しいことを家のなかでもてることがことがたいせつとなる。
　楽しさは能動性を伸ばす。最初は電子ゲームにふけるなど現実逃避的なものでもよい。家が安心なキャンプ地になるにつれて、おのずとより積極的な充実感のもてる楽しみを試行錯誤するようになる。逃避は真の充足感を与えてくれないからである。その試行錯誤を、必要なときにはさりげなく手助けしながら、少しずつ行動がひろがっていくのを待つ。およその目安として、そのステップを★42に示す。

★42　不登校からの立ちなおりのステップ
1. 家のなかで子どもの気持ちが安定してきている。
2. 家族の気持ちも安定してきている。
3. 学校も子どもに関心をもちつつ見守ってくれている。
4. 子どもの生活にリズムが出てくる。
5. 子どもの生活リズムと家族の生活リズムの波長があってくる。
6. 子どもが家のなかで能動感をもってやれること、楽しめることを見つけている。
7. 遊びや趣味を楽しむだけでなく、ちょっとした家の用事や手伝いもするようになる。
8. 子どもの興味や関心が、家の外の世界にも伸びはじめる。
9. これからどうしたいのか、学校をどうするか、将来の方向といったテーマについても、子どもが自分なりに考えてみたり、話しあったりできるようになってくる。
10. 子どもや家族が先の見通しが開けつつある実感をもちはじめる。
11. 先の見通しに向けての具体的な現実模索がはじまる。

密室化させないための専門家

さらに（3）専門家とつながりがあったほうがよいのは、解決をお願いするためではなく、家族関係が密室化しないこと、外の世界との風通しがあることがたいせつなためである。ベースキャンプが外界から孤立していては安全な基地にはならない。不登校は家族にもつらいことなので、それを分かちあってもらえることも気持ちの支えになる。不登校になった子どもがあらためて社会とつながりを回復していく歩みは、先に「専門家としてのかかわり」のところで述べたとおりで、その歩みを家族がバックアップするうえでも、専門家との協力が役にたつ。

（3）教員としてのかかわり

見捨てていないというサインを

毎日出席をとり、不登校のはじまりや兆しをすぐに察知できる場に教員はいる。登校していた頃のその子も知っている。小さな負荷からも不登校が生じるようになったことを裏返せば、負荷そのものは小さくて、そこをすぐに支えてやれば不登校にならずに済むケースもままある可能性を示唆する。教員のいち早いバックアップが役にたつことが少なくないにちがいない。

不登校になった子どもに教員ができる最大のサポートは、休んでいても、忘れたり見捨ててはいないというサインを絶やさないことだろう。休みはじめたらそのままにせず、「家庭訪問」で子どもに会いにいくようにする。教員の訪問は「登校刺激」となってプレッシャーを与えるから避けようとされた時代もあったが、現在の不登校には多くの場合あてはまらない。最初がたいせつで、次のことに慎重に留意すればよい。

家庭訪問のポイント
❶**不意の訪問は避ける**

かならず「いついつ訪問したいが会えるかな」と家族を通してアポイントメントをとる。社会的な礼儀でもあり、子どもに「侵入」と体験される

はたらきかけは禁物。
❷**理由などは聞かない**
　子どもと会えても、学校へ来るよう勧めたり、なぜ学校へ来られないのか理由を問うたりはしない（本人のほうから語れば耳を傾ける）。「みんな心配しているよ」みたいなこともいわない。子どもがおし黙っていたら、強いて話を引き出そうとはしない。「どうしているのかなと思って会いにきた。顔を見られてよかった。何かこちらにできそうなこと、してほしいことがあればできるだけのことをする」といったメッセージだけ伝えられれば、十分である。長居は避ける（子どものほうはけっこう緊張している）。
❸**無理に会わない**
　「会わない」という応答であれば、無理には会わない。ただし、いったん断ったらそれっきり、とならないことが重要。会うのを拒んでも裏にはいろいろな気持ちが混じっている。本人に会えなくても、家族に会う。家族を通して上記❷のメッセージが子どもに伝わればよい。
❹**定期的に訪問する**
　教員は多忙だし時間外の仕事になるけれども、できるだけ定期的に訪問したい。本人（本人に会えなければ家族）と顔をあわせることが継続されれば、子どもにも家族にも大きな力となる。その担任の努力を学校全体が支えてくれるとよい。
　訪問の基本的な姿勢は、登校の再開をうながすよりも（まずその前に）、やはり「家が安心なベースキャンプとなること」を第一義におく（それが実ってくると「会わない」といっていた子も訪問時にひょっこり顔を出す）。★42のどのステップにいまその子がいるかを判断しながら、それにあわせたかかわりを控えめに、しかし粘りづよく積み重ねていけばよい。
❺**おとなとのかかわりを体験してもらう**
　子育ての私化の進行によって、親以外のおとなと親和的なかかわりをもつ体験が薄いまま児童期・思春期を過ぎていく子が現代ではめずらしくない。おとなと接する体験幅の狭さは「おとな化（社会化）」をむずかしくする。教員の継続的な訪問は子どもにとって、その体験機会となる。教室で

はクラス全員に顔を向けるのが教員の役割だが、ここではその子だけに顔を向けることができる。不登校と発達障害は問題は別だが、発達障害のところで述べたような「親和感」を子どもに抱けてくると、その子の成長に大きな力となる。

カウンセラーとはちがう役割がある
　現代の児童期・思春期の子にとって、学校以外に社会的な場は乏しい。学校から外れるのは「社会を失う」ことになり、その不安感と孤立感は大きい。「社会」に入れないのは自分の事情だとしても、入れないからといって「社会」はけっして自分を置き去りにはしないという安心と信頼がたいせつである。
　学校からの教員の訪問はそれを具体的なかたちで与えるものとなる。子どもが相談室に来てくれるのを「待ちの姿勢」で臨むのを基本的方法とするカウンセラー（むろん例外はあるが）とは異なるこうした支援に、教員ならではのだいじな役割があるといえるかもしれない。

＊

　以上、専門家、家族、教員と分けて述べたけれども、これらは内容的に互いにつながりあい重なりあっていることがわかるだろう。三者の呼吸のあったかかわりがなされたなら、解決は遠くない。

9　子ども同士の関係の失調（いじめ）

　ここからは不登校のような学校生活の回避ではなく、学校の関係世界のなかに入って子どもたちがぶつかる困難やつまずきに目を向けてみよう。これは現代の学校が子どもたちにとってどんな世界となっており、それが個々の児童生徒の社会的な力の成長にどう絡みあっているか、という問題と重なっている。

いじめの現在

　子ども同士の社会的なかかわりが失調的になったものの代表として、いわゆる「いじめ」をとりあげることができる。その多発や増加が語られるけれども、どこまで「いじめ」とみなすかの判断のむずかしさや暗数も多いところから、実際にどのくらい多発しているのか、本当に増加しているのか、正確なところはわかりづらい。

　数字はともあれ、この現象は、現代の子どもたちが児童期から思春期において社会化をたどる途上でぶつかる問題がどんな性質を帯びるかを示ししている。くわしく考えてみたい。

　　9歳から14歳までの全国の小中学生2000名（調査有効数1404名）を対象に面接調査をした「平成25年度 小学生・中学生の意識に関する調査」（内閣府）では、「友だち関係がうまくいっているか？」の質問には「うまくいってる」の回答が81.3%。「まあうまくいっている」も含めれば、97.5%の児童生徒がうまくいっていると答えている。90.2%が「なんでも話せる友だちがいる」と回答し、「今の友だちとのつきあいは楽しいか？」には「楽しい」が90.7%、「まあ楽しい」をあわせれば98.8%が友だちと楽しくつきあっているという数字である。「いじめ」はどこに隠れているのだろうか。

　むろん、この統計ですべてがいえるわけではない（「なんでも話せる友だち」の有無は尋ねても「きらいな友だち」「いやな友だち」の有無は尋ねていないなど調査法が不十分）。しかし、おおまかに眺めれば、子どもたちのマジョリィティは、学校での友人関係をまずは良好に過ごしているとみてもさしつかえないだろう。

　これは、「社会性」や「コミュニケーション能力」が重視される社会になったことのあらわれと考えることができる。よい友人関係維持への努力が子どもたちの間で払われていることが、これらの数字の背後にうかがわれる。

　ただそれだけに、そこからこぼれたり、そこに入れない少数の子がいて、大多数がうまく楽しくやっているだけに、それとのギャップは深刻なものとなるにちがいない。

たとえば、みんなが「なんでも話せる友だち」をもっていてあたり前なら、もし自分に友だちがいなければ、それだけで「社会的な失格者」と刻印づけられかねない。友だちのいないこと、ひとりぼっちなことに対するおびえに近い心理が醸成されやすい雰囲気が子どもたちの間にある。

中学生で5％、高校生で2％がいじめられ体験

★43は「中学生・高校生の生活と意識調査2012」（NHK）から引いた。無差別に選んだ全国の12歳から18歳の中高生1800人（調査有効数1142人）を面接調査したもので、これを参考に考えてみよう。この調査では、その内容や程度はまちまちだろうが、およそ中学生では5％、高校生では2％が、いじめられた体験をしていることになる。このくらいはあってふしぎないかもしれない。内閣府の調査結果（前頁）とも矛盾しない数字である。

10　伝統的な「いじめ」と80年代からの「いじめ」

「いじめっ子」によるいじめ

「いじめ」という名詞表現は80年代半ばに生まれた新しいもので、子ど

★43　いじめの経験

今の学年になってから（％）		1. あった	2. なかった	3. 無回答
A. 友だちにいじめられたこと	全体	3.7	95.6	0.7
	中学生	5.1	94.6	0.4
	高校生	2.0	97.7	0.4
B. 友だちをいじめたこと	全体	3.2	96.1	0.6
	中学生	3.7	96.1	0.2
	高校生	2.3	97.3	0.4
C. 友だちがいじめられているのを見聞きしたこと	全体	24.8	74.6	0.6
	中学生	31.8	67.9	0.4
	高校生	17.2	82.6	0.2

NHK「中学生・高校生の生活と意識調査2012」より

も集団で起きるある種の行動群が、この一語に括られるようになった。

　けれども、昔から「いじめっ子」の言葉はあって、いじめっ子とその子分やとりまきによる「いじめ」は戦前からめずらしくなかったことが多くの資料でわかる（たとえば戦時中に疎開児童が受けた深刻な体験）。子ども集団が現代よりずっとラフで乱暴だったこともあり、相当ひどい理不尽な行為がなされたもので、ターゲットの「いじめられっ子」はそれはつらい思いをした。こうした「いじめっ子」によるものが昔からの伝統的な「いじめ」だった。その典型像は次のようなものである。

伝統的ないじめの典型像

(1)なんらかの意味で子ども集団のなかで力をもったガキ大将やボス的存在の特定のいじめっ子、(2)その子分・とりまき、(3)中立的ないし傍観的なその他おおぜい、(4)底辺でいつも標的にされる特定の「いじめられっ子」、という階層的な構造のなかで起きているのが典型なパターンだった。いじめっ子と子分はいつもいじめる側、いじめられっ子はいつもいじめられる側でその役割は固定している。
藤子不二雄の漫画『ドラえもん』の「ジャイアン─スネ夫─のび太」の関係は、その伝統的なパターンを下敷きにしている。のび太の場合もドラえもんがいなかったら、かなりきつい子ども時代となったかもしれない。

　しかし、そこにおとなたちが介入したり、いじめ対策が叫ばれるようなことは昔はなかった（個々の場面で目に余れば注意したり「弱い者いじめ」はいけないと叱ったりはしたにせよ）。いじめもけんかも、成長途上の子どもにはつきものの社会行動で、それらの体験に揉まれながら子どもはおとなになる（社会化する）というのが、おとなたちの共通理解だったからである。

　子どものけんかに親が出ないのと同様、子どものいじめに親は出なかった。「子どもの領分」と「おとなの領分」とがしっかり分かれていた時代である。社会はずっと貧しく、多くのおとなは生計のほうに追われていた。

「おとなが出る幕」ではなかった時代

　いじめも「成長の糧」とする昔の見方は、あながち的はずれともいえない。おとなが子どもの領分にみだりに介入しないことで、子どもたちの自

律性が護られる。まだ成長途中の子ども同士が相交われば、やっかいごとやトラブルが起きないはずはない。そうした自分たちの間のやっかいごとを、おとなに頼らず、子ども自身が自力でなんとかする努力を通じて、社会的・対人的な問題を処理する力を子どもは身につけていける。けんかもいじめも、そうした成長過程におけるやっかいごとに過ぎず、「おとなが出る幕」ではないとされてきたのである。

　その「いじめ」が大きく社会問題化してきたのが80年代半ばからである。ひとつは子どもたちの間の「いじめ」の構造が大きく変化したこと、もうひとつは「子育ての私化」と「教育とのリンク」の進行によって、子どもの領分だった「いじめ」もおとなの視野におかれ、おとなが介入すべき領分とされるようになったこと、このふたつが背景となっている。

「もはや殺すしかない」（60年代）

　「いじめ」の構造変化の先触れとして、すでに60年代の後半、従来とはタイプの異なる「いじめ」が出現してきていた。戦後の青少年犯罪や非行の推移を報道記事をつぶさに収集して分析をおこなった赤塚行雄から引いてみる。

60年代半ばのいじめ

《1960年代の中ごろからは、「いじめる」＝「いじめられる」という関係の中で、ふいに我慢ができなくなって、「いじめられる」側が一転し、鋭い反撃に出て、相手を殺すという事件が、学校などでも起きはじめている。》［赤塚1982］

　赤塚はそれらの事件を分析して、(1)「いじめる」＝「いじめられる」の関係が陰湿化・長期化していること、(2) 発生の場が従来は地域内の遊び場など「私的空間」だったのが、学校の教室という「公的空間」に移っていること、(3) ふたりの「友だち同士」の関係だったものがいつのまにか対等性が失われ、片方が他方をいつもからかったりいびったりこきつかったりする一方的な支配＝被支配関係に転じたものであること、この3点を特徴としてとらえ出している。前思春期〜思春期における友だち関係

形成（第16章-2）がゆがんでしまった失調形態とみることができる。
　今日の「いじめ」はいじめられた側の自殺から社会問題化したけれども、この時期にはいじめられた側の殺人が問題となった。もはや「死ぬしかない」「殺すしかない」の差はあれ、いずれにせよ、いじめられる側が極度に追いつめられる事態が生じるようになったことを意味する。

主戦場は学校に

　久しい間、家庭の外で子どもたちが相交わる「主戦場」は学校よりも近隣の原っぱや空き地などの遊び場だった。そこで子どもたちは（おとなの目から放たれて）遊びあいながら自律的な社会交流をしていた。遊びだけではなく、「いじめ」も当然そこで起きていた。しかし、60年代に入り高度経済成長につれて地域の隣保的・相互扶助的なネットワークがしだいに弱まり、自律的な遊び場としての原っぱや空き地も消えはじめた。そのため子どもたちの社会交流の場が「学校」だけとなっていき、「いじめ」も学校に場を移したのである。

グループ内の相互作用としてのいじめ（80年代）

　80年代になってあらわれてきたのは、「いじめっ子―子分―いじめられっ子」という伝統的なヒエラルキーが消えて、平準的な子どもグループのなかでの相互作用による現象としての「いじめ」だった。従来の「いじめ」への理解ではとらえきれない現象で、学校現場は介入や対処のむずかしさに困惑した。いろいろなバリエーションがあるが、典型的な像は以下のように描き出せる。

80年代半ばのいじめ

伝統的な「いじめ」は、疎開児童へのいじめに端的にあらわれたごとく、その子ども集団にとって本来帰属しない外部の者（よそもの）や、なんらかの意味で集団のなかに帰属しきれない異質性（スティグマ）をもった者が「いじめられっ子」になるのが典型だった。
ところが、この新しい「いじめ」は、同質性の高い友だちグループの内部で、そこに帰属するメンバーのひとりが他のメンバーたちの標的となるというものだった。

「いじめる／いじめられる」の関係も階層的な固定構造をもたず、いじめる側だった者が風の吹きまわしで突然いじめられる側にまわってしまうなど、関係が相対的・偶発的・流動的なものとなった。昔の「いじめっ子」のような特定のひとりが支配権を握って「いじめ」を動かすというよりも、関与の程度に濃淡はあれ、グループメンバー全員の「集団心理」によって動いており、「いじめ」を仕切る「主体」がはっきりと存在しない。

いじめの内容も拡散して、ちょっとした悪ふざけやからかい、意地悪やいやがらせ、さらには暴力・脅迫・恐喝など非行や犯罪に近いものにまで多様化し、「いじめ」か否かの線引きがむずかしくなった。している者たちは主観的には「いじめ」と思っていない場合もめずらしくない。

なぜ深刻化しやすいか

　このタイプの「いじめ」は深刻化しやすく、しかも対処がむずかしい。理由は6つほどあげられる。

(1) 昔のそれは、いじめられるのはおおむね特定の子で、その他おおぜいが「いじめられっ子」になるリスクは、よほどのことがなければなかった。しかしこの「いじめ」は、いつだれにお鉢がまわらないともかぎらぬ気まぐれさをもち、みながその不安と緊張を共有するものになった。そのため、「いじめ」がはじまればグループの全員が多かれ少なかれ参与せざるをえず、仕切る「主体」があいまいなため歯止めがかからぬままエスカレートしていきやすい。中立者ないし傍観者は、そのグループの外の子どもたちである（よそのグループには立ち入らないのが暗黙のルール）。

(2) 特定の「いじめっ子」が仕切っている場合は、その子に向かって完全に白旗をあげるか、窮鼠的に反撃するかすれば（60年代には殺人にまでいってしまったが）局面が変わる可能性もあった。しかし、この「いじめ」では、その相手となるべき「いじめの主体」がはっきりしないため、まったく出口なしとなってしまう。

(3) 伝統的な「いじめっ子」には自分がしていることに自覚があり、ひど

いことをしても（いじめのプロ？として）超えてはならないギリギリの一線はわきまえていた。ところがこの「いじめ」では、一人ひとりに自覚が薄く、全体を仕切る者もいないため、集団心理のひとり歩きによっていつのまにか一線を超えてしまう。

(4) 発生の場が「友だちグループ」のため、「いじめ」を逃れるのが困難。そのグループを抜けてしまえば逃れられる理屈だが、それは学級や学校のなかで「ひとりぼっち」になることを意味する。「社会性」に大きな価値がおかれ、「友だち」がいないことがゆゆしき事態である現代では、それはできない。苛まれつつ離れられない。「いじめ」の手段としても、伝統的な「いじめ」では多かった身体暴力より心理的な手段が選ばれ、なかでも「無視」や「仲間はずれ」が多いのは、それがもっとも相手にダメージを与えるものだからかもしれない。

(5) 友だちグループという閉じた関係世界で生起しているため、外からはみえにくい。「おとなはなぜ気づかなかったか」の声が事後的に出るけれども、子どもたちはおのずとおとなの目から放たれた自分たちだけの領分をもとうとするもので、それが自律性や社会化を培う力でもある。「いじめ」がおとなの目にキャッチされにくいのは、良くも悪くも「子どもの領分」の現象だからである。いじめられている子も、なかなかおとな（親や教員）には訴えないのはそのためである。いじめられている自分の無力さ、みじめさをさらしたくないという矜持の問題もある。

(6) いじめの中心的な手段が、客観的にとらえやすく刑法上の「犯罪」としてチェック可能な身体暴力から、冷やかしやからかい、言葉での攻撃や悪口、無視や仲間はずれ等々の心理的な手段へ移ったことも、「いじめ」かどうかの線引きや対処をむずかしくしている。

「いじめ」は日本特有の現象ではなく諸外国の学校でもみられ、欧米での発生率はとても高い。たとえば英国において2004～06年にかけて実施された14歳生徒1万5500人を対象とした調査では47％が「いじめを受けたことがある」と答えている［望田 2013］。
　ただ、社会構造も教育システムのあり方も異なる他国と単純な比較はできないかもしれない。内容にもちがいがあって、森田洋司［2001］によれば、欧米の「いじめ」は、同級生や友人グループの間ではなく、上級生が下級生を標的にした身体的な暴力が多いのが特徴だという。起きる場も教室ではなく教室の外が多い。80年代にあらわれた上述の日本型（？）のそれとは構造や内容が異なっている。

11　「いじめ」の変化とその社会背景

　子どもの世界は、おとなの世界を（良くも悪くも）どこかで取り込んでいる。上述の「いじめ」の構造変化も、私たちおとなの社会構造の変化を取り込んだものと考えられる。

階層秩序社会のいじめ

　伝統的な「いじめ」がゆるぎない階層性をもっていたのは、社会において上下の階層秩序がおとなたちの間にまだしっかり生きていたことの反映だった。それが学校のなかの「学び」の世界では、担任のもとに級長をトップとしてその下に何人かの力量のある子どもがいて学級全体を掌握するという階層秩序となってあらわれ、学校の外の「遊び」の世界では、ガキ大将が子分を従えて仕切る裏の階層秩序となってあらわれた。「いじめ」は後者の世界で起きることだった。

　戦前から高度成長時代までのおとなたちは、地域の隣保的な生活共同体であれ、会社のような職場共同体であれ、しっかりした共同体的な枠組みを自明のものとして、その内部での結束をだいじな価値としていた。その枠から外れる者、結束を乱す者はおとなの社会でも非難や排除の対象とされやすかった。したがって子ども集団でも、集団の外部の子、集団内でもなんらかの異質性をもった子が「いじめられっ子」にされた。

平準的な大衆社会でのいじめ

　しかし、経済成長が達成され高度消費社会に入るにつれ、平準的で平等な大衆社会が生み出され、社会の階層秩序はがっちりした構造をなくしていった。それと同時に経済状態の向上によって地域共同体の隣保的な相互扶助のニーズが下がり、私意識・個人意識の拡大がそれらのきずなをむしろわずらわしいもの、私生活に侵入的なものと感じるようになり、それらの共同性も都市部から解体されていった。

　80年代、「リーダーシップをとれる生徒がいなくなった」と教員の間でよくいわれるようになった。これは個々の生徒の能力の問題ではなく、教員の指導下で級長がリーダーとしてみんなを統率できる学級の階層秩序が成り立たなくなったためである（それが進めば「学級崩壊」）。それとパラレルなかたちで、「いじめ」も、力をもった特定の「いじめっ子」が頂点で仕切る階層構造を失った。

　それとあわせて、クラス全員が「同じ学級」の一員といった公共的な共同意識や「学級」への帰属意識のもとに一体性をもつことが（おとなの世界でも「同じ町内」「同じ会社」の一員といった意識が薄れたように）むずかしくなった。クラスとしてまとまるのではなく、ごく少人数単位の恣意的に集まった友だちグループにばらばらに分かれてかたまるようになった。その小グループが、現代の子どもたちの社会的な関係世界である。したがって「いじめ」も、その内部での社会行動に変わったのである。

　その仲よし同士でかたまった友だちグループのなかから、上述のような「いじめ」がある頻度で起きてしまうのは、98.8％の小中学生が「友だちと楽しくつきあっている」ことの、まさに「ネガ」かもしれない。次のように考えられる。

均質性から外れることへの恐怖

　園から小・中・高校と、現代の子どもたちの大半は、幼児期から一貫して非常に均質性の高い同年齢集団のなかで社会化の道を歩んできている。ずっと均質集団のなかで対人スキルを磨いてきた場合、まわりの者とのさ

さいなずれや齟齬にも繊細に（ときには過敏に）神経がはたらくデリケートな対人意識が育まれやすい。そこから仲間内では互いにずれや齟齬が起きないようこまかく気をつかいあう意識が生まれる。高度消費社会となって人びとの間で「社会性」が倫理化されたことも、この傾向を助長している。その反面、大きな「差異」をもつ者、自分たちとは「異質」と感じられる者への違和感や警戒感は（ときには過度に）強まりやすい。

これに加え、子どもたちにとってその均質的な集団世界がほとんど唯一の「社会的な居場所」であるため、その均質性から外れること（友だちと同じでないこと、友だちに違和感をもたれること）への不安やおそれを多かれ少なかれ抱えがちになる。居場所を失うことにつながるからである。

子どもたちのこころの底にひそむこの不安やおそれと、ほとんどが「友だち関係はうまくいっている」「なんでも話せる友だちがいる」「友だちと楽しくつきあっている」と回答することとは表裏一体の関係にある。不安とおそれゆえに友だちとの間柄をよきもの、波風立たぬものにする不断の努力が払われるのである。しかし、そこには無理や緊張があって、それが「いじめ発生」の素地となっていまいか。

> 異質性や多様性からなる社会集団の内では少々のずれや齟齬は問題にならない。けれども集団の均質性が増すほど、わずかなずれや齟齬も大きな違和と感受されて、つまずきの石となる。たとえどんなに気をつかいあっても合わせあっても、気持ちや考えのずれや齟齬がまったく起きない人間関係はありえない。ひとはそれぞれみんなちがうからである。したがって、だれしもまわりになんらかの違和を感じさせることはあり、それへの反応のひとつとして「いじめ」が生じるようになる。「あの子ってナンカこうじゃん」といったふとした軽いやりとりが、いつのまにか「あの子を無視」に発展する。
>
> もちろん、「みんなちがって、みんないい」（金子みすず『わたしと小鳥とすずと』）とは、子どもたちもすてきな理念として知っている。この詩が好きという子もたくさんいる。しかし、現実にそうふるまわせるのは「理念」ではなく、異質性・多様性のなかを生きてきた経験がもたらす「ちがうこと」への「なじみ」や「慣れ」なのである。そこがどうしても不足している。相手が「小鳥」や「すず」ならいいけど、「友だち」では許せないということが起きる。

あらたな階層性──スクールカーストの時代

2000年代に入ってからの「いじめ」も上述の延長線上にあるけれども、

「一億総中流」の時代は終わり、社会の格差拡大・二極化が進むなかで、子どもたちの間にもあらたな階層性が生み出されてきた。「スクールカースト」と呼ばれるもので、「社会性」「コミュニケーション能力」（いわゆる「コミュ力」）の多寡によって友だち間でランクづけが起きる階層性である。

> 子どもの社会行動は、おとなのそれをどこかで取り入れている。この学校内でのカーストを形成する「社会性」「コミュ力」とは、メディアで活躍するタレントのそれである。まわりの雰囲気をすばやくキャッチして盛り上げたり、笑いをとったり、場をじょうずに仕切ったりできるわざである。親以外のおとなの他者と親密に接する体験の乏しくなった現代の子どもたちにとって、もっとも親近感の抱けるおとなの他者とはメディアを通じて接するおもしろいタレントたちしかなく、それゆえ行動モデルになるのかもしれない。

しかし、これは狭い子ども集団内でのみ通用する「社会性」「コミュ力」である。学校を出ていよいよ実社会を生きるとき、おとな同士の人間関係を結んでいくとき、それを支える社会的・対人的な力となるかといえば、かならずしもそうならない。テレビカメラの前というお約束の世界での行動がモデルのためだろう。

そうした子どもたちにおいて、カースト上位の者から下位の者への「いじり」（遊び、戯れ）がいつしか「いびり」（いたぶり、いじめ）に転化するというタイプの「いじめ」があらわれてきた。子どもはいつでもどこでも「遊び」を求め、「遊び」を生み出す。学校という退屈な空間のなかでの気散じ、気のおけない友人間での戯れあいが、いつのまにか友人を「おもちゃ」にする遊びと化すのである。

する側は遊びで、いじめている意識はない。しかし、人間にとって、他人の「おもちゃ」にされるほどディグニティが壊される体験はない。不幸にして彼らは、その残酷さに想像力が及ぶほど「心理的なおとな」にはまだ育っていない。こうして、する側とされる側との間に深いギャップが口をあける。

12 規範意識と「いじめ」

子どもの正義

　人間社会はさまざまな掟やルール、すなわち規範からできあがっており、基本的にそれが私たちにとって正しい／正しくないの基準になっている。規範なしでは、人間は社会的な関係のなかでぶつかる利害対立を処理できない。社会的な規範を共有し、その遵守と違反のチェックとが社会的な意味での「正義」である。児童期に入り、本格的な社会化がはじまるにつれ、子どもたちは社会規範の世界に足を踏み入れ、子どもなりに「正義」の感覚をもつようになる。

> 　アニメやコミック、小説などで「正義のヒーロー・ヒロイン」たちが闘う物語に惹かれるのが、この時期である。正義を守るのが至上の任務で、そして最後に勝つのは正義という世界。
> 　しかし、それだけではない。「正義」にひらかれることと「悪」にひらかれることとは対になっている。児童期から思春期にかけて、他愛もないものにせよ、けっこう悪質なものにせよ、何かしらの「悪戯」や「わるさ」をしたことがゼロという者はまずいないだろう。おとなに成長していくにはこの二重の体験が必要で、悪一筋も困るけれども正義一辺倒も果たしてどうか。

　以前のように階層秩序や共同体的な枠組みがしっかりしたなかで人びとが暮らしていたときには、子どもたちの間でも社会的な規範枠が「正義」の基準となった。表の規範としては級長が頂点で仕切る学級のルールがあり、陰の規範としてはガキ大将が仕切る遊び場のルールがあった。前者は背後におとな（教員）の意志があったが、後者はおとなの目から放たれた子どもたちの間だけでの自然発生的な掟だった。そして、いずれの規範でも、それに抵触したときには、なんらかの制裁が発生した（ペナルティがまったくない規範は存在しない）。

　学級のルールは原則として教員が責任をもち、叱責やペナルティを与えるのも教員の役目だったけれども、遊び場でのルールは子どもたちだけのものだった。当然、対立や摩擦も起きて、「けんか」で決着をつけたり、年長児や力のある子どもが調停や裁定をしたり、いずれにせよ「子どもの

領分」内で処理されていた。これを通して子どもたちは社会的な力を培っていたといえる。

　ときには、ある特定の子をほかのみんながなじったり攻撃する事態も生じた。これは子ども集団が共有している掟に抵触した場合である。まわりからの一方的な攻撃となり、一見「いじめ」にみえるけれども、子どもたちの意識ではルール違反への「制裁」（正義の行使）であって、「いじめ」とは別のものだった。

　おとなの社会だって社会規範への抵触にはなんらかの非難や制裁がなされる。その子ども版である。そこでは制裁によってなんらかのけじめがつけば、それで終わった。

社会的規範から感性的規範へ

　同様に現代でも、子ども間の規範に触った者への「制裁」（正義の行使）が起きる。これは昔と変わらないが、子どもたちの規範意識が大きく変わっている。「学級崩壊」の多発が物語るように現在の児童生徒の意識から「学級のルール」を自分たちのだいじな規範とする意識は弱まっている。ガキ大将のいた遊び場も、そこにおける自然発生的な掟も消えている。

　これは私たちの社会で階層秩序や共同体的な枠組みが大きく緩んだのとパラレルな現象である。子ども集団における「正義」は、社会的な規範に準拠するよりも、私的・感覚的・感性的な好悪に準拠する度合いが高くなっている。

　「いじめ」を注意されたとき、しばしば「だってあいつ、○○だもん」と子どもたちは反論する。だから無視したり攻撃したのであって、これはしかるべきペナルティであって、理不尽な「いじめ」とはちがう。「悪」は相手にあり、「正義」はこちらにある。このように理屈だてて語られなくても、こうした気分が子どもたちのなかで強くはたらいている。

　そしてこの○○のなかに入るのは、ウザイ、キモイ、セコイ、トロイ、チョウシコイテル等々……きわめて感覚的・感性的な評言である。

感性的規範には基準がない

現在の子ども集団では、社会的・共同的なルールよりも、感性的な対人感覚の共有が一種の規範となっている（たとえば「ウザイ」のは絶対に許されない、とか）。その感性的な規範に抵触した者に対して子どもたちは容赦がない。均質集団のなかで育って鋭敏化したセンサーがキャッチする微細な「不快感」が刺激されたとき、自然に制裁が起きる。

残念ながら子どもたちは、この「〇〇」以上の言葉をもてていない。感じとった違和や不快に対して、そのディテイルを掘り下げて言葉にする力、それをもとに違和や不快を処理できる力が育っていないことを意味する。ボキャブラリーの乏しさが示すとおり、（「コミュ力」はあっても）真の「コミュニケーション能力」はまだ育っていないのである。

「社会的な規範」は具体的で、抵触するか否かの基準もはっきりしている。違反への制裁の程度も、どんな規範にどう抵触したかによっておよそ基準がある。ところが子ども集団の「感性的な規範」は感覚に準拠しているため、あいまいかつ気分的なものとなりやすい。そのため抵触しないで済む安全域がだれにもわからない。「制裁」にも基準がないため、ともすれば際限がなくなり、子どもたちの主観的意識はどうあれ、結果的には「いじめ」同然のものとなる。

13　学校ストレスと「いじめ」

慢性的なストレス感をどう解消するか

「不登校」増加の理由に、(1) 学歴価値の低下、(2) 学業と労働のギャップ拡大、(3) 学校での心理緊張の高まり、(4) 学校の聖性（権威性）消失、をあげた。学校で勤勉に勉学に励むことに確かな意味や手応えをもてない児童生徒が多数となり、なんらかの負荷がかかればそのまま不登校におちいりやすくなった、と（第16章-7参照）。

とはいえ、大多数の児童生徒は休まず登校している。学歴価値が下がればこそ、その学歴すらなければ落ちこぼれになるおそれのためと、ほかに

「社会的な居場所」がないためである。友だちと出会え、友だちと過ごせる場は学校のほかない。この（1）〜（4）はそのまま「いじめ」発生の背景ともなっている。

　学業に意味や手応えをもてないまま登校している子どもたちにとって、黒板に向かって過ごす一日は、自由のきかない窮屈さと、能動的な興味がもてない倦怠に耐えねばならぬ時間として体験されている。私語や居眠りによってしのぐ努力（?）もされてはいるが……。

　そうした窮屈さと倦怠の日々は、多くの子どもたちに慢性的なストレス感をもたらしている。その慢性ストレス感を緩和してくれるものは、友だち仲間との楽しい交流をおいてはない。それもあって、現代の児童生徒にとって学校での友だち関係の良否が切実なのである。

「いじり」「ひやかし」「からかい」が限度を踏み外す

　窮屈で気だるい学校の時間をいかに楽しいものとするか。それがストレスを解消するための大きな課題となる。「いじめ」もそこから生じてくる。先にあげた「スクールカースト」のなかで、いじり役がいじられ役をいじって笑いをとるのも、ストレス解消策として子どもたちが見出した娯楽である。その意味ではストレスへの対処努力ともいえ、その範囲にとどまっているならそれでよい。ところがプロの芸人ではない悲しさ、子どもたちの「いじり」は限度を踏み外すのである。

　「ひやかし」や「からかい」も、近しい間柄で親和性を帯びたジョークとしてなされるかぎりは、ちょっとしたスパイスとして対人交流の味わいを深めてくれる。ストレスの緩和剤ともなる。けれども、ストレス解消のほうが目的化するにつれ、親和性がしりぞいて攻撃性が前に出てくる（子どもにはその境界線、スパイスのさじ加減がわからない）。

　こうして「ひやかし」「からかい」を超えて、「悪口」「攻撃的な言葉」「いやがらせ」「おどし」など、友人を自分たちのストレスの一方的なはけ口にするという色合いが濃くなってくる。この色が濃くなれば、ストレス発散にさえなればよくて、相手はだれでもよくなる。だれが標的になるか

はすっかり恣意的・偶発的になり、しかも短期間で移り変わるようになる（ずっと同じ相手では飽きて解消効果が下がるためか？）。

だれもがいじめ、いじめられる

　もちろん、子どもたちがどこまで自覚的・意識的にそうしているかは微妙である。子どもたちの間にひろがっている漠然としたストレス感が生み出す、なかば無意識の集団心理現象とみたほうがよいだろう。この集団心理においては、なんらかの特性をもった子がいじめっ子やいじめられっ子になるのではなく、可能性としてだれもが「いじめ」をし、だれもが「いじめ」をされるようになる。

　子どもたちの学校生活をうっすらとおおっている慢性的なストレスをどうすればよいかが大きな課題だろう。このストレスは「いじめ」だけでなく、不登校や学級崩壊の背景ともなっている。

> 標的の入れかわりが多くなれば、結果として「いじめ」を経験する者の数は増えて、統計上、深刻化したかにみえるかもしれない。しかし、ひとりのいじめの継続期間は短くなるわけで、ひとりだけがずっと標的にされる事態とどちらが深刻かは一概にいえない。「前は自分がいじめていたのに今度はいじめられる側に……。そうなってはじめて自分が何をしていたかがわかった」と気づく子もいる。

14　「いじめ」への対処

　社会変化と関連づけながら、「いじめ」がどんな現象かをたどってきた。現在起きているものは、ここまで述べてきた各種のタイプのものが、さまざまなバリエーションをはらんで入り混じっていると考えられる。「いじめ」の一語で一括りにできないゆえんである。

> たとえば戦前からの伝統的なタイプの「いじめ」は今では一般性をなくしていようが、上下関係に厳しく一体感を重んじる一部の部活動のなかなどに、ひそかに残っていないとはかぎらない。

　児童期に入り、家族の懐を離れ「学校」という社会集団に参入して、子

どもたちは集団での協力や協調、助けあいや喜びあいの体験を知る。他方で齟齬やずれ、摩擦や対立、違和や不快の体験も知り、それらを処理するわざを学びながら、おとなへと成長するのである。

　「いじめ」と呼ばれる現象も、その途上で子どもたちの間で生じる社会行動のひとつだと考えねばならない。社会行動である以上、その社会でのおとなの行動をなんらかのかたちで映している。

　実際、子どもだけの特殊な行動ではない。それをどう呼ぶかは別として、職場で特定の同僚をみんなが疎んじたり、上司と部下との関係において（少なくとも部下からすれば）理不尽な扱いが続いたりといった事態を見聞するのはまれでないことからもわかる。メディアによる不祥事叩きにも、インターネットで寄ってたかっての個人バッシングにも、同じものがみてとれないだろうか。

　人間の社会的な関係世界では、排除や攻撃、パワー行使も、ひとつの問題処理の手立てとなっている（最善手かどうかは別として）。その手立てにみんなで「協力」や「協調」をするのも、ひとつの社会行動である。社会化途上の子どもたちが同じことをしてもふしぎはなく、絶対の「悪」として撲滅せんとする取り組みには無理がひそんでいる。

　とはいえ、それがエスカレートしたときの深刻さを考えれば、もちろん、放置するわけにはいかない。

　だいじなことは、ただちにおとなの介入をあれこれ考える前に、本来は「子どもの領分」におけるやっかいごと、トラブルだという原点に戻ってみることかもしれない。

　子どもたち自身はどう対処しているのだろうか。「いじめ」発生のピークは小学校5〜6年から中学校1〜2年だが、もうこの年齢になれば子ども同士、仲間内のやっかいごとは自分たちで対処しようとする自律性の発揮がたいせつである。

(1) 子ども同士の対処

半分はアクションを起こしている

「中学生・高校生の生活と意識調査2012」(NHK)では、★43の設問に「C.友だちがいじめられているのを見聞きしたことがある」と答えた中学生181名、高校生96名に対して「どうしましたか」と問うている。その回答を★44に示す。

「いじめ」が当事者の間だけで解決されるのはむずかしい。まわりの者のかかわりが鍵をにぎっている。「いじめ」について繰り返し強調されているのは「周囲の見て見ぬふり」「大多数の傍観ないしひそかな加担」で、★44でもたしかに全体の48.4%が「3.何もしなかった」と答えている。しかし、この表で目を向けるべきなのは、残りの半数はなんらかのアクションを起こしている事実である。

> ボトルにワインが「半分しかない」と考えるか「半分もある」と考えるかのちがいだけにみえるかもしれないが、どちらに光をあてるかは大きな差をもたらす。

★44　いじめを見聞きした後の対応

	全体	中学生	高校生
1. いじめている人を注意した	15.5	13.3	19.8 %
2. いじめられている人を助けたり励ましたりした	32.9	32.0	33.3
3. 何もしなかった	48.4	47.5	49.0
4. いじめに加わった	1.8	1.1	3.1
5. 先生に相談した	19.1	19.3	18.8
6. 学校のカウンセラーに相談した	2.1	1.7	3.1
7. 親に相談した	15.9	15.5	16.7
8. その他	1.8	2.2	1.0
9. わからない、無回答	1.4	1.1	2.1

NHK「中学生・高校生の生活と意識調査2012」より

「みんな見て見ぬふり」だと慷慨(こうがい)する言説には、結果的に「そうか、みんなも見て見ぬふりなのか」とそちらに傾く者を増やす心理効果がなかろうか。子どもたちの半数は「見て見ぬふり」や「ひそかな加担」などしていない事実への注目とその強調こそがだいじだと思う。それはアクションを起こす子どもを増やす力となろう。

理にかなった勇気あるアクション

子どものアクションの内訳は、「1.いじめている人を注意した」が15.5%。「かかわれば今度は自分がいじめられるからと見て見ぬふり」とはよく指摘されることで、そう語る子もたしかに少なくないけれども、そうばかりではないとわかる。中高生になれば、勇気を出せる子がちゃんとこれだけいる。

もっとも多いアクションは「2.いじめられている人を助けたり励ましたりした」で、いじめに気づいた子どもたちの3分の1がこれをしている。「いじめ」が子どもを追いつめる最大の理由は「孤立」だから、これはとても理にかなった援助である。それが救いになったとのちに語る子どもは少なくない。

この「1」と「2」は子どもたちの関係世界の内側で子どもたち自身によってなされる努力である（両者あわせて、かなりの力となっているはず）。伝統的な「いじめ」のような固定的な強い階層性が崩れていることが、一方ではこうした個々の子どもたちの個人的なアクションの余地をひろげている可能性もある。

最大の資源を見逃してはいけない

おとなが外から介入する「いじめ対策」よりも前に、「1」「2」のような子どもたちの内発的な力に目を向けることがだいじかもしれない。「いじめられる子―いじめる子―ひそかに加担する観客層―圏外にいる無関心層」というよく語られる「いじめ」の層構造理解には、この子どもたちの層が抜けている。いちばんの解決の芽を見逃してはいまいか。

これらのアクションをとる子どもたちの層が厚くなっていけばよい。これはたんに「いじめ軽減」のためだけでなく、「いじめ」をめぐって互い

に注意をしたりされたり、手を差しのべたり差しのべられたりという経験が重ねられれば、それ自体が子どもたちの社会的な成熟、社会的な力を伸ばす糧となるからである。

「いじめ」は子どもの社会化（おとな化）の途上で生じる社会行動だから、社会化が進むことによって解決されるのがもっとも自然な道筋である。事実、いじめの経験率の推移をたどれば、学齢が上がるにつれてゆるやかに減少していく（★45）。すなわち、子どもたちの社会的な成長が進むことで「いじめ」は減る。

これがいじめ問題の解決にとって、いちばんの鍵となると思われる。

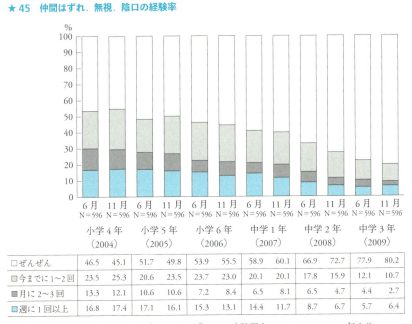

★45　仲間はずれ、無視、陰口の経験率

	小学4年(2004) 6月	小学4年(2004) 11月	小学5年(2005) 6月	小学5年(2005) 11月	小学6年(2006) 6月	小学6年(2006) 11月	中学1年(2007) 6月	中学1年(2007) 11月	中学2年(2008) 6月	中学2年(2008) 11月	中学3年(2009) 6月	中学3年(2009) 11月
ぜんぜん	46.5	45.1	51.7	49.8	53.9	55.5	58.9	60.1	66.9	72.7	77.9	80.2
今までに1〜2回	23.5	25.3	20.6	23.5	23.7	23.0	20.1	20.1	17.8	15.9	12.1	10.7
月に2〜3回	13.3	12.1	10.6	10.6	7.2	8.4	6.5	8.1	6.5	4.7	4.4	2.7
週に1回以上	16.8	17.4	17.1	16.1	15.3	13.1	14.4	11.7	8.7	6.7	5.7	6.4

国立教育政策研究所生徒指導・研究センター『いじめ追跡調査2007－2009』2010年より

(2) 教員による対処

教員の努力に焦点をあててみる

　現代の「いじめ」は学校で起きる現象のため、おのずと教員に対処が求められる。NHKの調査（★44）では、いじめを見聞した生徒の19.1%が「5.先生に相談した」と回答している。「7.親に相談した」（15.9%）場合も、親がなんとかしようと考えれば教員に連絡するだろう。子どもは自分たちの領分にはなかなかおとなを立ち入らせないと述べたが、それでもこれだけの子どもが教員に他児への「いじめ」を相談している。

　この調査では、もう一歩踏み込んでその結果を尋ねなかったのが惜しまれる。「思い切って先生に相談してやっぱりよかった」という結果がどのくらい得られるかが、このアクションを選ぶ子どもが増えるかどうかの鍵だからである。

> 　森田洋司らは、全国から抽出した小学5年生から中学3年生の児童生徒6906名を対象としていじめに関する多角的な質問紙調査をしている［森田1999］。その調査で、教員の対応がどうだったかをいじめられた児童生徒に質問している。回答は「先生は知らない46.9%」「何もしてくれない9.4%」、「先生はなくそうとした41.9%」。
> 　「知らない」が半数近くなのは、教員に相談しない子が多いためだろう（同調査ではいじめられた児童生徒の4分の3は教員に相談していない）。しかし、いったん知れば教員の大多数はなくそうと努め、その結果「なくなった23.2%」「少なくなった42.1%」「変わらなかった28.2%」「ひどくなった6.5%」で、65%がなんらかの成果をあげている。

いじめの対応はなぜむずかしいか

　「いじめ」への対応がむずかしいのは、子ども個人の問題ではなく、集団心理の問題だからである。そのうえ、学校では毎日、実にいろいろなことが起きている。平穏な学校生活の静かな水面の下に「いじめ」という魚がひそんでいて、水中にしっかり目をこらしてキャッチすればよい、というふうにそれは起きているわけではない。

　休みがちな子がいる。遅刻者があとをたたない。とかくトラブルの種となる子がいる。教室に入らない子もいる。学級崩壊のあやぶまれるクラスも出てくる。生徒が万引きしては店から連絡が入る。どこか情緒不安定で

心配な子もいれば、家庭事情の複雑さがうかがえて気がかりな子もいる。保護者のクレームへの対応もしなくてならない。学校とはこのようなことがらでたえず波立っている世界である。「いじめ」はこうした波立ちのなかにその一部としてまぎれ込んでいる。

　このむずかしさのなかで教員は「いじめ」への対処努力をしており、森田らの調査のような結果をみている。やはり、この問題の解決にいちばん経験を積み、さまざまなノウハウを共有しているのは、その現場にいる個々の教員たちである。教員に解決をおしつけるという意味ではなく、こうした教員の努力に社会が信をおいて、その努力をバックアップすることが解決につながる道だろう。

困難ケースになる3つの条件

　もちろん、何ごとにも100％はありえず、解決に失敗したり、行きづまることもかならず出てくる。「ひどくなった6.5％」のように裏目に出ることさえある。精神医学的問題にまで発展するのは、そのような一部の困難なケースである。次のような条件下で、そのリスクが高くなる。

❶学級崩壊など高い波風に全体が揺れ動いている状況で起きている場合
　⇒困難にさらされている学校や教員への社会的なバックアップの姿勢がたいせつ。
❷いじめられる側の子どもがなんらかの負荷要因（たとえば発達障害、親子関係不調など）をもっている場合
　⇒その負荷要因に対する支援が組み合わされねばならない。
❸起きている現象を単純な「被害vs.加害」の対立図式に押し込めて対処がはかられようとしたり、そのような対処が強いられた場合
　⇒「いじめ」に対する世論の怒りや正義感がそれを強いてしまうことがある。

(3) 家族としての対処

何より冷静さが必要

　子どもから打ち明けられる場合も、ほかから耳に入る場合もあるが、わが子がいじめられていると知ってこころ穏やかな親はいない。「いじめ」が子どもにもたらすのが無力感なら、親にもたらすのはしばしば「怒り」である。いじめている子らへの怒り、その親への怒り、わが子を護れない教員への怒り。勢いあまって「なぜもっと早く打ち明けなかった！」とか「やられたらやり返さないか！」とか、わが子にまで怒りをぶつけてしまうことも……。

　そうした怒りは親なら当然とはいえ、怒りに巻き込まれたら子どもを護れない。冷静さが必要である。学校のなかの出来事に親がじかに介入できる余地は少ない（そこがまた歯がゆい）。しかし、たとえ親が教室に乗り込んでもなんとかなるわけでなく、教員と手をたずさえてはじめてわが子を護れる。そのとき両者の呼吸があうかどうかが正否の鍵だろう。

真相より安心を

　子どもが親に語る内容と、学校で教員が見たり他児から聴き取った内容とはしばしばずれている。微妙な対人心理の綾や半無意識的な集団心理のなかで変転しつつ動く玉虫色を帯びた現象のためである。めいめいの体験のあり方、見え方、感じ方にちがいが生じる。そうした「藪の中」では、だれの話が正しいのか、どれが真相なのかの追及にとらわれすぎると出口を失う。だいじなのは糾明や白黒をつけることよりも、わが子が安心を得て元気に過ごせるようになることである。子どもが願うのもまさしくそれであり、それが目標であることを忘れないようにする。

　学校内における解決的なかかわりは教員に努力していただこう。家族がしてやれる子どもへの護り、家族であればこそできる対処は、家では子どもが安心やくつろぎをもてるようにしてやることである。不登校の項で述べたとおり、さまざまなストレスをはらんだ学校生活を子どもたちがこな

していけるのは、家庭がしっかりした暖かで安心な「ベースキャンプ」になっていればこそである。「いじめ」のような問題にぶつかっている子どもには、これはいっそうである。そうした教員と家族との役割分担のもとに協力しあって、子どもの安心と元気の回復をはかっていくのが支援である。

わが子がいじめる側になっていたとき

さて、まったく同様に、わが子が「いじめ」をしていた、「いじめ」に加わっていたと知らされて、やはりこころ穏やかな親はいない。「まさか」とか「うちの子にかぎって」の思いが走るのが自然な親ごころである。わが子への中傷や冤罪に思えて、「怒り」が先走る場合もあるかもしれない。しかしやはり冷静さが必要。

「でも」と思い返して、穏やかに問いただしてみる（「なんてことをした！どういうつもりだ？」とか、逆に「おまえがそんなことをするはずがない！ やってないんだろ？」といった問い方はだめ）。しずかに問えば素直に認める子もけっして少なくはない。さほど悪意でしていたわけではなく集団心理に流されていただけの場合、親密なおとなから指摘されれば、われに返るように自分の行為に気づくのである。あとは自分のしたことへの親の悲しみを感じとれば、おのずとやめるだろう。けじめとして相手の子に謝罪させれば落着となる。すべてがそうそう丸くおさまるわけではないが、対応を誤ってこじらせなければ、かなりがこのかたちをとるのではないかと思う。

おとなの争いにしてはならない──二分法から自由に

他方、わが子の話を聞いて親として「うちの子が一方的に悪いとは思えない。相手にも問題がある。それなのに"いじめ"の烙印を押されてこちらだけ悪者にされるのは納得いかない。その点ではうちのほうがむしろ被害者だ」という気持ちになる場合もある。

わが子のいいぶんと、相手の親や教員から聞かされる話とは、ずれている。いじめの「玉虫色」性、「藪の中」性が、ここでも浮かび上がってくる。しかし、ここで悪者はだれか、どちらが被害者かの追及にのめり込

だら出口を見失う。こじれれば、子どもの領分の問題のはずの「いじめ」が、子どもを置き去りにしておとな間の争いと化してしまうおそれもある。

　子どもの頭越しになされるにせよ、子どもを巻き込んでなされるにせよ、おとな間の争いは「いじめ」の解決につながらぬばかりか、子どもへのマイナスが大きい。子どもは、そこに生じている身近なおとなたちの「相互不信」を肌で感じて、「ひと」というものへの不信をわがものとしかねないからである。

　　　「いじめ」を絶対悪とする視点からは、いじめた者は「完全な加害者（＝悪）」、いじめられた者は「完全な被害者（＝無辜(むこ)）」という二分法の対立図式しか描かれない。しかし、現実の「いじめ」はひとつの図式におさまらない多様性・多彩性をもつうえ、単純な「加害 vs. 被害」では描けない微妙な綾をもっている。そこで二分法にとらわれれば、いじめられたとされる子の親といじめたとされる子の親、親と学校サイドとの間に対立や相互不信が生じ、ときにこじれて争いとなる。いかにこの図式から自由になれるかがだいじである。

（4）いじめられた子に対する支援とケア

まずはルールづくり

　まだ続いていれば、それを止めるのが先決。それが何よりだいじな支援である。「いじめ」かどうかの定義的な判断はいらない。「いじめ」であってもなくても、暴力や誹謗中傷やいやがらせ（無視や仲間はずれも、いやがらせの一種）は、理由のいかんを問わず、互いにしないことをみんなのルールにしておく。これらの行為が許されていたら教室はだれにとっても安心できない場所になってしまう。だからいけないのだと子どもたちに伝える。

　　　このルールは、いじめが起きてからではなく、あらたな学級集団がスタートする新学年新学期の最初の時間に、教員から児童生徒に周知するのがよい。何ごとも最初がかんじんで、気持ちが新鮮なうちのほうがこころに入りやすい。そのとき「いじめ」の言葉は使わない。抽象的だし、「いじめは絶対許されない」「いじめはいけない」といったフレーズは、子どもたちはもう聞き飽きている。それよりも具体的な「行為」をあげて、「これこれの行為はしないこと」と子どもたち同士の約束としてルール化する。その理由として、理念や道徳論を持ち出すのではなく、それによってはじめて自分が護られるという理解を共有させる。社会規範の本質的存在理由はここにある。そのうえで「万一、そのような行為があ

れば、ためらわず教員に相談してくれればよい。そうすればかならず対処する」と約束する。

これだけで「いじめ」がなくなるほど甘くはないとしても、抑制力としてはたらくし、子どもたちの安心感を増すことができる。あらかじめ具体的なルールが周知されていれば、ルール違反が起きたときの指導もしやすくなる。先に述べた子どもたち自身の内発的な対処努力へのエンカレッジにもなるだろう。

孤立無援感から子どもを救う

「いじめ」がわかったときは、このルールのもとにストップをかける。それでもやまない場合は緊急避難として学校を休んでもよいとする（いじめるほうを出校停止にすべしが「正論」かもしれないが、手続きのハードルが高いうえ、これは429頁に示した❸のリスクを大きくする）。その子のとりあえずの安心が先決である。

安全を確保したうえで、ていねいに子どもの訴えや話を聴く。なるほど、それはあんまりだったなあ、つらかったろうなあ、という場合はおのずとその気持ちが引き出される。「つらかったね」「たいへんだったね」の言葉が自然に口をつく。こうした共感が孤立無援感から子どもを救出する。

しかし、かならずしもそうならないこともときにはある。本人は一方的な被害を訴えるけれども、事実に照らすかぎりお互い様とはいわないけれども本人側の行動にも問題点がうかがわれたり、被害者意識が勝ちすぎてはいまいかと感じとれる場合である。しかし、この場合もそこをいきなり突いたりはしない。「そうだったとしたら、それはたいへんなことだったね」と受けとめる。

>　「どんなことであれ本人が"いじめ"と感じたなら、それは"いじめ"である」「いじめられる側にも"原因"があったという見方をしてはならない」という意見もあるけれども、いじめを受けた者をおもんぱかるばかりに少々無理をした考え方と思う。ひいきの引き倒しのリスクがひそむ。ただ、本人にそう"体験"されたのは事実だから、まずその事実を受けとめるところから入るのである。

あなたはよく闘った！

たいへんさをしっかり受けとめたうえで「そんなたいへんなことにあなたはひとりでよく耐えてきた」「あなたにはその力があった」と畏敬を込

めて伝える。あなたはよく闘っていたのだ、と。「いじめ」にさらされた者は深い無力感の底に沈んでいる。その底から少しでも引き上げること、すなわち「エンパワーメント（力の回復）」がだいじである。あのひどい状況を独力で忍んできた、それでも生きてきた——その自分の「力」に本人は気づいていない。支援する側の目も受けた被害や傷のほうにばかり注がれ、その力は見落とされがちなことが多い。しかし、そこに目を向けるところからエンパワーメントがはじまる。

　いじめられた子が「自分がだめだからだ」「自分が悪い」と、いじめた者たちよりも自分自身のほうを責めている場合もある。人間は「無意味」には耐えられない存在で、意味もなく理不尽にいじめられていると考えるよりは、自分に悪いところがあるせいだと意味づけたほうがまだしも耐えられるという心理がある。これと無力感や自己否定感とは連動している。

　この場合、「あなたは悪くない、いじめるほうが悪い」と意味を反転させ、自責から解放することが支援とはなる。ただし、このとき「相手が加害者で、あなたは被害者だ」と被害者性を強調しすぎない配慮がたいせつ。同じく「こころの傷」をまわりが言い立てないほうがよい。「自分は被害者（犠牲者）」「自分は傷ついた存在」という自己理解はエンパワーメントにつながらないうえ、問題がすべて「被害 vs. 加害」の対立図式にとじ込められていきやすい（そうなると解決困難）。

いじめだけに目を奪われない

　多くの場合、まわりが対処して「いじめ」がなくなれば、その痛手は薄らぐ。ちゃんと対処しようとしてもらえたことがたいせつなのである。「いじめ」は過去に収まり、こころのエネルギーは未来に向かいはじめる。

　とはいえ、なかには痛手が薄れず、こころに居座り続けるケースがありうることも知っていなければならない。そうなるのは、「いじめ」がひどかったばかりでなく、ほかにもうまくいかない困難な問題を抱えていた場合がほとんどである。「いじめ」だけに目を奪われるのではなく、視野をひろげて、その子どもの体験世界の全体をとらえる目がたいせつになる。

第17章
その他の精神医学的な問題

　最後に、ここまで触れる機会のなかった子どもの精神医学的な問題のいくつかについて簡単に触れておこう。

1　子どものうつ病

なぜ子どものうつ病が増えたのか
　成人精神医学においては、研究的にも臨床的にも、統合失調症と躁うつ病が中心的なテーマであり続けている。
　両者はなんらかの生物的な「素因」にもとづく疾患として、伝統的診断分類では「内因性精神障害」の引き出しに入っている。「内因」の用語はあまり使われなくなった現在も、これらには素因が関与しているという考え自体は変わっていない。
　統合失調症は思春期後半から成人期のはじめに発病のピークをもち、躁うつ病は成人期以降に発病する。どちらもおとなにはめずらしくない精神疾患である。ところが、このふたつの代表的な精神疾患は子どもにはまれなのである。素因をもちながらも幼小児期には発病しにくいのは、なぜだろうか？
　素因とは「リスクファクター」（あるいは必要条件）に過ぎず、臨床的に発病するには「負荷条件」が加わらねばならない。これらの病気では、幼小児期にはまだ負荷条件がととのわないと考えればよいかもしれない。とすれば、その負荷条件とは何だろうか。
　ところで現在、統合失調症はともかく、躁うつ病は以前いわれていたほ

ど児童にまれではなく、なかでもうつ症状を主調とした「うつ病」は、おとなに非常に多いばかりでなく、子どもにだってかならずしも少なくないとする見方が強まっている。これについて考えてみたい。

症状だけで診断されるようになった

　第一に考えられるのは、診断システムが変わったことである。

　操作的診断では、伝統的な診断法とは異なり、その人の性格特徴、発病するまでの生活状況や生活のしかた、発病のきっかけ等々は勘案しなくてもよい。「抑うつ気分」もしくは「興味または喜びの喪失」を示す諸症状が2週間以上続きさえすれば、すべて「うつ病」（うつ病性障害）と診断する。

　しかし、それらの諸症状はいずれも状況しだいでだれしももちうる非特異的なものばかりのため、それだけで診断すればうつ病の範囲はひろがる。うつ病の引き出しが大きくなったのである。

　子どもだって明るく元気ばかりではいられない。なんらかの状況（親の病気、家庭内の不和、学校内でのいじめ等々）によって、沈み込んだり、元気をなくしたり、何もかもつまんなくなることがある。その状況が長引けば、その状態も続くだろう。その結果、うつ病の操作的診断にあてはまる子どもが増えてもふしぎはない。

負荷条件が大きく変わった　　勤勉から社会性へ

　第二に考えられるのは、先に触れた「負荷条件」の問題である。

　素因だけでうつ病が決まるわけでなく、なんらかの心理・社会的な負荷条件が加わり、それが処理できないときに発病する。その負荷条件をあきらかにするのが、うつ病の臨床研究のだいじなテーマだった。予防につながるからである。

　さまざまな負荷の典型が取り出されてきたが、それらに通底していたのは、その時代と社会のなかで人びとが社会的・世俗的に共有している価値観と規範の、過剰な取り入れによる失調だった。たとえば次のようなものが代表的な典型例だった。

かつての典型例

「いじめ」のところでも触れたように、戦前から高度成長時代までは、大半の人びとは地域や職場などの共同的な世界への帰属意識をあたり前のものとしていた。
そして、帰属する共同世界で求められる役割を果たして、まわりから承認されることが価値とされ、そこでの他者配慮性（同僚に迷惑をかけないなど）や勤勉性が規範とされていた。このような価値観と規範を積極的にみずからのものとして、帰属する場所に深い一体感を抱き、役割への責任感を強くもち、勤勉に働くまじめな人たちが多くいた。戦後の高度成長の柱となったのは、このタイプの人びとだっただろう。
しかし、すべてよしではない。それが過剰になれば、責任感の強さが他人にまかせられない背負い込みに、まじめさが融通のきかなさに、勤勉さが休んだり手抜きができない無理に転じて、そこから失調が生まれる。男性では職場での「職務」、女性では地域や家庭で「主婦役割」を完璧に果たそうとする過剰努力。これがうつ病発病の負荷条件だった。一体化していた部署からの昇進による異動、一体化していた生活圏からの新居獲得による転居といった、成功の裏での喪失がしばしば引き金となった。自分はもはや役割を果たせず、まわりに迷惑をかけているという罪悪感が自殺を招くこともままあった。60年代終わりから70年代に多発したうつ病は、判で押したようにこのパターンだった。

　もしこのようなものであるなら、まだ労働にたずさわらず、そうした社会的役割を求められぬ子どもには上述の負荷条件は生じず、だから素因があったとしても児童期での発病はまれだったと説明できるだろう。
　しかし、90年代から2000年代に入ると、このうつ病の病型（メランコリー親和型と呼ばれた）は姿を消して、「現代型」の新しい病型（精神科医の樽見伸によって「ディスティミア親和型」と名づけられた）にとってかわられた。社会に共有される価値観や規範が大きく変わったためである。
　高度消費社会に入るにつれ、人びとは共同的なものへの帰属や一体性よりも、個人性・私性のほうを大きな価値とするようになった。勤勉の倫理（規範）も消え、「社会性」の倫理に変わった。「社会性」の倫理も他者配慮を求めるが、かつての他者配慮性が「仕事で同僚に迷惑をかけない」というような役割的な配慮性だったのに対して、ひとに不快や嫌悪を与えないという、よりパーソナルで私的な配慮性に変わった。その社会での価値観や規範の過度な取り入れがうつ病発病の「負荷条件」なのは同じでも、その価値観と規範が大きく変わったため、病像も変わったのである。

人間関係疲れ？

現在の典型例

就いた職域や部署への帰属意識や一体感は薄く、与えられた役割（職務）を果たすことに、給料のため以上の積極的な意味は感じられない。自分の興味関心や達成感を満たしてくれる仕事のときは人一倍熱心に取り組んで高い成果をあげてきたが、そうでない仕事内容に変わってから気力がわかなくなった。その矢先、新しく配属されてきた同僚が無神経な人物。そばにいるだけでも苦痛で、心身不調におちいった。しかし上司はわかってくれず、杓子定規に職場のきまりをおしつけてくる。朝起きられなくなり、吐き気があって食欲もわかず、憂うつで最低の気分に落ち込んだため自分から受診した。

メランコリー親和型は働きざかりの中高年に多く、こちらは働きはじめの青年に多い。前者は失調後もなんとか仕事をがんばろうとするためケアが遅れて重度化しやすいが、後者は失調がはじまるとすぐ仕事の回避に向かうため症状レベルでは軽度のものが多い。

ただし回復も早いかといえば、かならずしもそうでない。早く病気離れして職場に戻りたいという内発的なモチベーションが弱いためだろう（自然治癒力がはたらかない）。そのせいか、メランコリー親和型とちがって、抗うつ薬も効きがよくない。

　このディスティミア型は、昔ながらの価値観から眺めればいささか「わがまま」に映るかもしれないが、本人の悩みは深刻である。現代社会で多かれ少なかれ共有されている価値観や規範をわがものにしているだけで、それがなぜこうなってしまうのかという困惑と苦しみがある。

　高度成長を支えてきた一体性と勤勉性の価値観や規範が、高度成長が達成されて役割を終えはじめた頃からメランコリー親和型うつ病が多発した。そのことを振り返れば、ディスティミア親和型うつ病の多発は、高度消費社会から生まれた現代の価値観や規範が失効しつつあることを告げているのかもしれない。

　さてそこで、こうした現代での病型変化のあらわれとして、児童期での発病も増えている可能性があるだろうか。ディスティミア親和型うつ病では発病年齢が青年期に下がっているが、さらに児童期にまで下がる病型があらわれているというように。これについては確かなことがいえるだけのものをわたしはもっていない。メランコリー親和型と同様、ディスティミア親和型も労働に対する構えが発病への主たる負荷条件だとすれば、やはり、子どもに発病はまれと考えられようか。

ただ、すでに述べてきたように現代の「社会性」の倫理（規範）は子どもたちにも浸透している。その過剰な取り込みが、素因をもった子どもにうつ病を引き起こす負荷条件となる可能性は否定できない。おとな並みの「人間関係疲れ」を抱えてしまう子もたしかにいる。

薬はファーストチョイスではない

　現在増えたといわれる子どものうつ病は、おそらく第一のもの（診断システムの変更）が多数を占めており、それに第二のもの（負荷条件の変化）も混じっている可能性を考えればよいと思う。いずれにせよ、その症状の背景になんらかのストレス状況がうかがわれるものがほとんどである。

　うつ病は抗うつ薬でたやすく治ると喧伝された時期があったが、実際にはそう簡単ではない。子どもの場合、薬物療法はファーストチョイスではなく、まずその子がどんな状況を背景に明るさや元気をなくしているかを探り、その解決をはかることが先である。それだけで回復する子も少なくない。少し長い目でみるときには、子どもはストレスをしなやかに乗り越える力（「レジリエンス」と呼ばれる）をこころの成長とともに伸ばす伸びしろが大きいので、それを支えうながすかかわりが支援となる。（専門家が取り組めば心理療法と呼ばれるものとなるが）

　状況にみあわない過度の抑うつや抑止（こころにブレーキがかかってしまったような状態）が続く場合や、不眠が続く場合には、薬の助けも必要になる。

　　統合失調症のほうはこの本では割愛する。「子どもの統合失調症」にはこれこれの特殊性があり、だからこうするのがよいと述べられるほどの数を経験していない。統合失調症そのものについては『看護のための精神医学』（中井久夫・山口直彦、第2版、医学書院、2004年）の記述がていねいでわかりやすく、かつ実践的なので、そちらにゆずりたい。

2　子どもの「神経症性」の障害

　伝統的な診断分類では「小児神経症」あるいは「情緒障害 emotional disturbance」の名で呼ばれる引き出しに入れられてきたグループがある。

古典的三分法で「心因性（環境因性）」に位置づけられてきた子どもの精神失調の総称である。

実際には、(1) 生まれつきの「気質」（生物的要素）と、(2) 形成途上の「パーソナリティ」（発達的要素）と、(3)「環境状況」（心理・社会的要素）の三つどもえの相互作用から生じる失調である。単純に環境に原因づけられるものではないけれども、そのはじまりや回復には心理・社会的な要素が大きな役割をもっている。ICD-10では「神経症性障害」の名でこの引き出しは残されているが、DSMでは「神経症」をラベル名とする引き出しは消え、このグループは別々の引き出しにばらけて納められている。

以下に代表的なものを、発達の順に述べる。

(1) 場面緘黙

いくつかのタイプがある

一般に幼児期から小学校低学年で見出される。言語発達に大きな問題はなく、家庭で家族とはおしゃべりできながら、園や学校など家庭を離れた社会的場面ではまったくしゃべらない（しゃべれない）というものである。会話ができないだけでなく、行動まで固まってしまう子もいる。

家ではあべこべに口から先に生まれたみたいにおしゃべりだったりするタイプ、家ではしゃべるといってもやはり言葉の少ないタイプとに分かれる。後者のタイプは、発達のおくれなどが背後にあって言語コミュニケーションの力や自信が十分ついていない場合が多い。そこからくる気おくれが緘黙（かんもく）をもたらす。こうしたケースでは、発達的な支援を念頭においたケアがだいじになる。

自意識のなせるわざ

前者のタイプでは「自意識」の芽ばえが絡んでいる。幼児は言葉を獲得するとともに、自分の内に生じるさまざまな欲求や感情や考えを他人に向けて表現できるようになる。それはひるがえって、その表現の主体である

「自分」という意識を芽ばえさせる。これが自意識である。場面緘黙とは、自意識という人間固有のなかなかやっかいなものが、幼児に生まれるところから生じる現象と考えればよい。

　言葉を発するとは自分の内を外に向けてあらわす（自分を外にさらす）ことである。しかし、自意識とは自分を外にあらわす（さらす）行為に、ある種の構えや緊張や不安をともなわせる性質をもっている（あらたまった席で人前で話すとき緊張したりあがったりするのは自意識のはたらきである）。そこで、私たちはしだいに「自分」を不用意（無防備）にさらさぬようガードをかけたり、クッションをはさんだ言葉の表現を身につけていくのである（言語発達の第5段階；139頁参照）。

　言葉を獲得してまもない幼児が、家族の外の社会的な場でも、過度の緊張なく言葉を発せられるには条件がいる。（1）芽ばえはじめた自意識が強くはたらきすぎないこと、（2）その社会的な場になじみや親和感がもてること、このふたつである。

　なんらかの事情で（1）（2）のどちらか、あるいは両方がよく満たされていない場合、それが場面緘黙のかたちであらわれる。（2）の問題（だけ）が大きいときは、それよりも登園しぶりや登校しぶりのかたちをとることが多く、場面緘黙には（1）の条件が絡んでいる。

家ではしゃべる子の場合

　コミュニケーションへの欲求や表現の力はもっていて、家族との親和的な関係の場では（外でしゃべれないのを埋め合わせるみたいに）おしゃべりな子も少なくない。

　自分をガードなしで表現する言葉のわざの習得にいたっていないため、ガードの必要のない親密な場ではよくしゃべり、ガードの必要を感じる社会的な場ではまったくしゃべらないオール・オア・ナッシングとなるのかもしれない。内気で繊細な子にみえる一方、緘黙を貫きとおす一種の「我」の強さも感じられ、これは自意識の強さとつながっている。

いきなり言語交流を求めない

　この場面緘黙に対して、家ではちゃんと話せているからいずれは外でも話すだろうとさほど危惧しない家族から、家で話せながら外で口がきけぬギャップに強い不安や焦りをもつ家族まである。一般には前者のスタンスのほうがよく、後者のスタンスは結果的に子どもが外でしゃべることへの緊張を増強させてしまう。しかしこれは、放置しておいてもよいという意味ではない。

　この子どもたちは、コミュニケーションをしたくないわけではない。芽ばえたばかりのデリケートで世慣れていない自意識が、その邪魔をしていると考えるべきだろう。家族の外で、他者とコミュニケーションをする経験をもたせる支援が必要である。

　ただ、いきなり言語交流は求めない。遊びなどを介した言葉に頼らないコミュニケーションを通して、他者との親和的な相互交流の体験を積み重ねられるようにする（専門的におこなえば遊戯療法になる）。そうした場面では非言語的な表現性を最初はおずおずと、やがて豊かに発揮できる子が少なくない。その表現性をだいじにする。

（2）強迫症

不安がもたらすイマジネーションの病

　たとえば「手にバイ菌がついている」「鍵をかけ忘れたのではないか」といったイメージや観念が脳裏にしつこく浮かび、そのため手を洗い続けたり、なんども鍵を確かめたりの行為が反復される現象である。もう洗ったから大丈夫のはず、さっき確かめたばかりと頭ではわかっていても、そのイメージや観念は消えず、そこからこころも行動も自由になれない。強迫的なイメージや観念は、勝手に浮かんで離れず、意志のコントロールの外にあるからだ。

　その症状からみて、一言でいえば「イマジネーション（想像力）の病」と考えることができる。

発達心理学者ヴィゴツキー Vygotsky, L［1896-1934］は描画の研究から、子どもの想像力がリアルなイメージを描けるようになるのは9歳〜10歳すぎとしている。強迫症が10歳未満にはまれなのは、発達的にみて偶然でないかもしれない。

　強迫症でこころに浮かぶイマジネーションは、いずれも不安をもたらす内容である。その子の精神生活のなかに、なんらかの不安緊張がひそんでいることをうかがわせる。対処のむずかしい大きな不安が、手の汚れとか鍵のかけ忘れという「対処できる小さな不安」に置きかわるのだと説明してよいかもしれない。生活状況のなかに明らかな不安の材料が見出せるものもあれば、それよりも世界への漠とした不確実感（ひるがえって自己不確実感）による不安がみてとれるものもある。

「確認」の繰り返しはエスカレートする

　私たちの世界は不確実性に満ちており、その意味で不安な世界なのだが、それに気づきはじめるのがこの年齢である。親の安全確実な懐に抱かれていた幼児期にはなかった気づきで、その気づきから不安が引き出される。強迫症につきものの「確認」の繰り返しは、世界の確かさを取り戻そうとする努力ともいえる。

　汚れや鍵のかけ忘れなどは、現実なら対処可能な不安である。しかしそれが想像上のものであるため、実際に手を洗う、鍵を確かめるなどの対処行為をしても消えてくれない。そこに強迫症のむずかしさがある。それどころか、その対処行為がイマジネーションの現実感（なまなましさ）をふくらませて、それがまた対処行為をエスカレートさせるという悪循環がつくり出される。

　このような無効な、しかしやめられない対処行為は「強迫行為」と呼ばれる。同様に「確認」も、確認を繰り返せば繰り返すほど確かさが逃げていくというパラドックスをもっている。

具体的な支援策

この子どもたちへの支援は3つである。

❶底にある不安への対処をはかる

環境状況になんらかの不安の材料がみてとれれば、それが「原因」か否かは問わず、その解決をはかる支援を工夫する。原因除去という医学モデルで考えず、何であれ負荷が減れば自然の治癒力が上がって回復しやすくなると考える。不確かさに耐える力に弱さがあれば、うつ病の治療のところで述べたのと同様、「レジリエンス」を伸ばすためにメンタルな成熟をうながすかかわりを工夫する。子どもには、このような成長モデルに立った支援が、長い目でみて役にたつ。

❷イマジネーションと強迫行為の悪循環を断ち切る

たとえば、あえてバイ菌がついてるかもしれない汚いものに触ってみる。当然、すぐ手を洗いたくなるけれども、一定時間、洗うのをこらえてみる、洗う回数を限ってみる。これを繰り返しながら少しずつこらえる時間を延ばしていく、洗う回数を減らしていく。こうして悪循環を脱するのである。

ひらたくいえば「思い切ってやってごらん、案外大丈夫だよ」「少しずつ我慢すれば、だんだん慣れて大丈夫になるよ」という生活の智恵を学習心理学や行動分析学を援用して緻密に技法化した支援である（「曝露反応妨害法」と呼ばれる）。

子どもの強迫症で家族が窮するのは、確認行為を家族に求めてやまない、いわゆる「巻き込み型」の場合である（自分の手に汚れがついてないか家族に確かめさせ、それに際限がなくなる等）。子どもの不安は温かく受けとめたうえで、「確かめるのは何回まで」と枠を決めることが重要である（親子間で決めるのはむずかしく、相談先の医師とかカウンセラーに間に入って決めてもらう）。

❸薬による支援

抗うつ薬の何種類かが、強迫症のおよそ半数になんらかの有効性をもっている。なぜ効くかのしくみや、いわゆる対症的な効果なのか原因的な効果なのかは、まだ十分にわかっていない。子どもへの抗うつ剤使用には慎重さが求められているが、とくに❶❷の支援だけでうまくいかない場合、

試してみる価値がある。

（3）パニック障害

児童期にはまれ

　激しい動悸や心拍数の増加、胸痛や胸部の苦しさ、息切れ感や息苦しさ、窒息感、過呼吸などの身体症状が特別なきっかけもなく突発するけれど、身体医学的な諸検査からは問題は見つからない。あくまでサイコロジカルな失調で、発作は強い恐怖をともなっている。古くは「心臓神経症」と呼ばれていた。児童期にはまれで、基本的に思春期以降にあらわれる病気である。

　もっぱら心臓や呼吸の症状としてあらわれるところから、生存が脅かされることや、死の恐怖とのつながりが考えられる。「死の恐怖」は人間にとって普遍的なものである。その意味で、何か特定の心理ストレスや状況因と結びついた症状というよりも、「生きるきつさ」を抱えていることのあらわれとみたほうがよい。

　メンタルなストレスや不安が腹痛・頭痛などの身体症状であらわれることは児童にはめずらしくない。「こころ」の問題が「からだ」に表現されやすいのが子どもである。それなのにパニック障害のような心臓や呼吸の症状が、児童期にあらわれないのはなぜだろうか。

　おそらく、児童期までの生存は親に大幅にゆだねられており、子どもは親によって死から護られている存在だからだろう。その関係から自立して、みずからの生死をみずから引き受けていかねばならない発達段階、すなわち思春期以降になってはじめて、「死の恐怖」を奥底に秘めたパニック障害があらわれるようになるのだろう。

薬物療法＋無理を減らしてあげる

　パニック発作はかならず短時間でおさまるし、現実には生命的危険もない。けれども強い恐怖をともなうため、また起きないかの予期不安がつき

まとい、その不安がかえって症状を誘発する悪循環が生じやすい。発作への不安から、電車に乗れない、学校へ行けないといった二次的な問題が派生することも多い。このため、まず不安の緩和が必要で、抗不安薬や抗うつ薬などを用いるのが定石となっている。

しかし、もちろんそれだけでは足りず、どこかで抱えている「生きるきつさ」の緩和を考えねばならない。この病気になるのは、無理をしてでもがんばる（がんばりすぎる）タイプの人が少なくない。

最初は心配していたまわりが、身体医学的問題ではないとわかったとたん「病気に逃げている」「甘えている」「また発作か」といったまなざしを向けはじめる場合がなきにしもあらずだが、これは大きな誤解である。逃げたり甘えたりができない人たちなのである。ふだんの生活に目を向けて、そのなかで無理をしている部分を減らし、くつろげる部分を増やしていけるバックアップがだいじである。

（4）対人恐怖

中間距離が苦手

社会的な対人場面で過度の不安や緊張が生じて、対人的な場面を避けるようになるものである。家族など距離の近い関係や、逆にゆきずりの赤の他人など距離の遠い関係ならば大丈夫だけれども、教室内のほかの生徒とか同じ車内に乗りあわせた電車の乗客とか、親密性や直接の交渉がなくても、なんらかの「かかわり」を意識させられる「中間の距離」にある人を前にした場面を苦手としやすい。

過度に緊張して不安になるというように、自分の弱い「こころ（内面）」に目を向けて悩むタイプと、まわりが自分を嫌がるから不安緊張が生じるというように、外に目を向けて悩むタイプとがある。

後のタイプは、まわりが嫌がるのは自分が不快感を与えるせいだとして、その理由として自分の目つきが変だから（自己視線恐怖）、鼻のかたちがおかしいから（醜貌恐怖）、いやな体臭を発しているから（自己臭恐怖）等々、

自分の「からだ（外面）」を悩み、それは動かしがたい確信となっている（このタイプは「思春期妄想症」とも呼ばれる）。

症状のあらわれ方はいろいろでも、いずれにせよ思春期（青年期）に起きる病気であって、思春期心性や思春期の発達課題との密接なつながりが考えられる。

近代的自意識の背のび

日本での対人恐怖の臨床の歴史は古い。大正時代、森田正馬が「神経質（ヒポコンドリー性基調）」（後の「森田神経質」）と呼び、その治療として森田療法を打ち立てたのがはじまりである。

> **典型例** 村の期待を担って地方から出てきた知的で優秀な青年が、都会のハイカラな人士や近代文化に囲まれて勉学や仕事に励む。そのうちに人前で顔が赤らむことへのおそれ（赤面恐怖）が出てきて、その不安緊張から人前に出られなくなる……。このように、向上心が強くて完全をめざす努力家でまわりからも評価されていた青年が、自負の陰にひそむ都会人へのひそかな気後れがなんらかの些事によって刺激されたのが発症の引き金となることが多い。

「赤面」が示すように「恥」へのおそれが根っこにある。単純にいえば、田舎者で恥をかきはしまいか、自分ばかりか郷里の恥となりはしまいかという不安と都会生活の緊張とが、この対人恐怖の心理背景をなしていた。森田があみだした治療原則は「あるがまま」で、青年を近代的自意識の背のびや気負いから解放して、日本の伝統的な自然観の世界、いうなれば「故郷（ふるさと）」に還らせてやるものだった。

one of themとonly oneのせめぎあい

戦後社会になると、森田が見出したタイプの対人恐怖（赤面恐怖）は減った。代わりに思春期妄想症のような症状にまで発展しうる、自分がどう見られているかへのおびえに近い不安をベースにしたものが増えてきた。いよいよ社会的自立に踏み出す思春期に入ると、まわりの社会集団に受け入れられるか、自分はまわりに承認されるか、いいかえれば社会にone of themとして安全に溶け込めるかという課題にぶつかる。

それとあわせて自立的な「個」としての自己、only oneとしての自分を確立していけるかという課題にも出会う。ふたつの課題にはベクトルが相反したところがあって、その統合のつまずきとして対人恐怖をとらえることができる。自意識とは、強すぎれば前者がうまくいかず、弱すぎれば後者がうまくいかない、なかなかやっかいなものなのである。

また、こころとは自分のものであって自分の思うにまかせない「不如意性」にぶつかるのが思春期と述べた（第16章-3）。対人恐怖の症状は、いやおうなく緊張してしまうこころや、いやおうなく赤くなってしまう顔、不自然になってしまう目つき、漏れてしまうにおいといった不如意性の苦しみである。

　　　赤面、視線、容貌、においなどがとりわけ不安の焦点となるのは、思春期における〈性〉
　　の目覚めと絡みあっているためだろう。

軽症化してひきこもりへ

現代では、60〜70年代に注目された「思春期妄想症」のような重い対人恐怖は、（統計はもっていないが）少なくなった印象がある。70年代までの思春期は、社会的な関係世界になんとか入らねばと不安緊張とたたかい、その負荷が症状を重くした。けれども現代では、早い段階で関係世界を避ける傾向が強まり、そこまで嵩じるケースは減ったのだろう。

対人恐怖としては軽くなったといえるが、「社会的ひきこもり」に姿を変えただけかもしれない。今日の子育ての特徴から、良くも悪くも社会的・対人的なタフネスが身につきにくくなり、それによる対人恐怖が増えている可能性もある。支援のしかたは、社会的ひきこもりへの支援と重なりあったものとなる（第14章-4参照）。

文献

赤塚行雄編『青少年非行・犯罪史資料2』刊々堂出版社、1982年

綾屋紗月「発達障害当事者から――あふれる刺激 ほどける私」青木省三他編『成人期の広汎性発達障害』中山書店、2001年

池田由子『児童虐待』中公新書、1987年

カナー.L『幼児自閉症の研究』十亀史郎他訳、黎明書房、1978年

川崎二三彦他『イギリスにおける児童虐待の対応――視察報告書』子どもの虹情報研修センター、2008年

グランディン.T『自閉症の才能開発』カニングハム久子訳、学習研究社、1997年

黒川新二「言葉の発達を考える」『心を開く』8号、自閉症親の会全国協議会、1980年

黒川新二他「自閉症の兆候がある乳児のケア」『そだちの科学』11号、2008年

グロスマン.D『戦争における「人殺し」の心理学』安藤和見訳、ちくま学芸文庫、2004年

小峰茂之『明治・大正・昭和年間に於ける親子心中の医学的考察』小峰研究所、1937年

杉山登志郎『子ども虐待という第四の発達障害』学習研究社、2007年

鷲見聡『発達障害の謎を解く』日本評論社、2015年

滝川一廣『家庭のなかの子ども 学校のなかの子ども』岩波書店、1994年

滝川一廣『学校へ行く意味・休む意味』日本図書センター、2012年

滝川一廣『子どものそだちとその臨床』日本評論社、2013年 a

滝川一廣「発達障害理解の変遷――端緒としてのアヴェロンの野生児」下村晴彦他編『発達障害支援必携ハンドブック』金剛出版、2013年 b

田嶌誠一『児童福祉施設における暴力問題の理解と対応』金剛出版、2011年

チェス.S、トマス.A『子供の気質と心理発達』林雅次監訳、星和書店、1981年

辻悟編『思春期精神医学』金原出版、1972年

デュシェ,DJ『小児精神医学の歴史』藤元登四郎訳、そうろん社、2005年

中井久夫『分裂病と人類』東京大学出版会、1982年

中井久夫・山口直彦『看護のための精神医学 第2版』医学書院、2004年

バック.P『母よ嘆くなかれ』松岡久子訳、法政大学出版局、1950年

ピアジェ.J『知能の心理学』波多野完治他訳、みすず書房、1998年

望田研吾「諸外国のいじめ問題と、フィンランドと英国の防止への取組み」『教育と医学』61巻2号、2013年

森田洋司『いじめの国際比較研究』金子書房、2001年

森田洋司編『日本のいじめ』金子書房、1999年

ライトソン.P『ぼくはレース場の持主だ!』猪熊葉子訳、評論社、1972年

読書案内

　以下にあげるのは、本書執筆にあたってわたしがとくに学んだり参照にしたものの紹介と、さらに少しくわしく知りたいという方々への読書案内である。あげればきりがないので、できるだけわかりやすいもの、文章のよいものを選んでみた。

総論的なもの、歴史的なもの

清水將之『子どもの精神医学ハンドブック』（日本評論社、2008年）
書名どおりハンディながら、子どもの精神医学と精神保健についてポイントが押さえられた、思いのこもったテキスト。本書では扱わなかったことが（児童思春期の自死、チック、子どもの統合失調症等々）も述べられ、関連法規や子どもの精神保健史の詳細な年表が添えられていて貴重である。

酒井明夫編『こころの科学の誕生』（日本評論社、2003年）
精神医学の誕生と発展に寄与した多くの学者の仕事について、それぞれをよく知る研究者が分担執筆したもの。本書で精神医学の歴史に触れたところをくわしく知りたい読者に勧めたい。カナーやアスペルガーについての章もあり、その業績をわかりやすく知ることができる。ちなみにフロイトの章はわたしが分担している。

デュシェ『小児精神医学の歴史』（藤元登四郎訳、そうろん社、2005年）
ピネルの精神障害者の解放で知られたビセトールやサルペトリエールの施療院に、きわめて多数の障害をもつ子どもたちが収容されていた事実（1750年調査で383名）をこの書で知った。「アヴェロンの野生児」の詳細な記述や、最初の児童精神医学書と考えられるエミングハウス『小児の精神障害』の紹介もある。無味乾燥な教科書ではなく、記述が生き生きした本である。

中井久夫『西欧精神医学背景史』（みすず書房、1999年）
古代ギリシアから近代にいたるまでの西欧社会の文化史・精神史の水脈をたど

ることによって、精神医学の歴史をその深層にまで掘り下げて追究したもの。初出は『現代精神医学大系第1巻A』（中山書店、1979年）。その後『分裂病と人類』（東京大学出版会、1982年）にも所収。

診断をめぐって

台弘・土居健郎編『精神医学と疾病概念』（東京大学出版会、1975年）
指導的立場にあった精神医学者たちが、精神医学における「疾病」とは何かについて論じあった本。

土居健郎・藤縄昭編『精神医学における診断の意味』（東京大学出版会、1983年）
前書の続編といったふくみをもっている。指導的な精神医学者たちが「診断」とは何かに関するおのおのの考えを述べ、それをめぐって議論を交わしている。

精神発達論をめぐって

フロイト『エロス論集』（中山元編訳、ちくま学芸文庫、1998年）
フロイトの代表的な発達論「性理論三論」をはじめ、それに関連した論文が集められている。

ピアジェ『知能の誕生』（谷村覚・浜田寿美男訳、ミネルヴァ書房、1978年）
ピアジェの発達論の代表的な書物。分厚くて読むのはけっこう大変だけれども、観察例がたくさん盛られていて学べる。巻末の訳者の解説が優れている。

村田孝次『発達心理学史』（培風館、1992年）
ロック、ルソーから始まって今日にいたるまでの発達心理学的研究の流れが、著者の視点から、ていねいにわかりやすくたどられている。

発達障害をめぐって

村瀬学『理解のおくれの本質』（大和書房、1983年）
心身障害児通園施設のスタッフであった著者が、独自の視点から「おくれ」とはどういう現象か、その本質をとらえたもの。

カナー『幼児自閉症の研究』（十亀史郎・斎藤聡明・岩本憲訳、黎明書房、1978年）
カナーの自閉症論文をすべて集めて訳したもの。

村田豊久『新訂 自閉症』（日本評論社、2016年）
1980年に医歯薬出版から出た『自閉症』の新訂版。この本の意義と価値については「解説にかえて」として、わたしが巻末に書かせていただいている。

杉山登志郎『杉山登志郎著作集1 自閉症の精神病理と治療』（日本評論社、2011年）
現代の自閉症の研究と臨床を精力的にリードしている児童精神科医学者の論集。学術世界に開いたひろい研究的な視野と、子どもたちと実地に関わり続けてきた臨床経験の厚みとのバランスが優れている。

黒川新二『自閉症とこどもの心の研究』（社会評論社、2016年）
精神現象とはいかなるものか、精神発達とはどういう構造をもっているかという全体的な視野のなかで、その精神現象のひとつのあり方、発達のひとつのあり方として自閉症をとらえていくのが著者の一貫した姿勢で、そこから自閉症や発達をめぐるさまざまな問題をきわめて具体的・論理的に追究した論集である。また、その臨床的な実践編としては『自閉症とそだちの科学』（日本評論社、2012年）がある。

小澤勲『自閉症とは何か』（洋泉社、2007年）
精神障害の背景にひそむ社会的な矛盾や非合理には目を向けず、すべて患者個人の生物的・心理的な病理に帰して「治療」や「隔離」の対象としてきた従来の精神医学へ異議申し立てをしたのが「反精神医学」である。その視点から、自閉症研究の流れを詳細かつ批判的にたどったもの。1984年にルガール社から刊行され長く絶版になっていたものの復刊版である。

子育てとその失調をめぐって

上笙一郎『日本子育て物語』（筑摩書房、1991年）
在野の児童文化研究家によって読み物風につづられた育児の社会史である。研究書的な本では横山浩司『子育ての社会史』（勁草書房、1986年）がある。いず

れもおもしろい。

島田照三・黒川新二編『母性喪失』（同朋舎、1988年）
「母性喪失maternal deprivation」とは、養育者からの情愛的なマザリングを受ける機会をなんらかの事情で奪われたまま育つ子どもの状態を指す用語である。いわゆる「児童虐待」がクローズアップされる前の本で、虐待防止法以前はどんな理解のもとに取り組まれていたかがわかる。医療や福祉の現場で実践している書き手によって、歴史も踏まえて多角的・具体的・実践的に述べられ、この問題への視野がひろがる。

内海新祐『児童養護施設の心理臨床』（日本評論社、2013年）
児童養護施設で生活する子どもたちとそれに関わる職員のこころの綾が、深い奥行きと内省をもって語られた類のない本。

精神科臨床をめぐって

中井久夫・山口直彦『看護のための精神医学 第2版』（医学書院、2004年）
本書のあとがきで触れた本である。第1版は2001年刊、その後、版を重ね、第2版はその改訂版。「看護のため」とあるのは、精神科看護教科書として執筆されたものが原型だったこともあろうが、もっとひろい意味で家族も含めて患者のケア（看護）をするひとたちのための本という含みがあって、実際そのような多くの読者を得ている。

青木省三『精神科臨床ノート』（日本評論社、2007年）
上の本が成人中心なのに対して、こちらは児童思春期の臨床にウェイトが置かれている。本書と問題意識が呼応するところが多々ある。

村田豊久『子どものこころの不思議』（慶應義塾大学出版会、2009年）
『新訂 自閉症』の著者が、一般向きに書いた児童精神科臨床の本。生活感覚をもった臨床の書である。

索引

欧文

ADHD……151、274、280
　　——研究の流れ……281
DSM……43、53、275
ICD……49
LD……271
MBD……273
PTSD……336、346、356
SSP……116
SST……253
Theory of mind……163
abuse……322
attention deficit hyperactivity disorder……280
battered child syndrome……321
cognition……69
developmental disorder……151
formulation……63、172
handicap……99
joint attention……128
learning disability……271、274
learning disorder……153、271、275、279
mental disease……56
mental disorder……56
mental retardation……103
recognition……69
sexualized behavior……365

あ行

愛着……105
愛より安全を求める……116
アヴェロンの野生児……39
アスペルガー Asperger,H……161、179、221
アスペルガー症候群……169、220
アタッチメント……105、115
　　——と自閉症スペクトラム……227
アニミズム……81
甘え……116
安心の共有……121

い

意志……93、130、360
いじめ……407
異性の問題……260
イタール Itard,G……39
一語文の段階……135
いやいや期……92
インセストタブー……366

う

ウィング Wing,L……158、161、221
　　——の自閉症3分類……256
　　——の三つ組……158
ウェルニッケ Wernicke,C……31
ウェクスラー Wechsler,D……156
うつ病……435
運動失語……31

え

エインスワース Ainsworth,M……105、116
エジソン……224、283
エディプス・コンプレックス……94、144

エリクソン Erikson,EH……91、115
エレクトラ・コンプレックス……94
絵で考える……237

お

オウム返し……191
「おくれ」……103
落ち着きのない子ども……280、282
おとなの発達障害……268
only one／one of them……376、447

か行

外因……45
　　──性精神障害……46
　　──、発達障害と……175
快感原理……93
外傷記憶……347
外傷神経症……48
外傷体験……48
回避……349
解離……201、351
　　──性健忘……353
　　──性昏迷……352
　　──性障害……352
　　──性同一性障害……354
可逆操作……80
カクテルパーティ効果……242
学業不振……275
　　──、知力にみあわない……364
学習障害……151、271
過剰な感覚刺激……208
家族研究……158
家族責任論……183
学校恐怖症……389
葛藤……94

家庭外性虐待……367
家庭内暴力……306
カナー Kanner,L……38、157、180、221
　　──による27年後の追跡調査……225
感覚運動期（ピアジェ）……78
感覚過敏……198、235
感覚失語……31
環境因……46
　　──、発達障害と……180
間主観性……19
感情認知障害説（自閉症）……163
感性的規範……420
関係の社会化……142

き

記憶喪失……353
記憶力の卓抜さ……205
器質性精神障害……48
記述精神医学……29
基本的信頼……91、115
虐待⇒児童虐待
　　──という言葉……333
　　──の世代間連鎖……319
虐待防止法……325
虐待防止キャンペーン……324
共同注意……128
強迫神経症……85
強迫症……442
恐怖症……85
去勢不安……94
均衡化……74

く

クーイング……123
具体的操作期（ピアジェ）……82

首のすわり……119
グランディン Grandin,T……237
グリージンガー Griesinger,W……30
クレペリン Kraepelin,E……29
黒川新二……119、135

け

形式的操作期（ピアジェ）……83
決定条件……174
現実原理……93
現実神経症……48
言語認知障害説（自閉症）……161
ケンプ Kempe,C……321

こ

高機能自閉症……169、221
口唇期（フロイト）……90
広汎性発達障害……151、161
肛門期（フロイト）……91
肛門性格……93
心の理論……162、256
誤信念課題……163、256
子育ての歴史……293
こだわり……212、249
ゴッダード Godderd,HH……155
言葉……132
　　——のおくれ……189
「言葉が入らない」……363
孤独（自閉症）……195
　　——（知的障害）……193
子どもの権利条約……323
コミュニケーション障害……158、275

さ行

サヴァン症候群……206

里親制度……301
サリー・アン課題……163
サリヴァン Sullivan,H……37
三項関係……134
産業構造の変化……264
三人関係……143、252

し

シェマ……75
自己刺激行動……219
自己中心性……81、141
自己流の言い回し……192
思春期心性……83
しつけ……92、130、360
自傷行動……219
児童虐待……321
児童虐待の防止等に関する法律……325
児童精神医学……38
　　——における診断分類……53
児童相談所……328
自閉症スペクトラム……151、154、282
　　——研究の流れ……157
　　——と知的能力……220
　　——の増加……263
自閉症の言語症状……191
自閉症ファンタジー……238
自閉的孤立……158
「社会性」……268、310
社会的参照……251
社会的ひきこもり……307、448
社会的微笑……112
ジャネ Janet,……88
循環反応……78
「障害」という言葉……22
象徴遊び……137

「情緒的接触（交流）の自閉的障害」
　（カナー）……157、205、210
常同行動……217
症状性精神障害……48
象徴機能……79
情緒障害……55
情動調律……125
小児性愛……86、228
少年殺人の激減……298
触覚過敏……229、235
心因……45
　　——性精神障害……46
　　——、発達障害と……180
新奇場面法……116
心身二元論……45
診断……55、170、262
診断分類……43
　　——、児童精神医学における……53
心因反応……48
心的外傷……346、356
心的外傷後ストレス傷害⇒ PTSD
心理検査……56

す

遂行機能障害説（自閉症）……164
杉山登志郎……184
スクールカースト……417
スターン Stern,DN……125
図と地……239

せ

性愛（エロス）……87
性化行動……365、368
性器期（フロイト）……96
正規分布……107

正常偏倚……109
「精神医学は対人関係論である」……37
精神疾患と精神障害……56
精神障害の分類と診断……43
精神神経症……48
精神遅滞……103、151
　　——の原因別分類……156
「精神の病は脳の病なり」……30
精神発達……65、99、111
性の関心……96
性倒錯……85
正統精神医学……30
性の問題……365
　　——、思春期の……381
性犯罪……381
性非行……381
生物学的マーカー……57
生物主義……17
生理的微笑……112
セガン Seguin,E……157
摂食障害……307
前操作期（ピアジェ）……79
選択的微笑……112
潜在期（フロイト）……96

そ

早期幼児自閉症……159
ソーシャルスキルトレーニング……253

た行

ターマン,LM……156
第一反抗期……92
第三次産業……264、267
対象の永続性……79
対人恐怖……446

索引　　*457*

タイムスリップ現象……207
代名詞転倒……191
第四グループの発達障害……184
多重人格……354
脱精神病院運動……226
脱中心化……141、255
多動性障害（ICD-10）……51
男根期（フロイト）……93
男根羨望……94
探索活動／行動……112、119、189

ち

知恵づき……130
知覚の非恒常性……199、209
知性……75
知的障害……151、154、282
　　──研究の流れ……155
知能検査……155
『知能の誕生』（ピアジェ）……77、451
注意欠陥多動性障害……151、280
抽象能力……136
中毒性精神障害……48
長欠率……387
超自我……91
直感像記憶……206

て

啼泣……113
定型発達……66、169
ディスティミア親和型うつ病……437
テューク Tuke,W……28

と

トイレット・トレーニング……91

同化と調節……73
同型性……128
特異的発達障害……151、275
特定病因論……174
トラウマ⇒心的外傷

な行

内因……46
　　──性精神障害……46
　　──、発達障害と……178
中井久夫……34
なつき……115
喃語……123

に

二語文の段階……137
乳児死亡率……296
「認識」と「認知」……69
認識の社会化……140
『にんじん』……337
認知障害説（自閉症）……161、221

ね

ネグレクト……322

の

脳局在論……32
脳疾患後遺症……284
脳障害説（自閉症）……160
野口英世……32

は行

破壊的行動……329
発達障害……103、151、185
　　──、自然現象としての……176

発達の分布図……166
発達の領域分け……186
『母よ嘆くなかれ！』……197、204
パール・バック……197
バブリング……123
場面緘黙……440
パニック障害……445
バロン＝コーエン Baron-cohen,S……109、163、256
反応性愛着障害……229、359

ひ

ピアジェ Piaget,J……72、73
　——の発達論……73
被殴打児症候群……321
ひきこもり……306、448
微細脳損傷……273
ヒステリー……85
人見知り……121
ビネー Binet,A……155
ピネル Pinel,P……28、39

ふ

不安神経症……85
フォーミュレーション……63、172
負荷条件……174
不純異性交遊……382
二人関係……142、252
不登校……387
　——の定義……392
フラッシュバック……348
フロイト Freud,S……36、72、85
　——の発達論……85
ブローカ Broca,P……31

へ

ペンローズ Penrose,L……107、176、179

ほ

ボウルビィ Bowlby,J……105、116
ホールド（抱きとめ）……220
『ぼくはレース場の持ち主だ！』……193
ホブソン Hobson,P……162
ほほえみ……112

ま行

マイヤー Meyer, A……159
牧田清志……63
マザリング……113、358
まどろみ……112
三つ山課題……81
無意識……36
メランコリー親和型うつ病……437
模倣……128
モラトリアム……379
モラル・トリートメント……28
モンテッソーリ Montessori,M……157

や・ら行

指さし……134
ユング Jung,CG……94
ラター Rutter,M……160、221
力動精神医学……33
離人……353
リビドー……88
ルナアル Renard, J……337
ロッキング……218

あとがき

　医学書院の白石正明さんからこの本の執筆依頼をいただいたのは、もうどれほど前だったろうか。同社から刊行されている『看護のための精神医学』（中井久夫・山口直彦著）の児童精神医学版をというお話だった。中井先生からも「あの本には子どものことが書いてない。そこを君に」と伝えられた。

　同書は「看護のため」と冠されているが、看護師ばかりでなく多方面にひろく読者を得て版を重ねてきた本で、わたしも座右においている。その子ども版がおいそれと書けるとは思わなかったけれども、それにしても書き上がるまでにずいぶん月日を要した。

　もとよりわたしの遅筆と愚図のせいとはいえ、言い訳めいた理由もいくつか並べることができる。

（1）単独執筆にしたこと

　教科書的な医学の本は、テーマごとにその領域に長じた専門家が筆をとる分担執筆がふつうとなっている。細分化が進んで手分けせざるをえなくなっているし、それぞれのエキスパートが得意分野を記述するからには内容も確かとなる。そのかわり、それぞれの記述が自己完結していて、互いのつながりがなく、全体のパースペクティブも見えない弱点がある。

　この本ではそれを避けたかった。実際の臨床ではさまざまなことがらがつながりあっているし、全体を眺めわたす視野のひろさが求められるからである。ひとりで全部を書くため、手間ひまがかかった。

　とはいえ、わたしはすべてに通暁しているわけではなく、記述内容には

濃淡がおのずとはらまれている。重要なところは落とさないようにしたつもりだが、こうした一人仕事に穴がないはずがなく、そこはご指摘をたまわればと思う。

(2) 素手で読める本にしたこと

　子どもの臨床では、そのケアに非医療者がかかわる度合いがとても大きく、しかもたいせつな役割を果たしている。保育士、教員、そして親など。精神医学的な専門知識や経験をもたない、つまり素手の読者にも入りやすく、わかりやすい内容で、実地に役だつ本をと考えた。

　しかし、わかりやすい内容とわかりきった内容とは同じでない。わかりきった内容は当然わかりやすいけれども情報価値に乏しい。この本では一般に流布されている通念とは異なった考え方や新しい視点もたくさん述べている。それらは、かならずしもわかりきったものでないぶんだけ、読者になじみのない、むずかしいものとなりかねない。それをわかりやすいものにするためには、書き手がその内容を十分に消化して自分のものにしている必要がある。さもないと素手で読めるものにならない。その消化に時間を要した。

　もし、この本になおも読みづらい難解なところがあるとすれば、それはひとえに筆者の消化不足に責があると考えてほしい。

(3) 原理と実践とをつなげたかったこと

　医学とは、一方では生命現象とはいかなるものか、「いのち」とは何か、「死」とは何かという、原理的で普遍的な深い問いにぶつかる世界である。他方では、いま目の前のこの患者のこの腹痛をとりあえずどう手当てするかといった実践的で個別的な世界である。

　精神医学もそうで、一方の端に人間の精神生活とはいかなるものか、「こころ」とは何かという原理的な問いの世界があり、その他端に、この落ち着きのない太郎くんにひとまずどうしたものかという実践的な世界がある。

本来、両者はつながっているはずだけれども、しばしば切り離されて追究されている（たとえば「理論より実践」などのモットーで）。この本では、両者をつないでいきたかった。前者からスタートして少しずつ考えを積み上げて後者にたどりつくというふうに。そのため、長いものとなり、時間がかかった。うまくつながっているかどうかは読者の判断にゆだねるほかないけれども。

　（2）と（3）の理由から、この本は第1章から読み進むことで理解が深まる書き方を選んだ。「参照するテキスト」というよりも「読むテキスト」のスタイルをとっている。とくに素手で入られる方には、そのほうがわかりやすいだろうと思う。
　しかし、もちろん、めいめいの関心やニーズに応じて、どこから読まれてもさしつかえない。そうした読者のために、ポイントとなることがらはあえて繰り返しを避けずに再述、再々述して、どこから読んでもつかめるようにした。同じ理由で、関連したことがらをすぐ参照できるように、「どこどこを参照」という案内をできるだけこまめに入れた。つながりや全体のパースペクティブがたいせつだからである。

＊

　この本が書き上がるには実に多くの方々のおかげをこうむっている。
　第一に、ここで引用したり、直接引かなくてもそこから学んできた諸論文の著者たちに多くを負っている。紆余曲折や行きつ戻りつも含めて、長い臨床や研究の歴史的蓄積のうえに今日があるわけで、その恩恵なくして本書はありえない。新しい研究もむろん参照したけれど、古典的な仕事を現在の問題意識と照らし合わせながらあらためて吟味することをだいじにした。
　第二に、執筆途上、未定稿の段階で目を通してくださった精神科医仲間や、精神医学には門外の友人知人に感謝したい。懇切な批評やアドバイス、励ましをいただけたのが、最後まで書き通す支えとなった。

第三に、これまでさまざまな臨床の場で接してきた多くの子どもたちやご家族に深い謝意をあらわしたい。わたしのほうはどれだけ力となれたであろうか。省みて失敗も少なくない。でも、そのかかわり（失敗も含めて）がかけがえのない糧となって、この本を書き上げることができた。臨床の場以外でも、話をうかがう機会があったり丁寧なお便りをくださった当事者の方々との出会いがあり、そこからも多くを教えられた。その方々にも感謝を述べたい。この本が少しでもそれらに応えられるものになっていればと願う。

　最後に、やはり、この本は白石さんの編集者としての力がなければ完成しなかったと思う。先に「単独執筆」などと述べたけれど、こうしてできあがってみると、どこか白石さんとの「共著」みたく感じられてうれしい。

　さらに最後に、紺屋の白袴、医者の無養生のならいで、子どもの臨床にかまけていると自分の家族がお留守になる現象がまま起きやすい。本など書きはじめるといっそうかも。ここは家族に深く感謝したい。

2017年2月
滝川一廣

著者紹介

滝川一廣（たきかわ・かずひろ）

1947年名古屋市生まれ。名古屋市立大学医学部卒業。同大学精神医学教室（木村敏教授、中井久夫助教授）へ入局。岐阜病院を経て、名古屋市児童福祉センターへ。95年に東京に移り青木病院に勤務。99年より愛知教育大学障害児教育教室および同治療教育センターへ。03年より大正大学人間科学部教授。09年より学習院大学文学部臨床心理学専攻教授。19年より那覇で「あなはクリニック」を開業。

主な著書に、『家庭のなかの子ども 学校のなかの子ども』（岩波書店）、『「こころ」はどこで壊れるか』『「こころ」は誰が壊すのか』『「こころ」はどこで育つのか』（聞き手＝佐藤幹夫、洋泉社）、『「こころ」の本質とは何か』（筑摩書房）、『新しい思春期像と精神療法』（金剛出版）、『学校へ行く意味・休む意味』（日本図書センター）、『子どものそだちとその臨床』（日本評論社）、『治療のテルモピュライ――中井久夫の仕事を考え直す』（共著、星和書店）など。日本評論社のムック『そだちの科学』の共同編集者でもある。